THE HARVARD MEDICAL SCHOOL GUIDE

Gesund essen während der Schwangerschaft

Von Dr. med. W. Allan Walker

THE HARVARD MEDICAL SCHOOL GUIDE

Gesund essen während der Schwangerschaft

Von Dr. med. W. Allan Walker

Professor für Kinderheilkunde und Direktor der Abteilung
für Ernährungswissenschaften an der Harvard Medical School
in Zusammenarbeit mit Courtney Humphries

Aus dem Amerikanischen von Edward Krause

riva

Bibliografische Information der Deutschen Bibliothek:
Die Deutsche Bibliothek verzeichnet diese Publikation in der Deutschen Nationalbibliografie; detaillierte bibliografische Daten sind im Internet über http://dnb.ddb.de abrufbar.

Die englischsprachige Originalausgabe erschien 2006 unter dem Titel ***The Harvard Medical School Guide to healthy eating during pregnancy*** bei The McGraw-Hill Companies, Inc.

ISBN 978-3-936994-30-8

Covergestaltung: Judith Wittmann
Gesamtbearbeitung: Agentur MCP, Holzkirchen
Lektorat: Nicole Luzar
Druck: Druckerei Joh. Walch, Augsburg

Für Fragen und Anregungen:
walker@rivaverlag.de

Fordern Sie unser Verlagsprogramm an:
vp@rivaverlag.de

riva Verlag
Frundsbergstraße 23
80634 München
Tel. 089 4444679-0
Fax 089 652096
info@rivaverlag.de

www.rivaverlag.de

riva ist ein Imprint der FinanzBuch Verlag GmbH.

riva

Ich widme dieses Buch meiner Tochter, Dr. Kim Walker,
meiner Schwiegertochter, Heather McDonald Walker,
und meinen Nichten, Dr. Beth Eames Littlejohn und Pam Henley –
sie alle haben unlängst nach reibungslosen Schwangerschaften gesunde Kinder zur Welt gebracht.

Inhalt

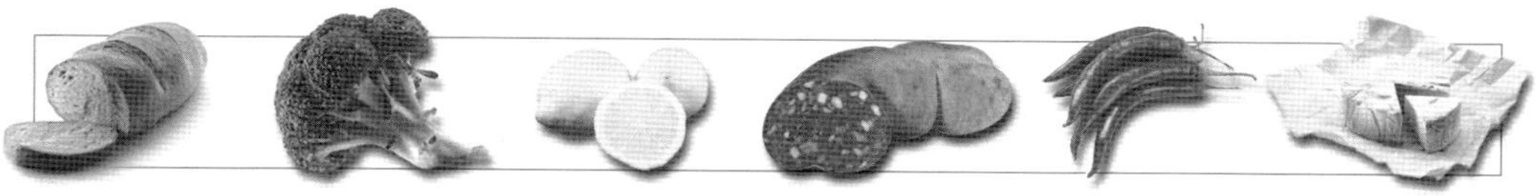

Vorwort

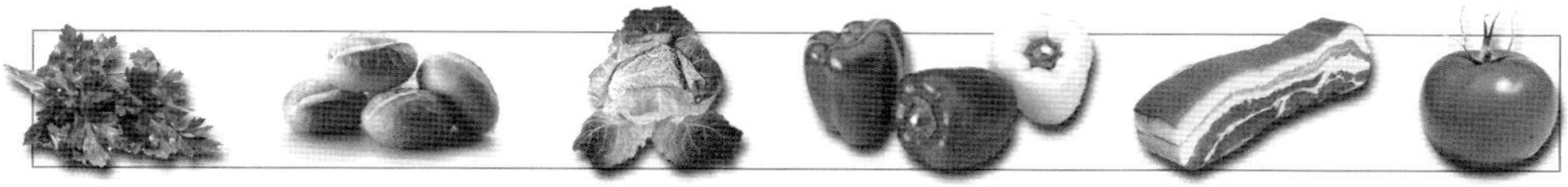

Im Jahre 2005 hat der Verlag McGraw-Hill unser Buch *Eat, Play and Be Healthy* herausgegeben. Darin fassen wir zusammen, was man, wissenschaftlich gesehen, über die Voraussetzungen gesunder Ernährung bei Säuglingen und Kleinkindern weiß. Die Ernährung eines *Kindes* kann wichtige und langfristige Auswirkungen auf die Gesundheit haben - zum Vorteil und zum Nachteil für seine lebenslange gesundheitliche Verfassung.

Es mag kaum zu glauben sein, aber neueste wissenschaftliche Untersuchungen belegen, dass die Ernährung einer Mutter während der Schwangerschaft bestimmen kann, inwieweit ihr Kind später zu Beschwerden wie Herzkrankheiten und Diabetes neigt - und zwar noch vierzig oder fünfzig Jahre später, wenn das Kind längst ausgewachsen ist.

Frauen, die während der Schwangerschaft unter Mangelernährung leiden oder nicht das richtige Körpergewicht haben, neigen dazu, Kinder zur Welt zu bringen, die bei der Geburt nicht das optimale Gewicht erreichen - und es ist erwiesen, dass das Geburtsgewicht eines Neugeborenen bis in das Erwachsenenalter hinein eine wichtige Rolle für seine Gesundheit spielt. Forschungsergebnisse belegen, dass Sie die gesundheitliche Verfassung Ihres Kindes wesentlich verbessern können, indem Sie folgende Punkte berücksichtigen:

- Erzielen Sie möglichst schon vor der Schwangerschaft ein gesundes Körpergewicht.
- Achten Sie auf eine ausgewogene Ernährung und erhöhen Sie schon vor der Empfängnis den Anteil der entscheidenden Nährstoffe.

- Vermeiden Sie es, während der Schwangerschaft zu wenig oder zu viel Gewicht zuzulegen.
- Achten Sie darauf, dass Ihr Speiseplan ausgewogen ist und alle wichtigen Nährstoffe enthält.
- Halten Sie sich während der Schwangerschaft körperlich fit.

Dieses Buch sagt Ihnen, was Sie über gesunde Ernährung während der Schwangerschaft wissen müssen, so dass Sie Ihrem Kind den bestmöglichen Start für ein gesundes Leben geben können. Es führt Sie in den aktuellen Stand der wissenschaftlichen Forschung über die Schwangerschaft und ihre Begleitumstände ein und gibt Ihnen zugleich vernünftige praktische Hinweise über Ernährung und Gesundheit, die Sie vor, während und nach der Schwangerschaft beachten sollten.

Das neuerwachte breite Interesse an Ernährung im frühen Lebensstadium - von der Empfängnis über die Geburt bis zum Säuglingsalter und frühen Kindesalter - geht zum Teil auf spannende neue Erkenntnisse zurück, auf die Dr. David Barker aus Birmingham (England) mit seinen Mitarbeitern gestoßen ist. Seither wurden auf zahlreichen internationalen Konferenzen die Erkenntnisse ausgewertet, die in diesem Bereich schon gesammelt worden sind, und festgestellt, wo in diesem wichtigen neuen Feld weiterer Forschungsbedarf besteht. Die jüngste Konferenz, die im November 2005 in Bethesda, Maryland, abgehalten wurde, wurde vom National Institute of Child Health and Human Development (NICHD) und den National Institutes of Health der USA gefördert. Auf dieser Konferenz haben Experten aus den Bereichen Geburtshilfe, Bevölkerungsgesundheit, Perinatologie und Ernährungswissenschaft aktuelle Befunde über Ernährung während der Schwangerschaft gemeinsam ausgewertet und diskutiert. Diese Konferenz hat uns dazu angeregt, das vorliegende Buch zu schreiben.

Derzeit sind zahlreiche weitere Forschungsaktivitäten in diesem Bereich im Gang. Eines der spannendsten Projekte läuft an der Harvard Medical School. Die beteiligten Wissenschaftler analysieren Daten über Kinder, die von Teilnehmerinnen der berühmten Nurses' Health Study zur Welt gebracht wurden; hier sind in absehbarer Zeit entscheidende neue Erkenntnisse zu erwarten. Das NICHD erstellt derzeit eine Datenbank auf breiter Basis, in der Daten Neugeborener unterschiedlicher ethnischer und sozialer Milieus gesammelt werden, um Faktoren zu identifizieren, die Krankheiten im Erwachsenenalter bedingen können. Studien wie diese lassen auf weitere Erkenntnisse über die Bedeutung der Ernährung für die Gesundheit eines Kindes von der Empfängnis bis zur Pubertät hoffen.

Die Informationen und Empfehlungen, die in diesem Buch gegeben werden, entsprechen den Richtlinien für die Ernährungspolitik, die das Komitee für Ernährung der American Academy of Pediatrics veröffentlicht hat, einflussreichste US-amerikanische

Institution für die Beratung von Kinderärzten in Fragen angemessener Ernährung von Kindern.

Mein persönliches Interesse an Kinderernährung und an der Notwendigkeit, gesunde Ernährungsgewohnheiten möglichst früh im Leben zu etablieren, geht zurück auf die Zeit vor dem Studium der Medizin, als ich an einem kleinen Liberal Arts College im mittleren Westen, der DePauw University, die Hochschulreife erwarb. In meinem Abschlussjahr arbeitete ich als Teilnehmer eines Serviceprojektes bei Wohlfahrtsorganisationen in Indianapolis an einem Projekt mit, das der Vorbeugung gegen Mangelernährung unter Kindern in den Zentren der Großstädte diente. Dieses zielte vor allem auf die Vorbeugung gegen Infektionskrankheiten, die ihre Ursachen in mangelhafter Ernährung haben. Das war noch bevor die US-Bundesregierung das Special Supplemental Nutrition Program for Women, Infants and Children (auch bekannt als WIC) und das School Lunch Nutrition Program einsetzte, um bedürftige Kinder zu unterstützen, die an Mangelernährung litten.

Mein Interesse an Kleinkinderernährung blieb weiter bestehen, als ich als Student der Medizin an der Washington University School of Medicine in St. Louis, Missouri, Milch an Kinder im Standzentrum von Chicago lieferte. Auch als Arzt im Praktikum in der Kinderabteilung an der Universitätsklinik von Minnesota in Minneapolis interessierte ich mich für die Entwicklung des Verdauungssystems bei Neugeborenen - und für die Rolle, die die Ernährung für die Erhaltung ihrer Gesundheit spielt. Nach meiner Zeit im Praktikum wurde ich am Massachusetts General Hospital (MGH) in Gastroenterologie und Ernährung ausgebildet und baute die erste Abteilung für Kindergastroenterologie und -ernährung an diesem Krankenhaus auf. In den frühen 1980ern erhielt ich den Auftrag, die beiden Programme für Kindergastroenterologie und -ernährung an der Harvard-Universität (von denen das eine am Kinderkrankenhaus in Boston und das andere am Massachusetts General Hospital für Kinder lief) zu einem gemeinsamen Schulungsprogramm für Kinderärzte zu verbinden. Im Lauf der letzten zwanzig Jahre war ich an der Ausbildung vieler (wenn nicht sogar der meisten) Experten für Kinderernährung in akademischen Zentren in ganz Nordamerika und Europa beteiligt. Als Leiter eines der sieben National Institutes of Health-funded Clinical Nutrition Research Centers untersuche ich den Einfluss der Ernährung auf die Entwicklung von Darmallergien und auf Immunfunktionen des Darms gegen Infektionen.

Mein oberstes Ziel ist es, die Gesundheit von Kindern zu verbessern, indem ich durch Forschung und Bildung zu besserer Ernährung anrege. Im Rahmen dieses Engagements habe ich meine Aufmerksamkeit aber zunehmend auf den Bereich der Gesundheit werdender Mütter gerichtet, denn diese beiden Bereiche sind untrennbar miteinander verknüpft: Schon während der Schwangerschaft kann die Mutter ihrem Kind einen großen Vorsprung geben und viel zu seiner lebenslangen Gesundheit beitragen. Dieses Buch soll Ihnen zeigen, wie Sie das machen können. Ich hoffe, dass wir Sie überzeugen konnten.

Danksagung

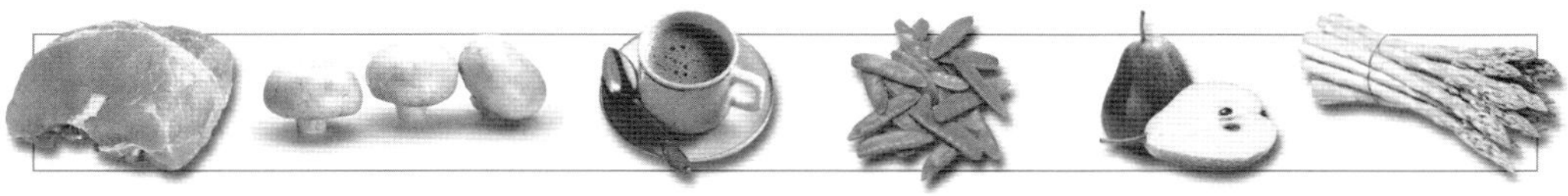

Viele Menschen und Institutionen haben ihren Beitrag zur Entstehung dieses Buches geleistet. Der Harvard Medical School und dem Massachusetts General Hospital bin ich dankbar für ihre institutionelle Unterstützung. Die Harvard Medical School hat der Bedeutung der Ernährung für die Gesundheit Rechnung getragen, indem sie 1996 für alle Niederlassungen eine Division of Nutrition (DON) eingerichtet hat, und ich wurde gebeten, ihr erster Direktor zu werden. Der Zweck dieser Abteilung bestand darin, der Ernährung in der Medizin mehr Aufmerksamkeit zu schenken und die umfangreichen, aber unklar abgegrenzten Zuständigkeiten für Ernährungsfragen an der Medical School und ihren wichtigsten Lehrkrankenhäusern zu koordinieren. Auf Wunsch zahlreicher Abschlussklassen der Medical School zielt die DON darauf ab, Medizinstudenten in Harvard in praktischen Fragen der Ernährung zu schulen, damit sie später als niedergelassene Ärzte auf der Grundlage gesicherter Sachkenntnisse die Bedeutung von Ernährungsfragen in der medizinischen Praxis stärker berücksichtigen können. Die Harvard Medical School und das Massachusetts General Hospital, wo ich für Kinderheilkunde zuständig bin, haben die Bedeutung dieses Bereiches dadurch gewürdigt, dass sie eigens für diesen Bereich einen Lehrstuhl gestiftet haben, den zu halten ich die Ehre habe – die Conrad Taff Professorship of Nutrition and Pediatrics.

Courtney Humphries hat dieses Buch in einer klaren und engagierten Sprache entworfen und eine bemerkenswerte Fähigkeit gezeigt, komplizierte Zusammenhänge auf einfache Weise zu erklären. Sie hat mein „Medikalesisch" eliminiert und meine Syntax geglättet.

Viele Menschen haben Teile dieses Buches geprüft – sowohl Experten, als auch potenzielle Leser (Frauen im gebärfähigen Alter); und viele von ihnen sind beides gewesen. Dr. Emily Oken und Dr. Matt Gillman, Experten für fötale Stoffwechselprogrammierung an der Harvard Medical School und an der Harvard School of Public Health, haben das komplexeste Kapitel (Kapitel 3) durchgesehen und auf sachliche Richtigkeit geprüft. Dr. Carine Lenders vom Children's Hospital in Boston und dem Boston City Hospital sowie Dr. Alison Hoppin vom Massachusetts General Hospital for Children - Experten für Gewichtsoptimierung im Rahmen der Stoffwechselprogrammierung - haben die Inhalte dieses Buches auf sachliche Richtigkeit hin überprüft. Dr. Chris Duggan hat ebenfalls wertvolle Ratschläge beigesteuert.

Ferner möchte ich danken: Dr. Kim Walker, Kinderpsychologin und meine Tochter; Dr. Beth Littlejohn, Kinderendokrinologin und meine Nichte; Dr. Helen Delichatsios, Internistin; Dr. Annemarie Broderick, Kindergastroenterologin; Sharon Collier, Direktorin der Ernährungsabteilung in der Nutrition Support Service am Children's Hospital; Heather McDonald Walker, meine Schwiegertochter; und Kirsten Steward Beckwith, Mutter zweier Kinder und Autodidaktin für pränatale Ernährung. Sie alle haben erste Entwürfe dieses Buches auf Lesbarkeit und Klarheit hin beurteilt. Jede von ihnen ist unlängst selbst Mutter geworden.

Julie Redfern, eine bekannte Ernährungswissenschaftlerin an der Abteilung für Geburtshilfe am Brigham and Women's Hospital, hat die Rezepte in Kapitel 9 durchgesehen und praktische Diätvorschläge beigesteuert. Ihr Rat war vor allem entscheidend für die Vorschläge für gesunde Snacks und Mahlzeiten, die leicht zuzubereiten, aber ausgewogen sind. Ich möchte auch Lisa F. O'Gorman, die staatlich anerkannte Chefköchin ist, für die praktischen Rezepte danken, die sie Eltern zur Verfügung stellt, die sich während ihrer Schwangerschaft gesund ernähren und gesunde Pausenbrote für ihre Kinder zubereiten wollen. Chris Just, registrierte Krankenschwester und staatlich anerkannte Hebamme, und Elizabeth Noble, Buchautorin und Physiotherapeutin, haben praktische Informationen über Fitnesstraining während der Schwangerschaft beigesteuert.

Dr. Anthony Komaroff, Verlagschef, Nancy Ferrari, Programmleiterin, und Christine Junge, Redakteurin der Harvard Health Publications Division an der Harvard Medical School haben mich bei der Entstehung dieses Buches unterstützt und ermutigt. Judith McCarthy, Verlegerin bei McGraw-Hill, hat mir bei der Redaktion und Organisation dieses Buches enorm geholfen.

Wie immer bin ich meiner Frau, Dr. Ann Sattler, die ebenfalls Kinderärztin und Mutter ist, dankbar für ihre Ermutigung und für die Unterstützung meiner vielen Aktivitäten im Bereich der Kinderernährung. Außerdem danke ich meinen Kindern - Kim, Mike, Andy und Meredith - sowie meinen Enkeln - Douglas, Lena und Giselle - dafür, dass sie mich stets dazu anhalten, bei meinen praktischen Ratschlägen für die Entwicklung gesunder Ernährungsgewohnheiten in der Kindheit stets auch realistisch zu bleiben.

Einleitung

Gute Ernährung beginnt vor der Geburt

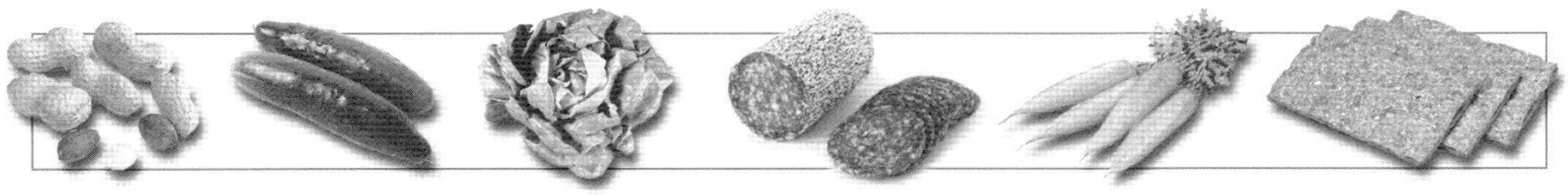

An welchem Punkt in unserem Leben werden Ernährungsfragen relevant? Für manche Menschen mag gesunde Ernährung erst spät im Leben eine Rolle spielen - wenn sie sich allmählich Gedanken darüber machen, dass die Lebensmittel, die sie essen, ihre Anfälligkeit für Diabetes oder Herzbeschwerden erhöhen könnten. Andere machen sich erst dann Gedanken über Ernährung, wenn sie im Alter allmählich an Gewicht zunehmen, weil der Stoffwechsel langsamer arbeitet. Für Eltern wird Ernährung zum Thema, wenn ihre Kinder erstmals feste Nahrung zu sich nehmen. Dann müssen Entscheidungen getroffen werden: Welche Lebensmittel sind am besten geeignet? Sollte mein Baby oder Kleinkind Süßigkeiten essen? Isst mein pingeliges kleines Kind genügend von den richtigen Lebensmittelsorten, um sein Wachstum zu unterstützen? Die Entscheidungen werden schwieriger, wenn Babys zu Kleinkindern heranwachsen und beginnen, bestimmte Lebensmittel zu fordern oder abzulehnen: Dann müssen Eltern die Wünsche ihrer Kinder mit den Erfordernissen gesunder Ernährung in Einklang bringen. Wenn Kinder älter werden und in die Schule gehen, geraten sie zunehmend unter den Einfluss gleichaltriger Kinder; der Medieneinfluss und das Lebensmittelangebot in der Schule kommen außerdem hinzu: Plötzlich wird die Ernährung in den Überlegungen der Eltern zu einem vorrangigen Problem.

In diesem Buch werde ich zeigen, dass gute Ernährung tatsächlich bereits im Mutterschoß beginnt. Ihre Rolle als ein künftiger Elternteil beginnt schon mit den Entscheidungen, die Sie während der Schwangerschaft treffen. Bislang sind wir in der Regel davon ausgegangen, dass Babys im Mutterschoß sich unabhängig von den besonderen Ernährungsgewohnheiten und der besonderen gesundheitlichen Verfassung der Mutter stets in der gleichen Weise entwickeln. Ein Embryo, so haben wir geglaubt, würde sich eben von den Energie- und Nährstoffreserven ernähren, die im Körper seiner Mutter gelagert sind und alles, was er braucht, aus ihren inneren Reserven beziehen. Heute wissen wir, dass dieses Bild nicht ganz zutreffend ist. Wie gut eine Mutter sich ernährt und wie sie für ihre Gesundheit sorgt, macht einen großen Unterschied für die Qualität der Ernährung ihres Babys aus.

Wenn Sie dieses Buch lesen, werden Sie wahrscheinlich selbst eine Schwangerschaft planen oder bereits schwanger sein und sich fragen, wie Sie sich im Interesse der Gesundheit Ihres Babys gesund ernähren können. Meinen Glückwunsch dafür, dass Sie sich schon jetzt, zu Beginn des Lebens Ihres Babys, die Zeit nehmen, sich über Ernährungsfragen zu informieren. Ihr Engagement wird Ihnen helfen, Ihre eigene Gesundheit und die langfristige Gesundheit Ihres künftigen Babys wesentlich zu verbessern.

Ein wachsender Bestand an Forschungsergebnissen belegt immer deutlicher, dass in der Zeit, die ein Baby im Mutterschoß verbringt, die Grundlagen für seine spätere gesundheitliche Verfassung gelegt werden. Forschungsergebnisse zeigen, dass die Umstände während der embryonalen Entwicklung zum Teil auch die Anfälligkeit für bestimmte Krankheiten im Erwachsenenalter bedingen, so z.B. für Herzkrankheiten, Bluthochdruck, Diabetes und Übergewicht. Für Sie als werdende Mutter besteht der erste Schritt zur Verbesserung der Ernährung Ihres Babys darin, bereits vor und während der Schwangerschaft für Ihre eigene Gesundheit und Ernährung zu sorgen. Dadurch tragen Sie dazu bei, Ihrem Baby von Geburt an und bis in das Erwachsenenalter hinein eine gute gesundheitliche Verfassung zu sichern.

Was dieses Buch behandelt

Dieses Buch informiert Sie über gesunde Ernährung vor, während und nach der Schwangerschaft. Es listet nicht einfach nur eine Reihe von Lebensmitteln auf, die man essen sollte oder nicht – sondern es hilft Ihnen, folgende Punkte zu verstehen:

- Wie man sich durch angemessene Ernährung auf eine Schwangerschaft vorbereitet.
- Was im Verlauf der Schwangerschaft mit Ihrem Körper und dem Ihres Babys geschieht.
- Wie Ihre Gewohnheiten die Entwicklung Ihres Babys beeinflussen.
- Weshalb bestimmte Nahrungsmittel und Ernährungsgewohnheiten gesünder sind als andere.

- Welche „Ernährungsbausteine" Ihr Speiseplan Ihrem Baby bieten muss.
- Wie Sie eine gesunde Gewichtszunahme und Fitnesstraining in Ihre Schwangerschaft einplanen können.
- Wie Sie sich von Ihrer Schwangerschaft erholen, sich während der Stillzeit gesund ernähren und allmählich Ihr ursprüngliches Körpergewicht wiederherstellen.

In diesem Buch geht es um *Ihre* Ernährung - aber auch um die *Ihres Babys*, solange es in Ihrem Schoß heranwächst. Die Ernährung Ihres Babys hängt nicht nur von den Lebensmitteln ab, die Sie zu sich nehmen, sondern auch davon, wie gut Ihr Körper diese an Ihr Baby weitergibt. „Embryonale Ernährung" hängt von dem allgemeinen Gesundheitszustand der Mutter und von ihren Lebensgewohnheiten ab. Deshalb werde ich mich umfangreich über Ernährung äußern und dabei nicht nur auf die Lebensmittel eingehen, die Sie zu sich nehmen, sondern auch auf Ihre Lebensgewohnheiten und körperlichen Aktivitäten.

Werfen wir einen Blick auf die Inhalte dieses Buches, wie sie in den einzelnen Kapiteln behandelt werden:

Wenn Sie noch nicht schwanger sind, aber eine Schwangerschaft planen, haben Sie jetzt die Möglichkeit, Ihre Gesundheit zu verbessern und Komplikationen während der Schwangerschaft oder gesundheitlichen Beeinträchtigungen Ihres Babys vorzubeugen. Kapitel 1 behandelt die Ernährung bei der Vorbereitung auf die Schwangerschaft. Es zeigt, wie Sie sicherstellen können, dass Ihr Körpergewicht und Ihre Ernährung keine Probleme bei der Fruchtbarkeit verursachen; wie Sie Gewohnheiten ablegen können, die Ihrem Baby schaden könnten und wie Sie das bestmögliche Körpergewicht für die Schwangerschaft erreichen.

Kapitel 2 gibt einen kurzen Einblick in den Verlauf der Schwangerschaft. Es zeigt, welche Veränderungen in Ihrem Körper stattfinden und wie das Wachstum Ihres Babys voranschreitet. Ihr Körper wird im Verlauf von nur neun Monaten einige erstaunliche Leistungen vollbringen, und zweifellos sind Sie schon neugierig, wie sich das abspielt. Dieses Kapitel wird Ihren Wissensdrang befriedigen.

Kapitel 3 gibt Ihnen Einblicke in einige wichtige neue Forschungsergebnisse, die belegen, dass gute Gesundheit bereits im Mutterleib beginnt und dass Ernährungsprobleme bei der Entwicklung des Embryos Auswirkungen auf die gesundheitliche Verfassung im Erwachsenenalter haben und die Anfälligkeit für bestimmte Krankheiten erhöhen können. Dieses Kapitel ist wissenschaftslastiger als die übrigen, aber ich glaube, es hilft Lesern, die sich für Gesundheitsfragen interessieren, zu verstehen, wie die Forschung heute unser Bild der Schwangerschaft prägt.

Kapitel 4 wird Ihnen helfen, Ihren Speiseplan zum Besseren zu verändern. Es wird Ihnen helfen, sich ausgewogen zu ernähren, die gesündesten Lebensmittel auszuwählen, ungesunde zu meiden und auf Lebensmittel zu achten, die während einer Schwangerschaft besonders wichtig sind.

Nachdem ich erklärt habe, wie Sie Ihre Ernährung zum Besseren verändern können, werde ich im 5. Kapitel Gewohnheiten behandeln, die während der Schwangerschaft Ihrem Baby schaden könnten. Dieses Kapitel hilft Ihnen, zweierlei zu unterscheiden: einerseits Gewohnheiten, die grundsätzlich vermieden werden sollten, wie Alkohol und Drogenmissbrauch; andererseits Gewohnheiten, mit denen man vorsichtig umgehen muss - so z.B. der Genuss von Fisch, der mit Quecksilber kontaminiert sein könnte.

Kapitel 6 behandelt Nahrungsergänzungen, wie die „Extras", die viele Leute zu ihrem Speiseplan hinzufügen: Multivitamine, Heilkräuter, Nahrungszusätze. Dieses Kapitel hilft Ihnen, gesicherte Erkenntnisse von Hochstapelei zu unterscheiden und zu bestimmen, welche Erzeugnisse nützlich und welche schädlich sind.

Fragen der Gewichtszunahme und Gewichtssteuerung im Rahmen der Schwangerschaft sorgen für einige Verwirrung, und viele Frauen werden im Hinblick auf ihre besondere Situation nicht richtig beraten. Kapitel 7 erklärt, weshalb es für Ihre Gesundheit und die Ihres Babys wichtig ist, an Körpergewicht zuzulegen, und wie Sie sicherstellen können, dass Sie im richtigen Umfang zunehmen.

In Kapitel 8 wird erklärt, wie sich eine Frau im Verlauf ihrer Schwangerschaft körperlich fit halten kann, ohne ihrem Baby zu schaden. Es beschreibt bestimmte Dehnübungen und Bewegungen, die helfen, wichtige Muskeln und Problemzonen bei schwangeren Frauen zu trainieren.

Kapitel 9 enthält viele leckere Rezepte und Ernährungstipps, die Ihnen helfen, einige der grundlegenden Erkenntnisse, die Sie nun gewonnen haben, auf bestimmte Nahrungsmittel in Ihrem Speiseplan anzuwenden.

Nach Ihrer Entbindung werden Sie zweifellos in den Freuden und Sorgen der Mutterschaft befangen sein. Aber es bleiben immer noch einige wichtige Schritte, die Sie im Verlauf der Erholungsphase im Interesse Ihrer eigenen Gesundheit nicht übergehen sollten. Kapitel 10 leitet Sie beim Abbau Ihres Schwangerschaftsgewichtes an und zeigt, wie Sie Ihren Körper wieder in Form bringen können. Ich behandle die Frage, ob Sie Ihr Baby an der Brust stillen oder mit Babynahrung ernähren sollten und gebe Ratschläge für einen nahrhaften und sicheren Speiseplan, die stillende Mütter während der Stillzeit befolgen können.

Was wissen wir wirklich?

Mein Ziel ist es, ein Buch über Ernährung während der Schwangerschaft zu schreiben, das für schwangere Frauen nützlich ist, und das zugleich auf gesicherte wissenschaftliche Erkenntnisse gegründet ist. Das ist nicht ganz so einfach, wie es klingt. Viele Leute haben keine klaren Vorstellungen von gesunder Ernährung, und das Thema Schwangerschaft scheint einige der phantastischsten und besorgniserregendsten Vorstellungen davon zu versammeln, was man essen sollte und was nicht. Wenn ich mich mit meinen weiblichen Kollegen und Bekannten unterhalte, höre ich unzählige Ratschläge zur Ernährung während der Schwangerschaft, die von Mensch zu Mensch weitergegeben werden. Ich habe auch Vorlesungen und Vorträge über Ernährung während der Schwangerschaft gehört, in denen führende Experten erklärten, dass wir über den Verlauf der Schwangerschaft und den Einfluss der Ernährung einer Mutter auf ihr Baby noch immer viel zu lernen haben.

Hier besteht ein Missverhältnis. Mütter wünschen eine klare Liste der Dinge, die sie essen und die sie meiden sollen. Aber Wissenschaftler haben einige grundlegende Fragen noch immer nicht beantwortet - geschweige denn, dass sie die ganz bestimmten Ernährungshinweise geben können, die werdende Mütter von ihnen erwarten. Das Ergebnis ist, dass viele Bücher und Internetseiten über Schwangerschaft ungesicherte Informationen geben, die präsentiert werden, als wenn es Tatsachen wären. In diesem Buch komme ich hoffentlich Ihrem Bedürfnis nach praktischen Hinweisen entgegen. Aber ich werde auch ehrlich sagen, woher die Ratschläge stammen, wie gut sie gesichert sind und was noch immer unbekannt ist. Hier ist eine kurze Übersicht über die Quellen, die unsere Vorstellungen von Ernährung während der Schwangerschaft prägen:

- *Wissenschaftliche Erkenntnisse.* Wenn wir über „wissenschaftlich fundierte Medizin" reden, dann meinen wir medizinische Entscheidungen, die so weit wie möglich auf Informationen gegründet sind, die wissenschaftlich geprüft und belegt sind. Aber während neue Medikamente und Therapien gründlich getestet werden können, bevor sie an die Öffentlichkeit gelangen, kann niemand vermeiden, zu essen, bevor die Belege für eine gesunde Ernährung verfügbar sind. Medizinische Einrichtungen und Gesundheitsorganisationen stimmen ihre Empfehlungen in der Regel mit den besten verfügbaren Belegen ab, und ich habe mich so weit wie irgend möglich auf diese Empfehlungen verlassen.

- *Klinische Erfahrungen.* Wissenschaftliche Untersuchungen sind teuer in der Durchführung, nehmen oft viele Jahre in Anspruch und können eine bestimmte Frage oft nicht beantworten, bis eine Vielzahl von Studien durchgeführt worden sind. Praktizierende Ärzte, Krankenschwestern und Ernährungswissenschaftler können oft nicht auf die vollständigen wissenschaftlichen Belege warten, bevor sie für ihre Patienten eine Therapie anordnen. Stattdessen verlassen sie sich auf

Erfahrungen der Vergangenheit und auf die Ratschläge und Erfahrungen ihrer Mentoren und Kollegen - die man oft als „empirische Belege" bezeichnet. Viele Empfehlungen zur Ernährung sind auf Erfahrungen gegründet - auf das, was zu funktionieren scheint, und auf das, was dem gesunden Menschenverstand entspricht. Wenn es um die Auswahl der Lebensmittel geht, spricht nichts gegen den gesunden Menschenverstand, aber man darf keinesfalls vergessen, dass die Ratschläge, die wir geben, sich ändern können, wenn gründliche wissenschaftliche Untersuchungen belegen, dass unsere gängigen Vermutungen unzutreffend sind.

- *Tierversuche.* Schwangerschaft ist eine so heikle und gefährliche Zeit, dass es nur begrenzte Möglichkeiten gibt, sie bei einer menschlichen Frau in ethisch unbedenklicher Weise und ohne Gesundheitsrisiken zu erforschen. Viele unserer Erkenntnisse über den Verlauf von Schwangerschaften sind aus Tierversuchen gewonnen. Wir wissen aber, dass zwischen der Art, wie Menschen funktionieren, und wie andere Lebewesen funktionieren, entscheidende Unterschiede bestehen; deshalb kann man die Befunde aus Tierversuchen nicht unbesehen übertragen. Aber wenn ein Tierversuch Hinweise über die Schwangerschaft gibt, kann der Befund eine Hypothese unterstützen oder für weitere Forschungen an Menschen die Richtung weisen.

- *Anekdoten, Mythen und Gerüchte.* Den geringsten Wert haben Empfehlungen, die auf einzelne Fallbeispiele oder auf populäre Legenden gegründet sind, die von Mensch zu Mensch weitergegeben werden, die aber nicht geprüft oder belegt worden sind. Das ist die Art von Empfehlungen, die viele Menschen zu hören bekommen und die ich möglichst vermeiden möchte.

Schwangerschaft ist eine gute Gelegenheit, eine gesunde Lebensführung zu beginnen

Für viele Frauen ist die Schwangerschaft vielleicht der erste Anlass, ihre Lebensgewohnheiten unter die Lupe zu nehmen und die Auswirkungen ihrer Ernährungsgewohnheiten auf ihren Körper infrage zu stellen. Das Bewusstsein, dass ihre Kinder unmittelbar durch die eigene Ernährung beeinflusst werden, lässt das Problem einer gesunden Ernährung plötzlich in den Vordergrund treten. Die meisten Frauen sind sogar bereit, auf Leibgerichte zu verzichten oder neue Gewohnheiten anzunehmen, um die Gesundheit ihrer Babys sicherzustellen. Aber was geschieht nach der Schwangerschaft? Ist denn Ihre Gesundheit weniger wichtig, wenn Sie kein Baby mehr im Bauch tragen?

Hiermit möchte ich Sie anregen, Ihre Schwangerschaft als eine Gelegenheit anzusehen, Ihren Lebenswandel zum Besseren zu verändern und dauerhafte Veränderungen herbeizuführen, die Sie nach der Schwangerschaft mit in Ihr Leben als Mutter nehmen können. Wenn Sie sich Ihrem Baby zuliebe an eine gesündere Ernährung gewöhnen können - weshalb sollten Sie nicht sich selbst zuliebe weiterhin gesündere Ernährungsgewohnheiten pflegen? Langfristige Veränderungen werden Ihnen nicht nur dabei helfen, frei von Krankheiten ein längeres Leben zu führen: Auch Ihre Kinder und Ihre Familie werden davon profitieren, dass Sie bei bestmöglicher Gesundheit sind. Ein Teil der Informationen in diesem Buch gilt insbesondere für die Zeit der Schwangerschaft. Aber der allgemeine Ansatz zu einem gesünderen Lebensstil ist jederzeit anwendbar. Im letzten Kapitel werde ich Möglichkeiten aufzeigen, wie Sie nach der Schwangerschaft gesunde Ernährungsgewohnheiten in Ihre Lebensführung integrieren und dabei das Risiko chronischer Krankheiten und gesundheitlicher Probleme für die Zukunft verringern können.

Gesunde Mütter, gesunde Babys

Der Zweck dieses Buches besteht darin, Frauen, die schwanger sind oder eine Schwangerschaft planen, die nötigen Mittel an die Hand zu geben, um sich gesund zu halten und sich so gut wie möglich zu ernähren. Aber Probleme bei der Schwangerschaft und eine schlechte gesundheitliche Verfassung eines Babys können viele Ursachen haben, die weitgehend außerhalb der Kontrolle einer Frau liegen: Auch das muss man verstehen und anerkennen. Diese Ursachen umfassen z.B. genetische Anlagen, Armut, fehlende angemessene gesundheitliche Versorgung, Gewalt, Drogen- oder Alkoholabhängigkeit und den Einfluss von Umweltgiften und -verschmutzungen. Über unsere persönlichen, individuellen Entscheidungen hinaus haben soziale und umweltbedingte Faktoren einen großen Einfluss auf unsere gesundheitliche Verfassung und auf die unserer Kinder. Trotz des einzigartigen Wohlstands der Amerikaner und unserer Infrastruktur steht die Rate der Kindersterblichkeit in den USA weltweit an achtundzwanzigster Stelle. Das hat seine Ursache hauptsächlich darin, dass der Standard der gesundheitlichen Versorgung je nach ethnischem und sozioökonomischem Hintergrund der unterschiedlichen Bevölkerungsteile sehr verschieden ist.

Leider kann ein Buch wie dieses nur einen Teil der Frauen erreichen; und es kann auch nur solche Faktoren behandeln, die sie selbst beeinflussen können. Wir brauchen darüber hinaus staatliche Leistungen und Vorsorgeprogramme, um die erforderlichen Mittel, Informationen und ein gesundes Nahrungsmittelangebot für alle Frauen verfügbar zu machen. Jede Gesellschaft profitiert von der Gesundheit ihrer Bürger. Wenn wir Frauen helfen, gesund zu bleiben, so dient das nicht nur der Gesundheit ihrer Kinder, sondern auch der Gesundheit der nächsten Generation.

Wo Sie weitere Informationen finden

Dieses Buch soll die neuesten wissenschaftlichen Erkenntnisse über Ernährung während der Schwangerschaft liefern. Ich gebe auch Hinweise auf Bücher, Artikel und Websites, in denen Sie mehr Informationen über die hier behandelten Themen finden können. Dieses Buch ersetzt nicht die individuelle Beratung durch Ihren Hausarzt und liefert auch keine umfassende Anleitung in allen gesundheitlichen Fragen während der Schwangerschaft. Wenn Sie medizinische Fragen haben oder während der Schwangerschaft unter Schmerzen oder ungewöhnlichen Symptomen leiden, sollten Sie grundsätzlich immer sofort Ihren Arzt aufsuchen. Ihre Hebamme kann Ihnen einige Hinweise zum Thema Ernährung geben, aber wenn Sie weitere Informationen suchen oder einen speziellen Ernährungsplan für Ihre besondere medizinische Situation benötigen, sollten Sie sich an eine staatlich geprüfte Ernährungsberatung wenden. (In den USA werden die Ernährungsberater von der Commission on Accreditation for Dietetics Education of the American Dietetic Association, ADA, geprüft. Die Bewerber müssen spezielle Kurse und angeleitete praktische Schulungen abgeleistet und ein Staatsexamen abgelegt haben. In Deutschland ist der Verband der Diätassistenten - deutscher Bundesverband e.V. zuständig; Beratungsangebote bietet auch die Deutsche Gesellschaft für Ernährung e.V. an.) Krankenhäuser und Kliniken haben oft Ernährungsberater in ihrem Personal, von denen manche auf Ernährung während der Schwangerschaft spezialisiert sind. Sie können auch eine registrierte Ernährungsberatung in Ihrer Region aufsuchen. Informationen finden Sie beim Bundesverband der Diätassistenten (VDD) unter www.vdd.de und bei der Deutschen Gesellschaft für Ernährung (DGE) unter www.dge.de.

Das US-Department of Health and Human Services und das Department of Agriculture haben unlängst überarbeitete Diätrichtlinien für Amerikaner herausgegeben, die Empfehlungen für das Gewichtsmanagement mit speziellen Diätinformationen enthalten, um dem wachsenden Bewusstsein Rechnung zu tragen, dass ein gesundes Körpergewicht und eine gesunde Ernährung unentbehrliche Bestandteile eines gesunden Lebensstils sind. Diese Richtlinien gehen auch besonders auf die Bedürfnisse spezieller Bevölkerungsgruppen, einschließlich schwangerer Frauen ein. Eine Zusammenfassung der entscheidenden Empfehlungen steht auf dieser Website in englischer Sprache zur Verfügung: www.health.gov/dietaryguidelines/dga2005/document/pdf/DGA2005.pdf. Für die Zeit nach Ihrer Schwangerschaft empfehle ich ferner Walter C. Willetts Buch *Eat, Drink and Be Healthy*, das wissenschaftlich fundierte Empfehlungen für eine gesunde Ernährung für Erwachsene gibt. Mein eigenes Buch *Eat, Play, and Be Healthy* wendet diese Erkenntnisse auf die besonderen Bedürfnisse Ihrer Kinder an, und zwar vom Säuglingsalter bis zum achten Lebensjahr. Hilfreiche Informationen liefert auch die Website „Nutrition Source" der Harvard School of Public Health, unter www.hsph.harvard.edu/nutritionsource.

THE HARVARD MEDICAL SCHOOL GUIDE

Gesund essen während der Schwangerschaft

1

Vorbereitung auf die Schwangerschaft

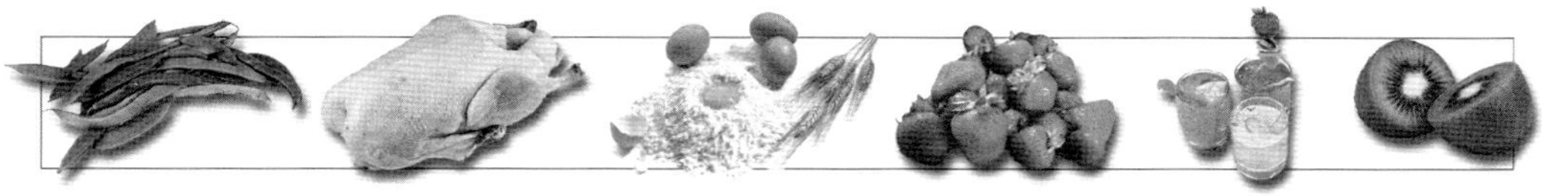

Rund die Hälfte aller Schwangerschaften in den USA sind ungeplant. Aber Frauen haben zunehmend auch die Möglichkeit, Schwangerschaften zu planen; und dieser Trend eröffnet die Möglichkeit, die gesundheitliche Verfassung von Kindern entscheidend zu verbessern, wenn werdende Mütter sich die Zeit nehmen, sich auf ihre Schwangerschaften angemessen vorzubereiten. Wenn Sie schon vor Ihrer Schwangerschaft mit der Lektüre dieses Buches begonnen haben, dann sind Sie zu beglückwünschen: Sie haben jetzt die Möglichkeit, Maßnahmen zu treffen, die zu einer guten gesundheitlichen Verfassung Ihres Kindes beitragen.

Frauen, die auf eine Schwangerschaft hoffen, sind oft um ihre Fruchtbarkeit besorgt; deshalb werden wir auch die Rolle der Ernährung für die Empfängnisbereitschaft behandeln. Bei der Planung einer Schwangerschaft kommt es nicht nur darauf an, die Bedingungen für eine Empfängnis zu verbessern, sondern auch darauf, sicherzustellen, dass Sie zu Beginn Ihrer Schwangerschaft bei bestmöglicher Gesundheit sind. Indem Sie vor Ihrer Schwangerschaft einen möglichst guten Gesundheitszustand erreichen, tragen Sie zur Vermeidung eventueller Komplikationen bei und erhöhen außerdem die Chancen, dass Sie ein gesundes Kind zur Welt bringen. Die richtige Vorbereitung auf eine Schwangerschaft bringt Ihnen große Vorteile:

- Wenn Sie vor Ihrer Schwangerschaft ein gesundes Gewicht erreichen, wird das Ihre Schwangerschaft erleichtern und langfristig zu einer guten gesundheitlichen Verfassung Ihres Kindes beitragen.

- Heute können Sie Geburtsfehlern zusätzlich dadurch vorbeugen, dass Sie Ihren Speiseplan durch Folsäure (Vitamin B_9) ergänzen.
- Wenn Sie schon jetzt gesunde Lebensgewohnheiten annehmen, wird es Ihnen leichter fallen, diese im Verlauf Ihrer Schwangerschaft beizubehalten.
- Wenn Sie gesundheitliche Probleme schon jetzt unter Kontrolle bringen, tragen Sie zur Vorbeugung gegen Komplikationen bei.

Wenn Sie die Absicht haben, schwanger zu werden, sollten Sie schon jetzt damit beginnen, Ihre Lebensgewohnheiten entsprechend anzupassen, und nicht warten, bis Sie schwanger sind. Eine frühzeitige Vorbereitung ist aus zwei Gründen von Vorteil. Der erste besteht darin, dass es schlicht eine schwierige Aufgabe ist, seine Gewohnheiten zu verändern. Je mehr Zeit Sie sich nehmen, um Ihre Ernährung gesünder zu gestalten, schädliche Gewohnheiten abzubauen und Ihre gesundheitliche Verfassung zu optimieren, desto leichter wird es Ihnen fallen, im Verlauf Ihrer Schwangerschaft eine gesunde Lebensführung zu pflegen.

Der zweite Grund besteht in der Unvorhersehbarkeit einer Schwangerschaft. Wenn Sie erst einmal schwanger werden wollen, werden Sie nicht wissen, wann es tatsächlich geschieht: diese Woche, diesen Monat oder dieses Jahr? Wenn Sie schwanger sind, erfahren Sie das erst, wenn Ihre Periode ausbleibt und Sie einen positiven Schwangerschaftstest haben. Bis dahin können bereits einige Wochen der Schwangerschaft

Vorbereitungszeit

Wie viel Zeit sollten Sie vor der Schwangerschaft für die Vorbereitung einplanen? Das hängt davon ab, inwieweit Sie Ihren Lebensstil verändern wollen. Wenn Sie Gewicht zu- oder abnehmen wollen (siehe den Abschnitt über ein gesundes Gewicht in diesem Kapitel), dann sollten Sie den Zeitbedarf nicht unterschätzen – im Idealfall mehrere Monate bis ein Jahr. Dasselbe gilt, wenn Sie das Rauchen oder andere Abhängigkeiten aufgeben wollen. Das Ziel besteht darin, gesunde Gewohnheiten anzunehmen – und das braucht Zeit. Aber auch für Frauen, die es sich aus Gründen des Alters oder aus anderen Gründen nicht leisten können, die Schwangerschaft so lange aufzuschieben, lohnt es sich, einen oder zwei Monate auf die Verbesserung ihrer Ernährung, ihrer körperlichen Aktivität und ihrer Ernährungsgewohnheiten zu verwenden.

vergangen sein. Wenngleich ein paar Wochen in einem Menschenleben nur eine kurze Zeitspanne ausmachen, so ist es in der Entwicklung Ihres Babys doch eine ganz entscheidende Zeit. In diesen ersten Wochen werden die Grundlagen für den Organismus Ihres Babys gebildet; nur drei Tage nach dem Ausbleiben der Regelblutung haben alle wichtigen Organe im Körper Ihres Babys schon begonnen, sich zu bilden. In dieser Zeit ist die Gesundheit Ihres Babys gegenüber Mangelernährung oder dem Einfluss schädlicher Stoffe sehr empfindlich. Da Sie nicht sicher wissen, wann Ihre Schwangerschaft beginnt, sollten Sie schon vor der Schwangerschaft für eine gesunde Umgebung für den Embryo sorgen: So geben Sie Ihrem Baby die beste Chance für einen guten Start in ein gesundes Leben.

Wie Sie vor der Schwangerschaft ein gesundes Körpergewicht erreichen

Das Körpergewicht spielt bei der Vorbereitung auf eine Schwangerschaft eine wichtige Rolle. Frauen, deren Körpergewicht im Verhältnis zur Körpergröße unter dem Durchschnitt liegt, haben häufiger Frühgeburten und bringen auch häufiger Babys zur Welt, deren Körpergröße unter dem Durchschnitt liegt. Übergewichtige oder fettleibige Frauen riskieren Komplikationen während der Schwangerschaft, haben schwierige Geburten und bringen Babys zur Welt, deren Körpergewicht über dem Durchschnitt liegt - und ihre Kinder werden selbst mit höherer Wahrscheinlichkeit im Erwachsenenalter Gewichtsprobleme haben. Beide Extreme können das Wachstum und die Entwicklung in der Gebärmutter hemmen, worauf ich in Kapitel 3 näher eingehen werde. Babys, die in der Gebärmutter eine Wachstumshemmung erleiden, tragen ein größeres Risiko chronischer Erkrankungen im Erwachsenenalter. Ein ungesundes Körpergewicht ist deshalb nicht nur eine Bedrohung für Ihre Schwangerschaft - sondern es ist ein Faktor, der auch die Gesundheit Ihres Kindes bis weit in das Erwachsenenleben hinein beeinflusst.

Oft haben wir unterschiedliche Vorstellungen von einem gesunden Körpergewicht. Um eine objektivere Vorstellung zu bekommen, können Sie Ihren Body Mass Index (BMI) in der Tabelle suchen, die in Kapitel 7 zu finden ist. Der Body Mass Index gibt ein Verhältnis aus Körpergewicht und Körpergröße an; im Gesundheitswesen gilt er - im Unterschied zum bloßen Körpergewicht - als das akkuratere Maß der Körpermasse. (Denn ein Mann, der 1,93 m groß ist und 100 Kilo wiegt, ist nicht übergewichtig. Ein Mann, der bei gleichem Körpergewicht 1,70 m groß ist, ist hingegen übergewichtig.)

Die gesundheitlichen Nachteile als Folge von Übergewicht folgen aus einem Übermaß an Körperfett. Der BMI ist kein ganz perfektes Maß, weil es keinen Unterschied macht, ob die Körpermasse überwiegend aus Muskeln oder aus Fett besteht. Viele

Bodybuilder fallen nach dem Maßstab des BMI unter die Kategorie „Übergewicht", obwohl sie nur wenig Fettgewebe haben; und nur weil ihr BMI hoch ist, heißt das noch lange nicht, dass sie mit den gleichen Gesundheitsproblemen wie ein Übergewichtiger belastet sind. Wenn wir Gewicht zulegen, liegt das in der Regel gleichwohl daran, dass wir zusätzliches Fett ansetzen. Insofern kann der BMI ein nützliches Maß sein, das anzeigt, ob Ihr Gewicht normal ist, oder ob Sie besonderen gesundheitlichen Risiken ausgesetzt sind.

Wann der BMI Normalgewicht, Übergewicht oder Fettleibigkeit anzeigt, ist umstritten. In aller Regel geht man davon aus, dass für Frauen, die eine Schwangerschaft planen, ein BMI von unter 26 zu empfehlen ist; ein BMI von 26-29 gilt als Übergewicht, und ein BMI über 29 gilt als Fettleibigkeit. Die Tabelle 1.1 zeigt die aktuellen Einstufungen, die das Institute of Medicine auf der Grundlage der bestmöglichen Belege über gesundes Körpergewicht festgelegt hat.

Einstufung	**BMI**
Untergewicht	<19,8
Normalgewicht	19,8-26,0
Übergewicht	26,0-29,0
Fettleibigkeit	>29,0

Tabelle 1.1 Empfohlener Body Mass Index (BMI) vor der Schwangerschaft

Diese speziellen Abstufungen helfen Forschern und Bediensteten im Gesundheitswesen, Gewichtsklassen zu bestimmen und Empfehlungen für ein gesundes Körpergewicht auszuarbeiten, aber sie können auch irreführend sein. Tatsächlich besteht ein breites Spektrum an möglichen Auswirkungen des Körpergewichts auf die gesundheitliche Verfassung, das an beiden Extremen potenzielle Gesundheitsrisiken aufweist. Frauen, die aus dem normalen empfohlenen Rahmen herausfallen, können sowohl ihre Chancen auf eine erfolgreiche Empfängnis, als auch ihre gesundheitliche Verfassung für den Verlauf ihrer Schwangerschaft verbessern, indem sie ein normales - oder wenigstens ein annähernd normales - Gewicht erreichen, *bevor sie versuchen, schwanger zu werden*. Wenn Ihr Körpergewicht von einem normalen BMI abweicht, sollten Sie Ihren Arzt aufsuchen und klären, ob es angebracht ist, einen Plan für eine Gewichtszunahme oder -reduktion aufzustellen, um dem Normalgewicht näher zu kommen.

Untergewichtige Frauen

In aller Regel ist es einfacher, Gewicht zuzulegen, als abzunehmen, aber wenn Frauen als Folge extremer Diät, Essstörungen oder eines hochgradig athletischen Lebensstils untergewichtig sind, kann auch eine Gewichtszunahme zu einer Herausforderung werden. In einem späteren Abschnitt werde ich darlegen, dass eine Gewichtszunahme auch zu einer erfolgreichen Empfängnis beitragen kann. Während einer Schwangerschaft steigt Ihr Kalorienbedarf, und wenn Sie schon jetzt Schwierigkeiten haben, ein gesundes Körpergewicht aufzubauen, könnte es im Verlauf Ihrer Schwangerschaft erst recht schwierig für Sie werden, das erforderliche Gewicht zu erreichen - vor allem, wenn Sie dann unter Übelkeit, Erbrechen oder Aversionen gegen bestimmte Nahrungsmittel leiden. Fixieren Sie sich nicht auf das Ziel, an Gewicht zuzulegen; versuchen Sie stattdessen, die Menge nährstoffreicher Lebensmittel, die Sie zu sich nehmen, stetig zu erhöhen; und wenn Sie viel Sport treiben, senken Sie das Maß Ihres Trainings so weit, dass Sie nicht mehr Energie verbrauchen, als Sie mit Ihrer Nahrung aufnehmen. Wenn Sie unter einer Essstörung leiden (oder wenn Sie das für möglich halten), lassen Sie sich schon bei der Vorbereitung auf eine Schwangerschaft entsprechend beraten oder behandeln. Die maßlose Überbewertung der Schlankheit in unserer Gesellschaft kann es für viele Frauen psychologisch schwierig machen, das erforderliche Gewicht zuzulegen, das für ihre Schwangerschaft förderlich wäre - aber ein gesundes Körpergewicht ist für die Gesundheit Ihres Kindes ganz entscheidend.

Übergewichtige und fettleibige Frauen

Übergewicht ist nicht nur ein Schönheitsfehler. Übergewicht und Fettleibigkeit können zu ernsten langfristigen gesundheitlichen Problemen führen, wie z.B. Diabetes, Herzkrankheiten, Schlaganfällen, Gallensteinen, Atembeschwerden und Arthritis (Gelenkentzündung). Bei Frauen kann Fettleibigkeit außerdem zu unregelmäßigen Perioden und Unfruchtbarkeit führen. Fettleibige Frauen machen ein Drittel aller Schwangerschaften in den Vereinigten Staaten aus, und Fettleibigkeit birgt ein höheres Risiko für Schwangerschaftskomplikationen, wie z.B. schwangerschaftsbedingten Diabetes, Bluthochdruck, schwierige Geburt oder Kaiserschnitt. Fettleibige Frauen bringen größere Babys zur Welt, die später in ihrem Leben eher zu Diabetes, Übergewicht und Herzkrankheiten neigen. Eine Bevölkerungsstudie, die unlängst an Frauen in Atlanta durchgeführt wurde, hat auch eine höhere Rate an Geburtsfehlern bei Kindern von übergewichtigen und fettleibigen Frauen ergeben.

Wenn Sie übergewichtig oder fettleibig sind, sollten Sie Ihr Körpergewicht um 10% reduzieren. Dadurch verbessern Sie Ihre Chancen auf eine erfolgreiche Empfängnis und senken das Risiko von Komplikationen während der Schwangerschaft. So reduzieren Sie auch die Wahrscheinlichkeit, dass Ihr Baby von Geburt an unter gesundheitlichen

Problemen bzw. im Erwachsenenalter unter chronischen Krankheiten leidet, und dass Sie selbst nach der Schwangerschaft chronische Beschwerden wie Herzkrankheiten oder Diabetes entwickeln. Vor der Schwangerschaft ein gesünderes Körpergewicht zu erreichen ist das Wichtigste, was Sie im Interesse Ihrer eigenen Gesundheit - und der Ihres Babys - tun sollten. Die Probleme verschärfen sich mit steigendem BMI - deshalb sollten übergewichtige Frauen sich besonders darum bemühen, näher an ein normales Maß heranzukommen.

Zu empfehlen ist eine stetige Reduktion über einen längeren Zeitraum hinweg unter der Anleitung eines Arztes. Es ist wesentlich besser, etwas Gewicht zu reduzieren und dann dieses gesündere Gewicht über eine längere Zeit hinweg zu halten, als schnell abzunehmen und schwanger zu werden, während man noch die Kalorienmenge beschränkt. Setzen Sie nicht Ihre eigene Gesundheit aufs Spiel, indem Sie Ziele setzen, die zu drastisch oder unerreichbar sind, indem Sie Mahlzeiten auslassen oder einem Diät-Trend folgen; es ist nicht empfehlenswert, eine Schwangerschaft zu beginnen, wenn Sie als Folge starker Nahrungsreduktion schlecht ernährt oder erschöpft sind. Konzentrieren Sie sich auf eine gesündere *Auswahl* an Nahrungsmitteln, wie sie z.B. später in diesem Kapitel und in Kapitel Nr. 4 empfohlen werden - und nicht so sehr darauf, die *Menge* zu reduzieren. Es kommt nicht darauf an, irgend ein Idealgewicht zu erreichen, sondern darauf, Ihre eigene gesundheitliche Verfassung bestmöglich zu verbessern. Wenn Sie über einige Monate hinweg nur ein paar Pfund verlieren, aber immer noch außerhalb des Rahmens eines „gesunden Gewichts" sind, dann hat sich der Aufwand gleichwohl schon gelohnt: Auch eine geringe Gewichtsreduktion kann sich auf die Gesundheit Ihres Babys vorteilhaft auswirken! Kleine, stetige Erfolge werden sich auf lange Sicht auch besser halten lassen.

Ergänzen Sie Ihre Diät täglich durch zusätzliche Folsäure (Vitamin B_9)

Die *Dietary Guidelines for Americans*, die die Bundesregierung der USA im Jahre 2005 herausgegeben hat, empfehlen, dass *alle* Frauen im gebärfähigen Alter ihre Nahrung täglich durch zusätzliche Folsäure (Vitamin B_9) ergänzen und möglichst viele Nahrungsmittel essen sollten, die viel Folsäure enthalten, weil dieser Nährstoff wichtig ist, um Geburtsfehler und Schäden an Gehirn und Rückenmark zu vermeiden.

Folsäure, oder Folat, spielt bei der Entwicklung eines Embryos eine wichtige Rolle, vor allem bei der Entwicklung des Nervensystems. Das Nervensystem ist eines der ersten Systeme, die der Organismus ausbildet; es bildet im frühen Stadium der embryonalen Entwicklung zunächst eine winzige Scheibe aus spezialisierten Zellen. Rund sechsundzwanzig Tage nach der Empfängnis beginnt diese runde Scheibe, sich einzurollen; sie bildet dann einen Zylinder, den man als das *„Neuralrohr"* bezeichnet: Aus diesem entwickeln sich später das Gehirn und das Rückenmark. Wenn das Neuralrohr sich nicht richtig schließt, kann das zu Geburtsfehlern führen, die tödlich sind oder zu starken Behinderungen führen. „Spina bifida", bei der das Neuralrohr sich am Rückgrat nicht richtig schließt, ist der häufigste nicht-tödliche Defekt des Neuralrohrs; er kann zu ernsten Schädigungen des Nervensystems führen – bis hin zu Querschnittslähmung und Lernbehinderungen. Folsäure ist notwendig, um die Schließung des Neuralrohrs zu vervollständigen; deshalb müssen Frauen hinreichend viel davon in ihren Körpern haben, um den Embryo zu versorgen. Da die Schließung des Neuralrohrs zu einem Zeitpunkt vollzogen wird, an dem viele Frauen noch gar nicht wissen, dass sie schwanger sind, ist es ganz entscheidend, dass Sie mit der Folsäureergänzung möglichst schon beginnen, *bevor* Sie schwanger werden.

Die Bundesregierung der USA hat ein Programm zur Anreicherung des Nahrungsmittelangebots – vor allem Frühstücks-Cerealien und Mehl – durch Folsäure verabschiedet, um den Folsäurekonsum in der gesamten amerikanischen Bevölkerung zu erhöhen. Zwar gibt es Belege dafür, dass dieses Programm bei der Reduktion der Zahl der Fälle von Defekten am Neuralrohr erfolgreich war, aber die Menge an Folsäure in diesen Lebensmitteln reicht trotzdem nicht aus, um Ihren Bedarf vollständig zu decken. Es wird empfohlen, dass Frauen im gebärfähigen Alter eine Folsäureergänzung von 400 Mikrogramm täglich (als isolierter Zusatz oder in Form von Multivitaminen) einnehmen und gleichzeitig einen zusätzlichen Konsum von 200 Mikrogramm täglich durch entsprechende Lebensmittel – wie die unten genannten – anstreben sollten, so dass sie auf eine Gesamtmenge von 600 Mikrogramm täglich kommen. In der Regel können Sie 200 Mikrogramm erreichen, indem Sie täglich zwei Portionen folathaltiger Lebensmittel einnehmen – in Kapitel 4 finden Sie eine Auflistung des Folsäuregehaltes ausgewählter Lebensmittel.

Lebensmittel mit hohem Folatgehalt

Mit Folsäure angereicherte Frühstücks-Cerealien
Kichererbsen
Wachtelbohnen
Limabohnen
Spargel
Spinat
Römersalat
Rote Kidney-Bohnen
Kohlgemüse
Weizenkeime
Orangensaft

Stocken Sie Ihren Eisenpegel auf

Eisenmangel ist die gängigste Mangelerscheinung in den Vereinigten Staaten und bei kleinen Kindern und Frauen im gebärfähigen Alter, vor allem bei schwangeren Frauen, besonders weit verbreitet. Die Vermehrung Ihres Blutvolumens während der Schwangerschaft und die Bedürfnisse Ihres wachsenden Babys setzen Sie einem erhöhten Risiko von Eisenmangel und Anämie aus; das erhöht das Risiko einer Frühgeburt und das Risiko, ein Kind von geringem Geburtsgewicht zur Welt zu bringen. Einen bereits bestehenden Eisenmangel auszugleichen kann während der Schwangerschaft besonders schwierig sein, weil Ihr Eisenbedarf sich in dieser Zeit verdoppelt.

Ihr Körper hält eine kleine Menge Eisen in Reserve. Das Verdauungssystem hilft, den Eisenpegel stabil zu halten, indem es das Eisen nur dann aus den Nahrungsmitteln aufnimmt, wenn der Pegel absinkt. Frauen im gebärfähigen Alter neigen zu niedrigen Eisenreserven, weil sie jeden Monat Menstruationsblut verlieren. Wenn Sie nicht genügend Eisen aufnehmen, um die Reserven aufzustocken, können sich Ihre Reserven erschöpfen. Im schlimmsten Fall können Sie eine Anämie entwickeln, was sich durch Müdigkeit, Reizbarkeit, Schwäche und Atemnot äußert, obwohl manche Menschen keine sichtbaren Krankheitssymptome haben. Ihr Arzt sollte Sie durch einen Hämatokrit- oder Hämoglobintest auf Anämie hin untersuchen; noch besser ist ein Serum-Ferritin-Test oder ein TIBC-Test (Total Iron Binding Capacity Test), die noch feiner auf Eisenmangel reagieren.

Beginnen Sie mit der Einnahme von Nahrungszusätzen

Obwohl alle Frauen vor der Schwangerschaft zusätzliche Folsäure einnehmen sollten, müssen Sie diese nicht isoliert einnehmen. Stattdessen können Sie damit beginnen, täglich eine Dosis Multivitamine zu nehmen, oder ein spezielles pränatales Vitaminpräparat, das eine Auswahl an Vitaminen und Mineralien enthält, die Sie in der Schwangerschaft benötigen. Diese Nahrungszusätze ersetzen nicht eine gesunde Ernährung, aber sie können helfen, Mangelerscheinungen vorzubeugen. Da Sie im Verlauf Ihrer Schwangerschaft täglich einen pränatalen Nahrungszusatz einnehmen werden, können Sie sich jetzt schon an diese Routine gewöhnen.

Nehmen Sie *niemals* eine „Megadosis" an Vitaminen über das empfohlene tägliche Maß hinaus ein. Seien Sie besonders vorsichtig bei der Einnahme von Vitamin A, weil das mit Geburtsfehlern in Zusammenhang gebracht wird.

Sie müssen vor der Schwangerschaft keine Eisennahrungsergänzung einnehmen (es sei denn, dass ein Arzt das empfiehlt, um einen bestehenden Eisenmangel auszugleichen), aber Sie sollten sich das Ziel setzen, pro Tag eine oder zwei Portionen eisenhaltiger Nahrungsmittel einzunehmen. Eisen, das in tierischen Produkten enthalten ist (das so genannte „Heme Iron" oder „Häm-Eisen"), wird durch den Körper zwei- bis dreimal besser aufgenommen als Eisen, das in vegetarischen oder mit Eisen angereicherten Nahrungsmitteln enthalten ist.

Aus diesem Grund ist es weniger wirkungsvoll, Gemüse oder andere pflanzliche Lebensmittel einzunehmen: Eisenhaltige Fleischprodukte sind besser geeignet. Aber Sie können den Anteil an Eisen, den Sie aus pflanzlicher Nahrung absorbieren, dadurch erhöhen, dass Sie diese mit Lebensmitteln kombinieren, die einen hohen Gehalt an Vitamin C aufweisen - wie z.B. Zitrusfrüchte, rote Paprika, Erdbeeren, Brokkoli oder Kohlgemüse. Die *Dietary Guidelines* legen fest, dass insbesondere Frauen, die schwanger werden könnten, Lebensmittel zu sich nehmen sollten, die ein hohes Maß an tierischem Eisen enthalten; oder sie sollten entsprechende pflanzliche Lebensmittel mit hohem Eisengehalt (oder mit Eisen angereicherte Lebensmittel) einnehmen und diese mit Lebensmitteln kombinieren, die ein hohes Maß an Vitamin C enthalten.

Lebensmittel mit hohem Eisengehalt
Austern
Mageres rotes Fleisch oder dunkles Geflügelfleisch
Angereicherte Frühstücks-Cerealien
Eier
Spinat
Mangold
Gebackene oder gebratene Bohnen
Pflaumensaft
Rosinen

Erste Schritte zu einer besseren Ernährung

Gesunde Ernährung - wenn das so einfach wäre, wie es klingt, würden wir alle perfekte Esser sein. Zwar zeigen die Amerikaner ein großes Interesse an Diätempfehlungen, Ratschlägen zur Gewichtsreduzierung, Fitnessprogrammen und Ernährungsfragen, aber trotzdem befolgen nur wenige tatsächlich die Ratschläge, die sie erhalten. Denn es ist leichter gesagt als getan - und das hat viele unterschiedliche Ursachen: Wir essen nicht nur, um unsere Mägen zu füllen. Das Essen erfüllt eine ganze Anzahl komplexer psychologischer und sozialer Zwecke, die weit über die bloße Ernährungsfunktion hinausgehen.

Heute sind viele Frauen sehr gesundheitsbewusst, aber nur sehr wenige befolgen tatsächlich eine Diät, die man als gesund bezeichnen könnte. Eine Schwangerschaft bietet eine gute Gelegenheit für eine grundsätzliche Veränderung der Ernährungsgewohnheiten. In der Absicht, ihren Kindern einen gesunden Start ins Leben zu sichern, nehmen viele Frauen während der Schwangerschaft beachtliche Veränderungen an ihren Ernährungsgewohnheiten vor. Wenn Sie die Gelegenheit einer geplanten Schwangerschaft nutzen, um tatsächlich bewusst gesünder zu essen, kann das helfen, Ihre Gewohnheiten auch langfristig zu ändern und nicht zuletzt Ihre eigene gesundheitliche Verfassung zu verbessern.

Für weitere Informationen über Arten von Lebensmitteln, die Ihrer Gesundheit zuträglich sind, empfehle ich Ihnen die Hinweise zu einer ausgewogenen Ernährung in Kapitel 4. Kapitel 9 enthält ebenfalls Ernährungstipps und Rezepte, die nützlich sind, um sich für eine Schwangerschaft in Form zu bringen. Ich möchte Sie aber vor allem auch dazu ermutigen, den Lebensmitteln, die Sie täglich essen, mehr Aufmerksamkeit zu schenken und allmählich mit folgenden Veränderungen zu beginnen:

Essen Sie mehr:

- *Vollkornprodukte.* Dazu zählen Brot, Pasta, Cracker und andere Backwaren, die Vollkornweizenmehl oder andere Vollkornmehlprodukte als Grundstoff enthalten; ferner brauner Reis und andere Getreideprodukte, wie Gerste, Hafer, Hirse, peruanischer Reis (Quinoa) und Mais. Sie enthalten mehr Nährstoffe und gewähren einen gesünderen Stoffwechsel als Raffinadeprodukte.
- *Obst und Gemüse.* Versuchen Sie, bei jeder Mahlzeit und bei jedem Snack Obst und Gemüse einzuplanen - und zwar vor allem solche Produkte, die reich an Eisen und Vitamin C sind. (Beachten Sie die Liste der eisenhaltigen Lebensmittel im vorangegangenen Abschnitt.)
- *Lebensmittel mit geringem Fettanteil und hohem Nährwert.* Im Verlauf der Schwangerschaft werden Sie Ihren Proteinumsatz geringfügig erhöhen müssen; deshalb sollten Sie sich daran gewöhnen, mageres Fleisch, Milchprodukte mit niedrigem

Fettanteil (oder ohne Fett) und eiweißhaltige pflanzliche Lebensmittel zu wählen, wie z.B. Bohnen, Erbsen, Tofu, Nüsse und Samen.

- *Ungesättigte Fette.* Ungesättigte Fette sind nicht nur gut für die Gesundheit Ihres Herzens, sondern auch entscheidend für die zukünftige Entwicklung Ihres Babys. Gesunde Fettarten sind in Lebensmitteln wie Pflanzenölen enthalten, z.B. Rapsöl oder Sonnenblumenöl, ferner in Nüssen, Samen, Soja und Fisch. Omega-3-Fettsäuren können für die Entwicklung des Embryos ganz besonders wichtig sein; diese sind z.B. in Fisch enthalten, ferner in Eiern, die mit Omega-3-Fett angereichert sind, in gewissen Pflanzenölen und in Walnüssen. Wählen Sie Fisch mit geringerem Quecksilbergehalt, wie „Chunk Light Tuna" (nicht weißen Albacore-Thunfisch), Krabben, Lachs, Schellfisch oder Wels. Kapitel 5 enthält weitere Informationen über den Quecksilbergehalt von Fisch.

Reduzieren Sie:

- *Raffinade-Mehl.* Die meisten Backwaren, ferner Cracker und andere Snack-Lebensmittel und Grundstoffe für Hauptmahlzeiten, wie Pasta oder weißer Reis, werden aus veredeltem Getreide (d.h. aus Raffinadeprodukten) hergestellt. Diesen fehlt es an Proteinen, Ballaststoffen, Vitaminen und Mineralien, die in Vollkornprodukten enthalten sind. Sie belasten den Stoffwechsel dadurch, dass sie starke Schwankungen des Blutzuckerspiegels verursachen.

- *Gesättigte Fette.* Diese Fette sind in tierischen Produkten, wie Fleisch und Milchprodukten, enthalten; sie haben langfristig einen schädlichen Effekt auf Ihre Gesundheit, da sie Ihre Cholesterinwerte und dadurch das Risiko von Herzkrankheiten erhöhen. Wählen Sie magere Fleischsorten und Milchprodukte mit geringem (oder gar keinem) Fettanteil, um diese Fettsorten zu reduzieren.

- *Trans-Fette.* Diese Fette sind z.B. in Margarine und in vielen verarbeiteten Lebensmitteln enthalten. Sie tragen zu einer Erhöhung des Cholesterinspiegels bei, was zu Arterienverstopfung und einem höheren Risiko von Herzkrankheiten führen kann. Darüber hinaus werden diese verarbeiteten Fette im Körper Ihres Babys nicht gebraucht und sollten während der Schwangerschaft gemieden werden. Meiden Sie Produkte, die hydrogenisierte oder teilweise hydrogenisierte Öle (d.h. Trans-Fette), enthalten.

- *Gesüßte Getränke.* Limonaden und andere gesüßte Getränke sind eine vorrangige Quelle zusätzlicher Süßstoffe in unserem Speiseplan und haben nur einen geringen oder gar keinen Nährwert. Gewöhnen Sie sich den Konsum von gesüßten Getränken ab; versuchen Sie, stattdessen Wasser oder nahrhaftere Getränke wie Fruchtsaft aus Fruchtfleisch und fettarme Milch zu trinken.

- *Weitere zuckerhaltige Lebensmittel.* Backwaren, Süßigkeiten und viele verarbeitete Lebensmittel enthalten zusätzliche Süßstoffe, die eine Menge Kalorien in die Mahlzeiten packen, ohne zugleich die nötigen Nährstoffe zu liefern. Außerdem können sie einen Achterbahneffekt auf Ihren Blutzuckerspiegel haben, was zum Problem werden kann, wenn als Folge hormoneller Veränderungen das Risiko eines schwangerschaftsbedingten Diabetes besteht.

Sorgen Sie für ein gesundes Maß an Bewegung

Regelmäßige körperliche Aktivitäten helfen, Ihr Körpergewicht zu regulieren, was für eine gesunde Schwangerschaft von großer Bedeutung ist. Frauen, die körperlich fit sind, haben in der Regel schon zu Beginn der Schwangerschaft ein gesünderes Körpergewicht und neigen weniger dazu, während der Schwangerschaft zu viel an Körpergewicht zuzulegen oder nach der Schwangerschaft übergewichtig zu bleiben. Es ist empfehlenswert, sich regelmäßig in irgend einer Form körperlich zu betätigen - nach Möglichkeit wenigstens eine halbe Stunde täglich (oder zumindest an drei oder vier Tagen pro Woche). Es kann sich um ein geregeltes Programm handeln, z.B. in einem

Gesunde Ernährung - leicht gemacht

Heutzutage suchen wir oft die Bequemlichkeit und holen uns Snacks und Mahlzeiten auf die Schnelle. Leider zählen einige der bequemsten Mahlzeiten auch zu den ungesündesten, und unsere besten Absichten, uns gesünder zu ernähren, können durch das breite Angebot bequemer, nährstoffarmer Kalorienbomben untergraben werden. Wenn Sie zur Arbeit gehen oder unterwegs sind, um Besorgungen zu machen, sollten Sie stets daran denken, einen gesunden Snack mitzunehmen, wie z.B. ein Stück Obst, Gemüsescheiben, Käse mit niedrigem Fettgehalt (oder Joghurt), Nüsse oder Vollkorncracker. Obst und Gemüse kann man vorsorglich schneiden und verpacken, damit sie schnell zur Hand sind, wenn man das Haus verlässt. Merken Sie sich ein paar gesunde Nahrungsmittelangebote an den Orten, an denen Sie regelmäßig verkehren - z.B. der Feinkostladen, der frisches Obst anbietet, das Restaurant mit den leckeren Salaten oder der Automat, an dem es Joghurt und entrahmte Milch gibt. Indem Sie Ihre Möglichkeiten vorsorglich abklären, vermeiden Sie die Versuchung, unterwegs auf süße Snacks oder fetthaltige Lebensmittel auszuweichen, wenn Sie es einmal eilig haben.

Fitnesszentrum oder im Rahmen einer Aerobic-Gruppe. Man kann aber auch unterschiedliche Aktivitäten kombinieren, die ein schlichter Bestandteil eines aktiven Lebensstils sind, wie z.B. Spaziergänge oder Radtouren in der Nachbarschaft, tägliches Treppensteigen bei der Arbeit, Gartenarbeit, Yoga- oder Pilates-Übungen oder Hanteltraining zuhause. Herzkreislauftraining - d.h. alles, was den Puls erhöht und einen ins Schwitzen bringt - hält das Herz gesund und trägt zum Verbrauch überschüssiger Kalorien bei. Gewichtheben und Übungen mit Gewichtsbelastung helfen, das Muskelgewebe zu erhalten und zu stärken. Übungen, die die zentralen Muskeln am unteren Rücken und am Bauch trainieren, sind ideal, um Ihren Körper in den späten Phasen der Schwangerschaft auf das zusätzliche Gewicht des Embryos vorzubereiten.

Wie bei den meisten Dingen im Leben verhält es sich auch beim Fitnesstraining so, dass man es nicht übertreiben darf. Athletinnen, die intensiven Extremsport treiben, können Probleme mit der Fruchtbarkeit haben - zumal dann, wenn sie sehr schlank sind. Wenn sie es darauf anlegen, das Niveau ihrer Aktivität bei der Schwangerschaft beizubehalten, kann es für sie auch schwierig werden, hinreichend viel Körpergewicht zuzulegen.

Umgang mit ungesunden Gewohnheiten

Gewohnheiten sind schwer zu überwinden. Gewisse Gewohnheiten sind extrem schädlich für einen Embryo; diese sollten Sie vollständig aufgeben, wenn eine Schwangerschaft bevorstehen könnte. Das betrifft z.B.:

- Rauchen
- Konsum alkoholischer Getränke
- Rauschgiftkonsum oder Missbrauch von rezeptfreien oder rezeptpflichtigen Medikamenten

Wenn Sie schwanger werden wollen, sollten Sie den Konsum dieser Stoffe schon vor der Schwangerschaft grundsätzlich ausnahmslos aufgeben, weil diese in den ersten Wochen, noch bevor Sie wissen, dass Sie schwanger sind, erhebliche Schäden verursachen können. Während manche Frauen kein Problem damit haben, den Konsum dieser Stoffe zu meiden, kann es für diejenigen, die davon abhängig sind, sehr schwierig werden, den Konsum während der Schwangerschaft aufzugeben, zumal sie dann mit den körperlichen und emotionalen Veränderungen zu kämpfen haben, die eine Schwangerschaft mit sich bringen kann. Wenn Sie unter einer Abhängigkeit leiden oder befürchten, dass Sie Schwierigkeiten haben könnten, diese Substanzen während der Schwangerschaft grundsätzlich zu meiden, sollten Sie Ihre Sucht oder Ihre Gewohnheit sofort überwinden und sie unter Kontrolle bringen, bevor Sie versuchen, schwanger zu werden. Konsultieren Sie Ihren Arzt oder suchen Sie Hilfe bei den Stellen, die im Anhang dieses Buches angegeben sind.

Wenn Sie regelmäßig koffeinhaltige Getränke konsumieren, sollten Sie Ihren Konsum schon vor der Schwangerschaft reduzieren, weil Sie Ihren Kaffeekonsum während der Schwangerschaft auf eine oder zwei Tassen Kaffee pro Tag beschränken sollten, und weil hohe Koffeinkonzentrationen Ihre Fruchtbarkeit reduzieren könnten. Ungesunde Essgewohnheiten, auch wenn sie nicht als eine Sucht erscheinen mögen, können ebenso schwierig zu überwinden sein. Deshalb ist es ratsam, die Ernährung im Voraus zu verbessern, sich vorsorglich an den Genuss gesünderer Lebensmittel zu gewöhnen und zugleich nährstoffarme Kalorienbomben, wie gesüßte und fetthaltige Lebensmittel, zu reduzieren.

Bringen Sie gesundheitliche Probleme unter Kontrolle

Der Umgang mit bestimmten medizinischen Problemen kann während einer Schwangerschaft besonders schwierig sein. In Kapitel 5 werden wir darlegen, dass bestimmte Medikamente gefährlich sind oder unbekannte Risiken für die Schwangerschaft bergen. Je besser Ihre gesundheitliche Verfassung während der Schwangerschaft ist, desto geringer ist der Bedarf an Medikamenten oder das Risiko weiterer Beschwerden und medizinischer Eingriffe in der Zeit der Schwangerschaft.

Wenn Sie im Voraus mit Ihrem Arzt besprechen, wie Sie sich bei möglichen Beschwerden verhalten sollten, können Sie gesundheitlichen Problemen vorbeugen, die eventuell während der Schwangerschaft auf Sie zukommen. Stoffwechselbeschwerden - wie Diabetes, hoher Cholesterinspiegel, Bluthochdruck und Fettleibigkeit - können sich wegen der hormonellen Veränderungen, die während einer Schwangerschaft in Ihrem Körper ablaufen, weiter verschlimmern. Bei manchen Frauen treten gewisse stoffwechselbedingte Beschwerden sogar nur während der Schwangerschaft auf, wie z.B. schwangerschaftsbedingter Diabetes und schwangerschaftsbedingter Bluthochdruck (Präeklampsie / Schwangerschaftstoxikose). Eine gesunde Ernährung trägt dazu bei, diese Probleme zu vermeiden oder den Umgang mit ihnen zu erleichtern.

Wie Sie durch gesunde Ernährung Ihre Fruchtbarkeit verbessern

Manche Frauen werden ohne Schwierigkeiten schwanger; andere haben Probleme damit. Die Gründe, weshalb manche Paare sehr fruchtbar sind und andere nicht, sind nicht vollständig erforscht.

Man vermutet, dass 15 bis 20 Prozent aller Paare in den Vereinigten Staaten Probleme mit ihrer Fruchtbarkeit haben, wobei die Raten bei älteren Paaren höher liegen. Die Ursachen der Unfruchtbarkeit sind ziemlich gleichmäßig verteilt: In einem Drittel der Fälle können sie der Frau zugeordnet werden, in einem Drittel der Fälle dem Mann und in einem Drittel der Fälle einer Kombination von Faktoren auf beiden Seiten. In rund 80 Prozent der Fälle kann die Unfruchtbarkeit auf eine bestimmte Ursache zurückgeführt werden.

Das Stein-Leventhal-Syndrom

Das Stein-Leventhal-Syndrom - oder Polycystic Ovary Syndrome (PCOS) - betrifft 5 bis 10 Prozent aller Frauen im gebärfähigen Alter. Frauen, die von PCOS betroffen sind, leiden unter vielfältigen hormonellen Schwankungen, einschließlich eines hohen Anteils an männlichen Hormonen. Das kann Akne, verstärkten Haarwuchs, Gewichtszunahme, unregelmäßige Perioden und Unfruchtbarkeit zur Folge haben. Das größte gesundheitliche Risiko besteht in einer langfristigen Neigung zu Insulinresistenz, wobei der Körper auf das Hormon Insulin nicht mehr reagiert, das normalerweise dazu beiträgt, beim Essen den Blutzuckerspiegel zu regulieren. Bei Insulinresistenz bauen sich sowohl der Blutzuckerspiegel, als auch die Insulinkonzentration im Blut gleichzeitig auf.

Achtzig Prozent der Frauen, die von PCOS betroffen sind, sind übergewichtig - oft mit einer apfelförmigen Körperform, wobei sich das Körpergewicht im Unterleib konzentriert. Abnehmen ist der sicherste Weg, die Auswirkungen von PCOS zu mildern; aber leider haben es Frauen, die unter PCOS leiden, oft besonders schwer, ihr Gewicht zu reduzieren. Während der Schwangerschaft erhöht PCOS das Risiko einer Fehlgeburt, von schwangerschaftsbedingtem Diabetes, von Bluthochdruck und einer Frühgeburt. Wenn Sie unter PCOS leiden, sollten Sie Ihr Gewicht etwas reduzieren: Das verbessert Ihre Fruchtbarkeit und erhöht Ihre Chancen auf eine gesunde Schwangerschaft, weil es Ihre gesundheitliche Verfassung verbessert.

PCOS kann behandelt werden. Anti-Baby-Pillen können helfen, die Menstruationszyklen zu regulieren, Akne zu mildern und den Anteil männlicher Hormone zu senken, aber sie können die Ursache nicht beseitigen und müssen selbstverständlich abgesetzt werden, wenn Sie ein Kind zeugen möchten. Das Diabetes-Medikament Metformin kann dazu beitragen, den Insulinhaushalt zu regulieren und die Produktion von Testosteron zu senken, was hilft, die Menstruationszyklen zu regulieren. Die Sicherheitsrisiken einer Metforminbehandlung während der Schwangerschaft werden derzeit noch untersucht. Wenn Sie von PCOS betroffen sind, sollten Sie im Interesse einer erfolgreichen Schwangerschaft vorher schon durch allmähliche Gewichtsreduktion und eventuell durch Medikamente Ihre gesundheitliche Verfassung verbessern. Lassen Sie sich von Ihrem Arzt beraten, um die beste Behandlungsmöglichkeit für Ihre besondere Situation zu finden.

Seit Tausenden von Jahren spekulieren Menschen über die Rolle, die Lebensmittel für die Fruchtbarkeit spielen könnten; oft glaubten sie, dass bestimmte Lebensmittel die Männer potenter machen oder die Empfänglichkeit der Frau erhöhen könnten. Bei keinem einzigen bestimmten Nahrungsmittel konnte man bisher feststellen, dass es bei der Zeugung hilft, und die meisten dieser Vorstellungen sind wahrscheinlich bloße Legenden. Trotzdem kann die Ernährung insgesamt durchaus eine Rolle für die Fruchtbarkeit spielen, denn:

- Ihr Körpergewicht spielt eine wichtige Rolle für Ihre Fruchtbarkeit.
- Eine ausgewogene Ernährung ist für Ihre gesundheitliche Verfassung und für Ihre Fruchtbarkeit insgesamt förderlich.

Körpergewicht und Fruchtbarkeit

Zu geringes oder zu hohes Körpergewicht kann Ihre Fruchtbarkeit beeinträchtigen. Ihr Körper muss ein Gleichgewicht halten: Sie nehmen in der Form von Lebensmitteln Energie in Ihren Körper auf - und Sie verbrennen Energie durch körperliche Aktivitäten und die tägliche Versorgung von Körperorganen und Gewebe. Wenn Sie ständig mehr einnehmen, als Sie verbrauchen, bauen sich die Überschüsse - auch bei geringer Kalorienzahl - allmählich in der Form von Gewichtszunahme auf. Umgekehrt gilt: Wenn Sie sehr aktiv sind, aber Ihre Nahrungsaufnahme begrenzen, wird Ihr Körpergewicht allmählich abnehmen. Die Systeme, die Ihren Energiehaushalt steuern, werden insgesamt als das Stoffwechselsystem bezeichnet.

Die Gesundheit Ihres Stoffwechselsystems ist untrennbar verbunden mit der Gesundheit Ihrer reproduktiven Funktionen und mit Ihrer Fähigkeit, ein werdendes Leben aufzubauen. Die Fruchtbarkeit einer Frau reagiert hochempfindlich auf den Energiehaushalt ihres Körpers und die Gesundheit ihres Stoffwechselsystems. Die Fortpflanzungsfunktionen einer Frau „hören" auf Signale aus ihrem Stoffwechselsystem, die in der Form von Hormonen übertragen werden. Wenn der Stoffwechselhaushalt unter irgendwelchen Gesichtspunkten nicht normal funktioniert, können die hormonellen Veränderungen, die daraus folgen, ihre Fruchtbarkeit - und schließlich auch den Verlauf ihrer Schwangerschaft - beeinträchtigen, weil das Stoffwechselsystem einer Frau bestimmt, wie die Nährstoffe an ihr Baby abgegeben werden.

Frauen, die zu wenig Energie aufnehmen, haben eine eingeschränkte Fruchtbarkeit. Ein Baby auszutragen bedeutet eine entscheidende Investition - schätzungsweise 80.000 Kalorien insgesamt. Aber das reproduktive System einer Frau ist ein vorsichtiger Investor: Es investiert nicht in eine Schwangerschaft, wenn nicht eine gute Erfolgsaussicht besteht. Um zu beweisen, dass sie die Fähigkeit hat, einen Embryo zu ernähren, muss eine Frau schon ein gewisses Maß an Fettgewebe als Reserve aufgebaut haben. Betrachten Sie das als eine „Anzahlung" für Ihr Baby. Wenn eine Frau zu wenig Fettgewebe gespeichert hat (in der Regel weniger als 25 Prozent ihres gesamten Körpergewichts), kommen ihre Perioden unregelmäßig, wodurch es schwieriger wird, schwanger zu werden. Bei einem Körperfettanteil von unter 17 Prozent kann ihre Periode vollständig ausbleiben. Diesen Zustand nennt man Amenorrhoe.

Wenn Sie sehr schlank sind, wenn Sie viel Sport treiben, wenn Sie schnell an Gewicht verlieren oder unter einer Essstörung leiden, wie Anorexie oder Bulimia nervosa, besteht die Gefahr, dass Sie nicht genügend Energie gespeichert haben, um ein Baby zu versorgen. Wenn Ihre Perioden unregelmäßig sind, können Sie Ihre monatliche Regel wieder herstellen, indem Sie nach und nach eine kleine Menge Fettgewebe aufbauen. Ihr Arzt oder eine anerkannte Ernährungsfachkraft kann Ihnen helfen, ein gesünderes Gewicht zu erreichen und zugleich eine ausgewogene Diät mit vielen nahrhaften Lebensmitteln zu befolgen.

Das Gleichgewicht zwischen dem Stoffwechselsystem und den reproduktiven Funktionen kann auch dadurch aus dem Gleichgewicht geraten, dass Sie zu viel überschüssige Energie in der Form von zusätzlichem Fettgewebe aufbauen. Frauen, die übergewichtig oder fettleibig sind, können unter unregelmäßigen Perioden, einer Beeinträchtigung der Fruchtbarkeit und anderen Problemen im Zusammenhang mit der Fortpflanzung leiden. Wenn Sie übergewichtig oder fettleibig sind, können Sie in vielen Fällen regelmäßige Menstruationszyklen wiederherstellen und Ihre Chancen auf eine Empfängnis verbessern, indem Sie Ihr Körpergewicht um rund 10 Prozent reduzieren. Das trägt außerdem dazu bei, die gesundheitliche Verfassung Ihres Kindes zu verbessern, wie wir bereits dargelegt haben.

Ernährung und Fruchtbarkeit

Obwohl man bislang keinem einzelnen Lebensmittel nachweisen konnte, dass es die Fruchtbarkeit verbessert, trägt eine ausgewogene Ernährung durch nährstoffreiche Lebensmittel zur Verbesserung Ihrer Fruchtbarkeit und Ihres gesundheitlichen Gesamtzustandes bei. Leider gibt es wenige Belege dafür, wie die Ernährung und andere Lebensgewohnheiten die Fruchtbarkeit beeinflussen - die meisten Empfehlungen sind auf begrenzte Studien oder Einzelfälle gegründet.

Lebensgewohnheiten, die mit einer Beeinträchtigung der Fruchtbarkeit in Verbindung gebracht werden konnten, sind Rauchen, mäßiger bis starker Alkoholkonsum und mäßiger bis starker Koffeinkonsum. Das Problem ist, dass diese Gewohnheiten in der Regel gemeinsam von denselben Personen gepflegt werden, so dass es schwierig ist, die Auswirkungen jeder einzelnen zu unterscheiden. Studien haben aber belegt, dass Paare, bei denen die Frau Zigaretten raucht, regelmäßig mehr Zeit brauchen, um ein Kind zu zeugen. Die meisten umfangreicheren Untersuchungen über die Auswirkungen des Koffeinkonsums auf die Fruchtbarkeit haben ergeben, dass die Fruchtbarkeit einer Frau beeinträchtigt wird, wenn ihr Koffeinkonsum 250 Milligramm pro Tag überschreitet; das sind rund zwei Tassen Bohnenkaffee. Die Auswirkung von Koffein bei einzelnen Personen ist sehr moderat, aber wenn man bedenkt, dass 20 Prozent der Amerikaner mehr als 300 Milligramm Koffein pro Tag konsumieren, könnten auch diese geringfügigen Auswirkungen im Hinblick auf die Gesamtbevölkerung durchaus statistisch relevante Auswirkungen haben. Eine Untersuchung von 430 dänischen Paaren hat ergeben, dass ein Zusammenhang zwischen dem Konsum von vier alkoholischen Drinks pro Woche und einer verspäteten Empfängnis besteht; und eine Studie an fast 5.000 Frauen hat einen Zusammenhang zwischen dem Konsum von mehr als acht Drinks pro Woche und Unfruchtbarkeit als Folge ausbleibenden Eisprungs ergeben. Eine andere großangelegte epidemiologische Studie konnte hingegen keinen Zusammenhang zwischen Alkoholkonsum und Fruchtbarkeit belegen; deshalb ist die Auswirkung des Alkoholkonsums noch immer unklar.

Da Rauchen, Alkoholkonsum und starker Koffeinkonsum während der Schwangerschaft potenziell gefährlich sind, liefert der Zusammenhang zwischen diesen Gewohnheiten und der Fruchtbarkeit lediglich einen weiteren Grund dafür, diese Gewohnheiten schon vor der Schwangerschaft einzuschränken.

Man hat befürchtet, dass manche Nahrungsmittel die Fruchtbarkeit beeinträchtigen könnten, indem sie die Hormonproduktion beeinflussen. Zahlreiche Studien haben ergeben, dass Vegetarierinnen geringfügig niedrigere Anteile an Östrogen haben, vielleicht, weil ihre Ernährung weniger Fett enthält oder weil gewisse Bestandteile von Sojaprodukten, die Phytoöstrogene, das natürliche Östrogen im Körper ersetzen. Ein niedrigerer Östrogenspiegel kann zu einer Beeinträchtigung der Fruchtbarkeit bei Vegetarierinnen führen; dasselbe gilt für einen Mangel an Nährstoffen.

Ernährung und Fruchtbarkeit bei Männern

Traditionell hat man sehr oft auf der Seite der Frau die Ursache für die Unfruchtbarkeit eines Paares gesehen, aber heute wissen wir, dass die möglichen Ursachen von Unfruchtbarkeit gleichermaßen auf Männer und Frauen verteilt sind. Man geht davon aus, dass die Fruchtbarkeit bei Männern insgesamt zurückgeht; so haben Untersuchungen ergeben, dass Samenmengen weltweit zurückgehen. Es wird spekuliert, dass Umwelteinflüsse, wie z.B. Umweltgifte und Pestizide, die Ursache sind, aber niemand weiß es genau.

Lebensgewohnheiten, einschließlich einer ausgewogenen Ernährung, könnten auch bei Männern einen Einfluss auf die Fruchtbarkeit haben. Verstreute Untersuchungen haben die Auswirkungen von Vitaminen und Mineralien auf die männliche Fruchtbarkeit untersucht – einschließlich Zink, Magnesium, Vitamin C, Vitamin E, Vitamin D, Selen und Vitamin B_{12}. Keine dieser Studien konnte eindeutig einen bestimmten Faktor aufweisen, der die Fruchtbarkeit bei Männern begünstigt. Aber insgesamt deuten sie darauf hin, dass eine ausgewogene Ernährung, die viele wichtige Nährstoffe umfasst, durchaus einen Unterschied machen könnte. Auch Männer können ihre eigenen Schritte unternehmen, um sich auf eine Zeugung vorzubereiten:

- Ernähren Sie sich ausgewogen und sorgen Sie dafür, dass Ihr Speiseplan Vitamine und Mineralien enthält, einschließlich großer Mengen an Obst und Gemüse, Hülsenfrüchten, Vollkornprodukten und magerem Fleisch.
- Befolgen Sie die Ratschläge, die in Kapitel 4 dieses Buches gegeben werden, um Ihre Versorgung mit gesunden Fettsorten zu verbessern und zugleich Ihren Konsum ungesunder gesättigter Fette und Trans-Fette zu senken, die Ihre Samenmenge reduzieren könnten.
- Nehmen Sie täglich einen Multivitamin- / Multimineral-Lebensmittelzusatz ein, um mögliche Defizite auszugleichen. Aber übertreiben Sie es nicht: Exzessive Dosierungen einzelner Nährstoffe tragen nichts zu Ihrer Fruchtbarkeit bei und können sogar gesundheitsschädlich sein.
- Nehmen Sie einige gesunde Gewohnheiten an: Geben Sie z.B. das Rauchen auf, reduzieren Sie Ihren Alkoholkonsum, versuchen Sie, Ihre Stress-Levels sinnvoll zu managen, und bleiben Sie körperlich aktiv.

Eine Untersuchung der Bundesregierung der USA hat ergeben, dass extrem fettarme Diäten bei Frauen zu ausgedehnteren Menstruationszyklen und längeren Perioden führen, was möglicherweise ihre Fruchtbarkeit beeinträchtigen könnte. Es ist bislang nicht bekannt, wie sich bestimmte Diäten jeweils auf die Fruchtbarkeit auswirken, aber es ist in jedem Fall ratsam, jegliche Diät zu vermeiden, die erfordert, auf irgendwelche wesentlichen Nahrungsbestandteile einer ausgewogenen Ernährung zu verzichten. Das betrifft Diäten, die speziell für die Gewichtsreduktion konzipiert und auf einen sehr niedrigen Fettanteil, auf einen sehr hohen Proteinanteil oder auf einen sehr niedrigen Kohlenhydratanteil ausgerichtet sind.

Obwohl eine ausgewogene Ernährung einen wichtigen Beitrag zu Ihrer Gesundheit und Fruchtbarkeit leistet, bildet die Ernährung nur einen Aspekt der Fruchtbarkeitsproblematik. Wie ich bereits gesagt habe, kann die Mehrheit der Fruchtbarkeitsprobleme auf eine bestimmte Ursache zurückgeführt werden, und manche davon können medizinisch behandelt werden. Falls Sie und Ihr Partner sich Sorgen um Ihre Fruchtbarkeit machen, sollten Sie Ihren Arzt aufsuchen.

Vorbereitung auf eine Schwangerschaft - Zusammenfassung

Obwohl viele Frauen vollkommen gesunde ungeplante Schwangerschaften haben, lohnt es sich auf jeden Fall, im Voraus zu planen: So haben Sie eine bessere Chance, Ihre Schwangerschaft bei bestmöglicher gesundheitlicher Verfassung zu beginnen und werden es leichter haben, sich an Ihre Schwangerschaft anzupassen. Betrachten Sie diese Zeit - egal, ob es sich um Wochen, Monate oder Jahre handelt - als einen „Vorbereitungskurs" für Ihre Schwangerschaft. Ich ermutige Sie, das gesamte Buch zu lesen, um alles darüber zu lernen, was Sie tun können, damit Sie die Zeit Ihrer Schwangerschaft bei bester gesundheitlicher Verfassung verbringen. Dann können Sie allmählich entscheiden, welche Veränderungen Sie herbeiführen sollten.

Die folgende Checkliste (die ich aus dem Informationsmaterial für die Patienten des Brigham and Women's Hospital Department of Nutrition übernommen habe) wird Ihnen helfen, herauszufinden, ob Ihre Ernährungsgewohnheiten Sie bereits hinreichend auf eine Schwangerschaft vorbereitet haben. Wenn Sie allen Aussagen zustimmen können, sind Sie bereits auf dem richtigen Weg:

- Ich halte ein gesundes Gewicht - entweder im „normalen" Bereich der BMI-Tabelle oder so nah, wie ich an diesem Wert kommen kann, ohne Mangelerscheinungen zu riskieren. Mein Gewicht verändert sich nicht allzu sehr. Ich esse weder zu viel, noch bin ich auf Diät.

- Ich habe täglich einen Folsäure-Nahrungszusatz eingenommen - entweder isoliert, oder im Rahmen einer täglichen Dosis eines pränatalen Multivitaminpräparates.
- Ich esse täglich eine Vielfalt nahrhafter Lebensmittel. Den größten Teil meines Speiseplans bilden Gemüse, Obst, Vollkornprodukte, Hülsenfrüchte, fettarme oder fettfreie Milchprodukte, mageres Fleisch, Geflügel und Fisch.
- Ich bevorzuge gesunde ungesättigte Fette gegenüber gesättigten Fetten und meide Produkte, die Trans-Fette enthalten.
- Ich konsumiere Süßigkeiten in mäßigen Mengen und reduziere gesüßte Speisen und Getränke sowie Raffinade-Getreideprodukte.
- Ich habe meinen Koffeinkonsum eingeschränkt; ich trinke keine alkoholischen Getränke (mehr), rauche nicht und nehme keine Rauschgifte.
- Ich habe mich von meinem Arzt in Fragen der Schwangerschaft beraten lassen und geklärt, wie ich mit bestehenden medizinischen Problemen umgehen muss.

2

Wie eine Schwangerschaft abläuft

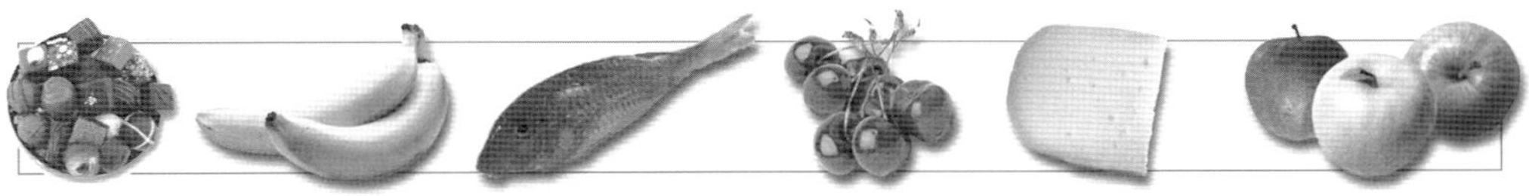

Schwangerschaft ist gewiss der erstaunlichste Vorgang, den der menschliche Körper vollziehen kann. Dass der Körper einer Frau die Entwicklung eines anderen menschlichen Wesens aus einer einzigen Zelle bis zu einem neugeborenen Baby begleiten und versorgen kann, ist ein wahres Wunder. Wir verstehen noch immer nicht alle Schwierigkeiten einer Schwangerschaft - weder im Hinblick auf die Entwicklung des Embryos, noch auf die Fähigkeit der Mutter, sich an die Entwicklung des Fötus anzupassen und ihn zu versorgen.

Ratschläge zur Schwangerschaft können schnell zu einer langweiligen Liste von Erledingungen und Anweisungen ausarten: Tu dies, aber nicht jenes; iss dies, aber meide jenes. Das kann bisweilen sehr trocken sein und scheint nur wenig mit den merkwürdigen und erstaunlichen Ereignissen zu tun zu haben, die sich in Ihrem Körper entfalten. Das Ziel dieses Buches besteht nicht darin, Ihnen einfach nur zu sagen, was Sie tun sollten; ich möchte Ihnen vor allem helfen zu verstehen, was in Ihrem Körper geschieht und weshalb Ernährung während der Schwangerschaft so wichtig ist. Dadurch hoffe ich, dass ich mein Anliegen mit mehr Nachdruck und Überzeugungskraft darstellen kann, als wenn ich einfach nur die Dinge aufzähle, die zu beachten sind. Und vor allem hoffe ich, dass ich Ihr natürliches Bedürfnis befriedigen kann, mehr über Ihre Schwangerschaft zu erfahren.

Voraussetzungen für eine erfolgreiche Zeugung und Schwangerschaft

Im Verlauf einer Schwangerschaft wächst und reift eine einzige Zelle zu einem menschlichen Baby heran. Die vielen komplexen Prozesse, die stattfinden müssen, um diese Aufgabe zu erfüllen, sind im genetischen Material des Babys bereits vorprogrammiert: Die DNA enthält die grundlegenden Anweisungen für die Zellteilung, für die Bildung der unterschiedlichen Gewebearten und der Organe, die aus diesen später jeweils entstehen, für die Zuweisung der verschiedenen Körperteile an ihre jeweiligen Positionen, für die Bildung von komplexen Netzwerken, die Blut, Sauerstoff, Nervenimpulse und Hormone durch den ganzen Körper transportieren, und für die Entwicklung eines Gehirns, das in der Lage sein wird, nach der Geburt in kürzester Zeit die Umgebung auszukundschaften und eine Fülle neuer Informationen zu verarbeiten.

Aber ohne die Nährstoffbausteine, die notwendig sind, um den menschlichen Körper aufzubauen, sind die genetischen Informationen wertlos. Obwohl die Gene einen entscheidenden Beitrag zur Entwicklung des Organismus leisten, sind sie nicht der einzige Faktor, der über die Entwicklung des Embryos bestimmt. Der Aufbau eines Babys aus einer einzigen Zelle erfordert das Arrangement einer gewaltigen Menge Energie, Nährstoffe und Ressourcen, die alle durch den Körper der Mutter bereitgestellt werden müssen. Außerdem müssen die Rahmenbedingungen stimmen: Die Entwicklung des Embryos erfordert eine geschützte Umgebung - frei von Giftstoffen und anderen gesundheitlichen Gefährdungen. Zu jedem Zeitpunkt während der Schwangerschaft hängt die Gesundheit eines Babys von der gesundheitlichen Verfassung der Mutter und von der Qualität ihrer Ernährung ab.

Ihr Körper bietet eine stetige Versorgung mit Nährstoffen - Kohlenhydrate in der Form von Glukose als Energie, Proteine und Fette als Bausteine für den Körperbau und Vitamine und Mineralien für den Vollzug der entscheidenden Abläufe in den Körperzellen. Alle Bausteine, die erforderlich sind, um den Körper eines Babys aufzubauen, stammen aus dem Körper der Mutter. Einige davon können aus Reserven stammen, die Ihr Körper bereits aufgebaut hat - aus Energiereserven und Stoffen, die in Ihrem Gewebe eingelagert sind. Die meisten Nährstoffe, die Sie an Ihr Baby weitergeben, stammen jedoch direkt aus den Stoffen, die in Ihrem Blut zirkulieren. Die Zusammensetzung Ihres Blutes aber variiert in Abhängigkeit davon, was Sie von Tag zu Tag jeweils zu sich nehmen. Deshalb müssen Frauen während der Schwangerschaft erhebliche Veränderungen an ihrem Speiseplan vornehmen: Sie wählen nicht nur Nahrungsmittel aus, um den Hunger zu stillen, um gesund zu bleiben oder um das Essen zu genießen. Sie müssen auch die Grundstoffe auswählen, aus denen das werdende Leben sich bildet.

In der frühen Phase seiner Entwicklung in der Gebärmutter teilen sich die Zellen des Embryos in sehr kurzen Zeitabschnitten und bilden den Entwurf für die spätere Entwicklung: Sie bilden zunächst den grundlegenden Umriss für alle organischen Systeme des Körpers. Später beginnen die Zellen, aus denen diese Organe sich bilden werden, sich zu vergrößern, wodurch der Embryo insgesamt wächst. Im zweiten und dritten Trimester erreicht das Wachstum sein heftigstes Tempo, wenn die schon bestehenden Strukturen aufgefüllt werden und sich zu einem ausgewachsenen Körper ausbilden.

Informationen über die Schwangerschaft beziehen sich meist entweder auf die Mutter oder auf das Kind. Wahrscheinlich haben Sie bereits Zeichnungen der einzelnen Phasen in der Entwicklung des Embryos gesehen; und gewiss haben Sie auch schon von den Veränderungen gehört, die sich im Verlauf Ihrer Schwangerschaft in Ihrem Körper vollziehen. Man kann sehr leicht die Tatsache aus dem Blick verlieren, dass sich eine Schwangerschaft im Wesentlichen in wechselseitiger Abhängigkeit zwischen zwei Lebewesen abspielt: einer Frau und ihrem entstehenden Baby. Der Körper einer Frau ist nicht nur ein passiver Empfänger eines Embryos: In jeder einzelnen Entwicklungsphase vollzieht sich die Schwangerschaft als eine kontinuierliche Folge aus komplexen Interaktionen zwischen dem Körper einer Frau und ihrem Baby. Diese Beziehung zwischen Mutter und Kind ist die Grundlage für das Verständnis der Bedeutung der Ernährung während der Schwangerschaft. Die Tabelle 2.1 zeigt, wie sich der Körper Ihres Babys im Verlauf der Schwangerschaft verändert. Die Entwicklung Ihres Babys - und die Veränderungen in Ihrem Körper - werden im nächsten Abschnitt genauer dargestellt.

Das erste Trimester: Wie die Fundamente des werdenden Lebens entstehen

In den ersten paar Wochen werden Sie wahrscheinlich von Ihrer Schwangerschaft noch gar nichts wissen. Ihr Baby beginnt seine Reise als eine einzelne Zelle, die man als „Zygote" bezeichnet; das ist griechisch und bedeutet „gepaart". Diese Zelle folgt aus der Vereinigung eines Spermiums und einer Eizelle. Rund dreißig Stunden nach ihrer Bildung teilt sich die Zygote und bildet zwei Zellen, wo vorher nur eine war. Diese beiden Zellen teilen sich wieder und bilden vier; aus vier werden acht. Nach einer Reihe solcher Teilungen besteht die Blastozyste, wie sie nun genannt wird, aus rund hundert Zellen und ist bereits von ihrem Ursprung im Eileiter in Ihre Gebärmutter gewandert.

In dieser Zeit hängt die Ernährung dieses Zellklumpens von einer Flüssigkeit ab, die die Gebärmutter der Frau enthält. Aber schon bald muss der Embryo eine direktere Verbindung zu seiner Mutter aufbauen, um zu überleben. An diesem Punkt teilt sich die Blastozyste in unterschiedliche Lagen auf. Ein innerer Zellklumpen wird sich später zu einem Baby entwickeln. Eine dünne Haut aus Zellen, die sich um die Außenseite legt, entwickelt sich später zur Plazenta, die eine direkte Verbindung zwischen Ihrem Blutkreislauf und dem Ihres Kindes bildet. Auch in den frühen Phasen dieser Entwicklung haben die Nährstoffe, die in Ihrem Körper verfügbar sind, eine Auswirkung auf die gesundheitliche Verfassung Ihres Babys.

Schon wenige Tage nach der Befruchtung heftet sich die winzige Blastozyste an die Wände der Gebärmutter und nistet sich dort ein - tatsächlich dringt sie förmlich in das Gewebe der Mutter ein und gräbt sich dort einen winzigen Schutzraum. Die äußere Zellschicht, die sich um die Blastozyste legt, bildet feine Äste aus Zellgewebe aus, die sich zwischen die Gewebelagen der Gebärmutterwand schieben. Diese Gewebefasern schieben sich immer weiter durch das Gewebe der Mutter, bis sie auf ein Blutgefäß stoßen, wo sie Nährstoffe aus dem Blutkreislauf aufnehmen. In der Zwischenzeit bildet sich ein Hohlraum zwischen den inneren Zellen der Blastozyste (aus denen sich später das Baby bildet) und der äußeren Lage; dieser Hohlraum, die Fruchtblase, umschließt bald schon den gesamten Embryo und füllt sich dann mit einer Flüssigkeit. Zu diesem Zeitpunkt ist das Baby nur noch durch seine Nabelschnur mit seiner Umwelt verbunden, die zwei Arterien und eine Vene enthält, die mit der Plazenta, dem Mutterkuchen, verbunden sind.

Unterdessen verändert sich die Gebärmutterwand; das Gewebe schwillt auf und füllt sich mit Nährstoffen für den Embryo. Die Gebärmutterschleimhaut, die Decidua, wird Ihre Seite der Plazenta bilden; es handelt sich dabei um eine große Gewebemasse, die als Nabelpunkt für den Austausch von Nährstoffen und Ausscheidungen zwischen Ihnen und Ihrem Baby dient. Ungefähr um diese Zeit bleibt Ihre Periode aus und Sie werden die frühesten Anzeichen einer Schwangerschaft erkennen, z.B. weiche Brüste.

Tabelle 2.1 Die Entwicklung Ihres Babys

Alter (in Wochen)	Länge	Neue Entwicklungen	Körpergestalt
1	0,1 mm	Die Blastozyste nistet sich in der Gebärmutterwand ein	
3	1,0 mm	Erste Ansätze des Rückenmarks und der Eingeweide werden gebildet	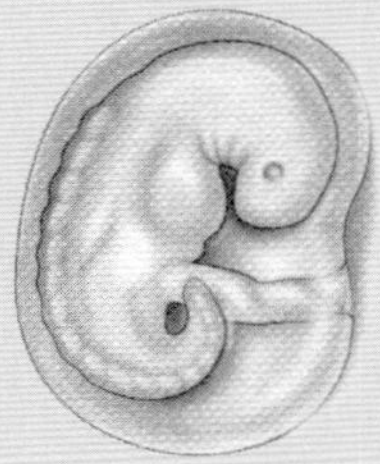
4-5	2,0 - 3,0 mm	Arme und Beinknospen bilden sich	

6	1,5 cm	Der Herzschlag kann durch Ultraschall festgestellt werden	
8	3,7 cm*	Die Augenlider und Gehörkanäle bilden sich; der Kopf wölbt sich aus; Muskeln wachsen, kleine Bewegungen werden möglich	
12	8,8 cm*	Der Körper ist in die Länge gewachsen; das Geschlecht kann von außen bestimmt werden; Haare und Nägel wachsen	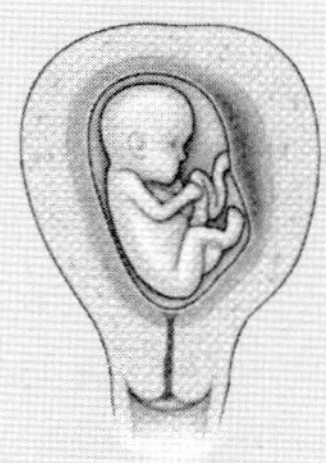
16	14,0 cm*	Der Kopf richtet sich auf; die unteren Glieder werden stärker ausgebildet; Bewegungen werden wahrnehmbar	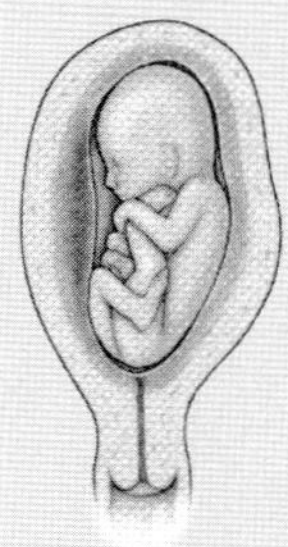
24	32,0 cm	Der Körper ist länger, aber sehr schlank; die Alveoli (Luftsäcke) in den Lungen werden gebildet	
28	38,5 cm	Das Gehirn bildet seine charakteristischen Windungen; die Augenlider öffnen sich; bei Jungen bilden sich die Hoden	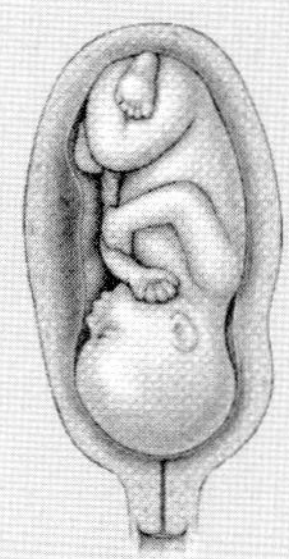
32	43,5 cm	Der Körper setzt Fettgewebe an; Fußnägel beginnen zu wachsen	

36	47,5 cm	Fingernägel sind gewachsen; der Körper ist plump
38	50,0 cm	Gehirnzellen werden effizienter; der Brustbereich bildet sich heraus

* Im frühen Stadium werden fötale Maße von der Oberseite des Kopfes bis zum Rumpf gemessen, weil die Beine nicht ausreichend weit entwickelt sind, um akkurat von Kopf bis Fuß zu messen

Die Zeit zwischen der Einnistung in die Gebärmutterwand und der achten Woche nach der Befruchtung wird als embryonale Phase bezeichnet. In dieser Zeit werden die Grundlagen für das spätere Wachstum gelegt: Die Zellen beginnen, unterschiedliche Gewebe auszubilden, aus denen dann die unterschiedlichen Organe entstehen. Der Embryo, der bis dahin hauptsächlich auf die ihn umgebenden Flüssigkeiten und Gewebe angewiesen gewesen war, wird nun von der knospenden Plazenta versorgt, die aus Ihren Zellen und denen Ihres Babys gebildet wird.

In der vierten Woche ist der Embryo ein C-förmiger Zylinder. Das Nervensystem ist das erste System, das sich entwickelt; und die Region, aus der sich das Gehirn bildet, beginnt zu wachsen. In dieser Woche beginnt auch das Herz zu schlagen, und Arm- und Beinknospen werden gebildet. Die Zellen des Embryos haben sich in drei Lagen aufgeteilt: eine innere Lage, aus der sich die inneren Organe bilden werden, wie Leber, Lungen, Gedärme, Magen und Harntrakt; die mittleren Lagen bilden das Herz, Blutgefäße, Knochen, Muskeln und Fortpflanzungsorgane; und aus der äußeren Schicht bilden sich das Nervensystem und die Haut. In den folgenden Wochen beginnt der Embryo, der noch immer nur ein paar Zentimeter lang ist, einen sichtbaren Kopf mit einem Kiefer und Gesichtszügen auszubilden; ferner bilden sich Gliedmaßen mit Fingern (die noch durch Häute verbunden sind) und Zehenknospen.

Am Ende der achten Woche wird der Embryo als Fötus bezeichnet. Alle seine wesentlichen Organe, Körpersysteme und äußeren Merkmale haben zumindest begonnen, sich zu bilden, aber sie haben noch einen langen Weg des Wachstums und der Reife vor sich. Bis dahin war das Wachstum relativ langsam vorangeschritten, weil zunächst noch der Grundriss des Körpers gebildet wurde. Von Kopf bis Fuß misst Ihr Baby noch immer nur wenige Zentimeter. Nach zwei Monaten setzt das Wachstum ein, und die Ernährung der Mutter wird wichtig, um dieses Wachstum zu unterstützen. Allmählich werden auch Zähne und Fingernägel gebildet, und die Arme wachsen auf ihre endgültigen Proportionen an. Nach zwölf Wochen sind die äußeren Genitalien sichtbar, so dass sich das Geschlecht des Babys bestimmen lässt.

Ihr Körper im ersten Trimester

Im Lauf der ersten drei Monate der Schwangerschaft durchläuft Ihr Körper radikale Veränderungen, um sich an das neue Leben anzupassen, das nun in ihm heranwächst.

Obwohl die späteren Phasen der Schwangerschaft für die Außenwelt dramatischer erscheinen, werden die ersten Monate für Sie selbst sehr wahrscheinlich die größten Veränderungen mit sich bringen. Stellen Sie sich vor, dass Ihr Körper, mit allen seinen Zellen, seinem Gewebe und seinen Organen wie eine Stadt organisiert ist. Diese Stadt hat Systeme entwickelt, um Nachschub an Nahrung und Konsumgütern in jedes Viertel zu liefern und Abfälle und andere Produkte aus der Stadt herauszutransportieren. Jedes gegebene System hat sich entsprechend den jeweiligen Bedürfnissen der Bevölkerung entwickelt. Nun muss man sich vorstellen, dass die Bevölkerung dieser Stadt plötzlich um die Größe einer Kleinstadt angewachsen ist. Auf einen Schlag müssen Transportsysteme umorganisiert werden, Straßen müssen gebaut werden, die Abwasserentsorgung muss ausgeweitet werden - große Veränderungen sind nötig, um die Organisation der Stadt an das zusätzliche Wachstum anzupassen. Im Verlauf der Schwangerschaft muss Ihr Körper eine ganz ähnliche Aufgabe erfüllen. Jedes System Ihres Körpers verändert sich, um das neue Leben zu versorgen, das nun in Ihnen heranwächst.

Die erstaunlichen Leistungen der Plazenta

Die Plazenta ist ein pfannkuchenförmiges Organ, das Nährstoffe von der Mutter zum Kind und Ausscheidungen vom Kind zur Mutter transportiert, damit diese aus ihrem Körper ausgeschieden werden können. Ihr Blut und das Ihres Babys geraten nicht unmittelbar in Kontakt - sogar winzige Sauerstoffmoleküle müssen fünf Lagen von Gewebe durchdringen, um den Blutkreislauf Ihres Babys zu erreichen. Obwohl Sie und Ihr Baby gleichermaßen Gewebe zur Bildung der Plazenta beisteuern, besteht diese hauptsächlich aus Zellen und Blutgefäßen, die in Ihrem Fötus entstanden sind. Die Plazenta enthält eine Fülle von winzigen Verästelungen aus Gewebe, die als Zotten bezeichnet werden, und die Blutgefäße enthalten; diese Zotten bilden insgesamt eine große Oberfläche für den Austausch von Nährstoffen. Das Wachstum der Plazenta erfordert zusätzliche Energie und Nährstoffe. Ab dem Beginn der Schwangerschaft wird sie vier Wochen lang immer dicker; dann dehnt sie sich allmählich weiter um das Baby herum aus und bedeckt schließlich rund ein Drittel der Oberfläche Ihrer Gebärmutter.

Die Plazenta ist weit mehr als nur ein passiver Transportweg. Ein heranwachsender Fötus hat seine besonderen Bedürfnisse – er nimmt die Nährstoffe von seiner Mutter nicht einfach so auf, wie sie eben jeweils kommen. Vielmehr koordiniert die Plazenta die Nährstoffversorgung: Sie stimmt die besonderen Bedürfnisse des Fötus mit dem Nährstoffangebot der Mutter ab.

Manche kleine Substanzen, wie Sauerstoff, Kohlendioxyd oder Salze, können die Gewebeschichten der Mutter und ihres Kindes problemlos durchdringen. Andere Nährstoffe, wie Glukose, Laktat und Aminosäuren – die wichtigsten Energielieferanten für das Wachstum des Fötus – müssen durch spezielle Leitungen durch die Zellmembranen hindurchgeschleust werden, und in manchen Fällen muss Energie aufgewendet werden, um sie hin- und zurück zu bewegen. Die Plazenta sendet auch Hormone aus, die Veränderungen in Ihrem gesamten Körper stimulieren. Sie trägt dazu bei, den Fötus vor bestimmten Infektionen zu schützen, und sie schützt den Fötus sogar vor Ihrem eigenen Immunsystem, das andernfalls versuchen könnte, den Fremdkörper anzugreifen. Außerdem fungiert die Plazenta sogar als eine Art „Heizung", die den Fötus warm hält.

Bei all diesen Aufgaben verbraucht die Plazenta eine große Menge Energie – mindestens die Hälfte der zusätzlichen Energie und des zusätzlichen Sauerstoffs, die Ihr Körper an den Uterus abgibt, werden von der Plazenta verbraucht! Der Mensch hätte niemals ein solch energieaufwendiges Organ entwickelt, wenn die Plazenta nicht eine außerordentlich wichtige Aufgabe erfüllte.

Alle Nährstoffe, die Sie an Ihr Baby weiterleiten, müssen zunächst durch die Plazenta hindurch. Deshalb hängt fötale Ernährung nicht nur davon ab, was Sie essen; sie hängt auch von einem guten Versorgungssystem ab. Nicht jeder Aspekt der fötalen Ernährung steht unter Ihrer Kontrolle. Die Größe und Effizienz der Plazenta spielen eine wichtige Rolle für das Gedeihen eines Fötus, und diese Eigenschaften werden weitgehend durch genetische Programme gesteuert. Gleichwohl gibt es Hinweise darauf, dass Ernährung und Körpergewicht einer Mutter das Wachstum der Plazenta beeinflussen. Eine der wichtigsten Fragen an die wissenschaftliche Forschung, die noch nicht beantwortet werden konnten, ist, in welchem Maß eine Frau die Ernährung eines Fötus durch ihr eigenes Verhalten steuern kann und in welchem Maß sich seine Versorgung ihrer Kontrolle entzieht.

Woher „weiß" Ihr Körper, welche Anpassungen er vornehmen muss? Die meisten Veränderungen werden durch Hormone ausgelöst: Das sind chemische Signale, die entweder lokal zwischen zwei Gewebeteilen ausgetauscht oder durch die Blutbahnen an weit entfernte Orte des Körpers geschickt werden. Die ersten Anzeichen einer Schwangerschaft sind die Folge des Hormons „humanes Choriongonadotropin" (hCG) - das ist das Hormon, das der Schwangerschaftstest erkennt -, sowie erhöhter Mengen der Hormone Östrogen und Progesteron.

Rund einen Monat nach der Befruchtung werden Sie wahrscheinlich die ersten Symptome bemerken - Übelkeit (die keineswegs nur morgens, sondern auch jederzeit tagsüber auftreten kann), Erbrechen, häufiger Harndrang und Veränderungen des Appetits. Mehrere Wochen nach der Befruchtung beginnt Ihr Blutvolumen zu steigen - vor allem die farblose Flüssigkeit, die man Plasma nennt, und die Ihre Blutzellen umgibt. Ihr Blutvolumen kann um ein Drittel bis die Hälfte seines normalen Volumens anwachsen, um das wachsende Baby und die Plazenta besser zu versorgen. Ihr Puls erhöht sich ebenfalls, da Ihr Herz eine größere Menge Blut pumpt, und sogar die Muskelmasse Ihres Herzens nimmt zu. Manche dieser Veränderungen können Schwindel oder Müdigkeit verursachen. Die dramatischen Veränderungen der Hormonlevels während der Schwangerschaft haben zur Folge, dass Ihre Stimmungslagen sich heftiger verändern. Ihre Brüste können anwachsen und sich weiterhin empfindlich oder gar kribbelig anfühlen; und Ihre Brustwarzen können eine dunklere Färbung annehmen.

Das zweite Trimester: Die Wachstumsphase des werdenden Lebens

Nachdem in der ersten Phase der Schwangerschaft der wesentliche Grundriss des Körpers des Babys gebildet wurde, ist das zweite Trimester hauptsächlich eine Zeit des Aufbaus.

Während des vierten Monats wird das Wachstum leicht gebremst, aber es beschleunigt sich bald wieder und schreitet schnell voran. Im fünften Monat verdoppelt sich die Körperlänge Ihres Babys, und im sechsten Monat erreicht es bereits 60 Prozent seiner Geburtslänge sowie 20 Prozent seines Geburtsgewichts. Dieses Wachstum wird vollständig durch Nährstoffe versorgt, die durch Ihre Plazenta aus Ihrem Blut in das Ihres Babys transportiert werden. Gleichzeitig werden die groben Umrisse, die sich im ersten Trimester gebildet haben, weiter ausgebildet. Allmählich werden die Gesichtszüge sichtbar; das weiche Skelett härtet sich, und die Muskeln bilden sich aus, so dass Ihr Baby sich allmählich selbstständig bewegen kann. Luftkanäle in den Lungen haben sich allmählich vollständig verzweigt und die Lungen bereiten sich darauf vor,

Sauerstoff aufzunehmen. Nach zwanzig Wochen hat der Körper seine Proportionen normalisiert. Die Beine erreichen ihre endgültige relative Position, und Sie können bereits die Bewegungen Ihres Babys spüren.

Ihr Körper im zweiten Trimester

Da Ihr Körper bereits im ersten Trimester die wichtigsten Anpassungen vollzogen hat, die nötig sind, um einen Fötus zu versorgen, werden Sie die Schwangerschaftssymptome im zweiten Trimester als weniger gravierend empfinden. Aber während Ihr Baby wächst, muss Ihr Körper Raum schaffen. Zunächst werden Ihre Gedärme verschoben, um dem Baby Raum zu geben. Die Ausdehnung des Blutvolumens kann Nasenbluten, Zahnfleischbluten und Kopfschmerzen verursachen. Sie sollten wegen der Gesundheit Ihrer Zähne und Ihres Zahnfleischs besonders wachsam sein, weil schwangere Frauen leichter zu Zahnfleischentzündung neigen. Das Wachstum von Blutgefäßen im Beckenbereich kann auch die sexuelle Erregung erhöhen. Manche Frauen stellen fest, dass ihre Haut in manchen Regionen fleckig wird und eine dunklere Färbung annimmt; dieses Symptom verschwindet in der Regel nach der Schwangerschaft wieder. Inzwischen werden Sie die Auswirkungen des Gewichts Ihres Babys spüren. Ihr eigenes Körpergewicht wird sich ebenfalls erhöhen, weil Ihre Fettreserven zunehmen; Sie werden Ihre Körperhaltung entsprechend anpassen müssen, um das zusätzliche Gewicht in Ihrem Bauch zu tragen. Möglicherweise werden Sie unter Rückenschmerzen, Krämpfen, geschwollenen Beinen und Knöcheln und unter Krampfadern leiden.

Das dritte Trimester: Vorbereitung auf das Leben „draußen"

Im dritten Trimester bereitet sich Ihr Baby darauf vor, die Sicherheit Ihrer Gebärmutter zu verlassen und in die wirkliche Welt einzutreten. In dieser Zeit bilden sich Muskel- und Fettgewebe über den neugebildeten Organen, und die Haut, die dieses Gewebe umgibt, wird dicker. Gehirnzellen, die sich zu Beginn der fötalen Phase in großen Mengen gebildet haben, organisieren sich nun allmählich zu den komplexeren Strukturen des Gehirns. Die Lungen bereiten sich auf die Atmung vor; das Nervensystem löst rhythmische Atembewegungen aus. Das Baby beginnt, dem Wechsel von Schläfrigkeit und Aufmerksamkeit zu folgen. Die Augen öffnen sich und bilden ihre Lichtempfindlichkeit aus. Das Wachstum Ihres Babys dauert an – es muss bereits seine Arme und Beine anwinkeln, weil Ihr Körper immer weniger Raum bietet.

Ihr Körper im dritten Trimester

Anstelle der feinen hormonellen Veränderungen, die Ihr Körper noch zu Beginn der Schwangerschaft erfahren hat, passt sich Ihr Körper im dritten Trimester nur noch an die bloße Körpergröße des Babys an, das Sie in sich tragen. Ihr Uterus dehnt sich nun bis fast an Ihre Leber aus, und Ihre inneren Organe werden zusammengedrückt. Das kann zu Verdauungsbeschwerden, Sodbrennen, erhöhtem Harndrang und Rückenschmerzen führen. In dieser Zeit werden Sie stetig an Gewicht zunehmen, was ein entscheidender Bestandteil einer gesunden Schwangerschaft ist, auf den wir noch ausführlich eingehen werden. Sie werden leichter zu Müdigkeit neigen, und das Gewicht und die Größe Ihres Babys werden bestimmte Bewegungen schwierig machen. Bald werden Sie Kontraktionen in Ihrem Uterus spüren, die signalisieren, dass es allmählich an der Zeit ist für die Entbindung.

Wie fötale Ernährung funktioniert

Im nächsten Kapitel werde ich einige aufregende neue Forschungsergebnisse behandeln, die unser Verständnis der fötalen Entwicklung und Ernährung verändert haben. Wissenschaftler erkennen zunehmend, dass die Auswirkungen der Umweltbedingungen, die ein Mensch in der Gebärmutter erfährt, z.B. die Qualität der Ernährung, eine grundlegende Auswirkung auf seine spätere gesundheitliche Verfassung haben können. Aber das sollte uns mittlerweile nicht mehr überraschen. Wir haben bereits gezeigt, dass ein Fötus im Hinblick auf Ernährung und geschützte Umgebung in jeder Phase der Schwangerschaft vollständig auf seine Mutter angewiesen ist. Einige der Faktoren, die seine Umgebung im Körper der Mutter bestimmen, sind durch Gene programmiert; andere aber hängen von dem Verhalten und der Ernährung der Mutter ab. Eine Schwangerschaft vollzieht sich in wechselseitiger Abhängigkeit zwischen Mutter und Kind, und Sie können auf vielfältige Weise dazu beitragen, dass diese Beziehung eine gesunde Beziehung ist.

Der Ausdruck *„fötale Ernährung"* mag Ihnen fremd sein, denn wenn wir an Ernährung denken, denken wir zunächst ans Essen - und ein Fötus „isst" doch eigentlich nicht. Aber seine Mutter isst - und deshalb konzentrieren wir uns während der Schwangerschaft auf die Ernährung der Mutter und denken bis zur Entbindung nicht an die Ernährung des Kindes. Aber man darf nicht vergessen, dass Ernährung auch zur Gesundheit und zur Entwicklung eines Fötus entscheidend beiträgt. In der Zeit, die ein Baby in der Gebärmutter verbringt, ist gute Ernährung für seine Entwicklung ganz besonders entscheidend. Tatsächlich spielt die Ernährung vor der Geburt eine größere Rolle für das Wachstum als danach. Wenn ein Baby erst geboren ist, ist gute Ernährung notwendig, um ein gesundes Wachstum zu gewährleisten, aber wie groß es am Ende tatsächlich wird, hängt hauptsächlich von seiner Erbanlage ab. Im Unterschied

Das erste Zuhause eines Babys

Ihr Körper liefert Ihrem Baby nicht nur unmittelbar die wichtigen Nährstoffe für sein Wachstum, sondern er bietet ihm in dieser wichtigen Zeit auch ein Zuhause und eine geschützte Umgebung. Im Verlauf der Schwangerschaft dehnt sich Ihr Uterus auf das Fünfzehnfache seiner ursprünglichen Größe aus. Fruchtwasser umgibt Ihr Baby und bildet ein flüssiges Kissen, das es gegen Stöße und Druck aus der äußeren Umgebung schützt. In seiner flüssigen Umgebung ist ein Fötus beinahe schwerelos. Gleichzeitig hat er genügend Spielraum, um sich gegen die Wände des Uterus und der Fruchtwasserblase zu bewegen, so dass er die neugebildeten Gliedmaßen trainieren kann. Er erfährt auch körperliche Stimulationen durch Ihre Bewegungen im Alltag, der ihm auch Muster des Wechsels von Schlaf und Wachheit vermittelt. Ihre Körperwärme hält Ihr Baby immer warm. Es hört gedämpfte Geräusche aus der Außenwelt, aber es ist meist umgeben von dem Rhythmus Ihres eigenen Blutkreislaufs. In der Hauptsache ist der Uterus ein Ort der körperlichen Schutzes, aber er ist so beschaffen, dass er auch hinreichend viel Stimulation für die Entwicklung Ihres Babys bietet.

Zwar ist die Gebärmutter ein geschützter Ort, aber sie ist keineswegs von der Außenwelt isoliert. Viele potenziell schädliche Substanzen und andere Umstände können auf dieses erste Zuhause eines Babys einwirken. Chemikalien, die man einatmet oder verdaut, Strahlung, der man ausgesetzt ist, extreme Temperaturen, körperliche Verletzungen, zu wenig oder zu viel eines bestimmten Nährstoffs in Ihrem Speiseplan – all diese Faktoren können Ihr Baby potenziell gefährden. Potenziell schädliche Gewohnheiten und Substanzen werden später in diesem Buch erörtert. Die Sorge für Ihr eigenes körperliches und emotionales Wohlergehen ist das Wichtigste, was Sie für das Wohlergehen Ihres ungeborenen Kindes tun können. Wenn Sie gut für sich selbst sorgen, sichern Sie zugleich auch Ihrem ungeborenen Baby das bestmögliche Zuhause.

dazu bestimmen in der fötalen Phase die Ernährung und die gesundheitliche Verfassung der Mutter darüber, wie gut ein Baby wächst.

Während der Schwangerschaft braucht Ihr Baby Energie für sein Wachstum. Wie Kinder und Erwachsene ist auch der Fötus in der Hauptsache auf drei Ernährungsbausteine angewiesen: Kohlenhydrate, Fette und Proteine. Wir gewinnen diese Nährstoffe, indem wir Nahrungsmittel zerlegen; ein Fötus nimmt diese direkt aus dem Blut der

Mutter auf, wo sie schon in ihre einfache Form zerlegt sind. Ein Fötus braucht außerdem Vitamine und Mineralien, um bestimmte Funktionen in seinem Körper zu erfüllen, und um sicherzustellen, dass seine Organe sich zu ihrer vollen Größe entwickeln; deshalb ist sein Bedarf im Hinblick auf manche der Komponenten von dem Bedarf eines erwachsenen Menschen verschieden. Deshalb sollte Ihr Speiseplan nicht nur auf Ihre eigenen Bedürfnisse, sondern auch auf die besonderen Bedürfnisse Ihres Babys eingestellt sein.

Die verschiedenen Körperteile eines Babys entwickeln sich nicht zur gleichen Zeit - sondern die Entwicklung vollzieht sich in einzelnen Phasen. Zum Beispiel entwickelt sich das Nervensystem im frühen Embryo vor jedem anderen System. Bei der Geburt sind die Gedärme und die Blase eines Babys weitgehend voll entwickelt, aber andere Körperteile eines Kindes brauchen z.T. Jahre, um sich zur vollen Reife zu entwickeln. Deshalb sind bestimmte Nährstoffe jeweils in bestimmten Lebensphasen besonders wichtig, z.B. Folsäure in den ersten Wochen und Kalzium in der Pubertät.

Ihre Gesundheit während der Schwangerschaft - Zusammenfassung

Zwar reden wir viel darüber, was ein *Baby* braucht, während es in der Gebärmutter heranwächst, aber die Ratschläge in diesem Buch sind dazu konzipiert, auch *Ihnen* zu helfen. Ein gängiger Slogan im Hinblick auf die Schwangerschaft besagt, dass die Natur das Baby bevorzugt. In mancher Hinsicht verhält sich ein heranwachsender Fötus ein wenig wie ein Parasit, indem er Reserven von seiner Wirtin, der Mutter, verzehrt. Das ist keine Kritik an der Schwangerschaft, sondern eine einfache Tatsache: Bisweilen stehen die Mutter und ihr Baby im Wettbewerb um Nährstoffe, vor allem, wenn diese knapp bemessen sind - und oft zieht die Mutter den Kürzeren. Schlechte Ernährung kann sich während der Schwangerschaft in weit höherem Maße nachteilig auf die gesundheitliche Verfassung der Mutter auswirken als zu anderen Zeiten in ihrem Leben.

Wenn Sie zum Beispiel zu wenig Kalzium einnehmen, kann dieses Mineral Ihren Knochen entzogen werden, um den Bedarf Ihres Babys zu decken. Ihr Körper reagiert auf Knappheitsverhältnisse bei der Ernährung oft durch eine Erschöpfung Ihrer inneren Reserven. Viele der Ratschläge, die schwangeren Frauen gegeben werden (z.B., dass sie viel Kalzium einnehmen sollen), sind genau so wichtig für Ihre eigene Gesundheit, wie für die Ihres ungeborenen Kindes.

3

Weshalb die fötale Entwicklung das ganze künftige Leben prägt

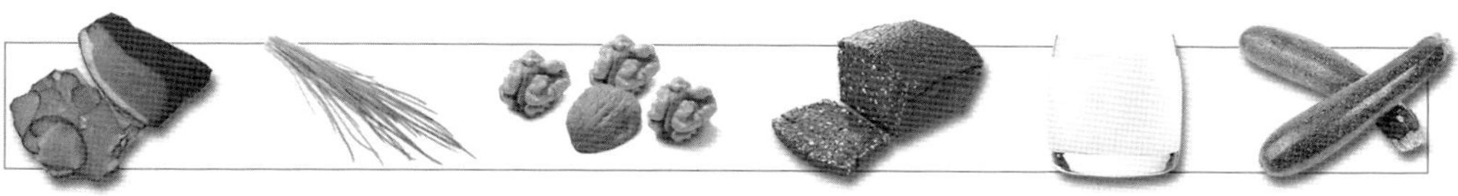

Wir haben lange Zeit geglaubt, dass die gesundheitliche Verfassung einer Mutter nur für die Zeit der Schwangerschaft wichtig für ihr Baby sei. Aber Untersuchungen der letzten beiden Jahrzehnte haben ergeben, dass gute Ernährung während der Schwangerschaft eine größere Bedeutung hat, als bislang angenommen. Es mehren sich die Belege dafür, dass die Ernährung während der fötalen Phase langfristige Auswirkungen auf die gesundheitliche Verfassung des Kindes, auf seinen Stoffwechselhaushalt und auf das Risiko chronischer Krankheiten im weiteren Verlauf seines Lebens hat. Diese Untersuchungen zeigen, dass Ihre gesundheitliche Verfassung während der Schwangerschaft nicht nur hilft, ein gesundes Baby zur Welt zu bringen, sondern auch dazu beiträgt, dass Ihr Baby später zu einem gesunden Erwachsenen heranwächst.

Dieses Forschungsfeld ist zwar noch ziemlich neu, aber allmählich fördert es zahlreiche neue Erkenntnisse zutage:

- Mangelhafte Ernährung in der fötalen Phase kann eine Veranlagung zu chronischen Erkrankungen im Erwachsenenalter bewirken.
- Bedingungen während der Schwangerschaft können dauerhaft die Stoffwechselfunktionen eines Babys prägen.
- Die Pflege einer guten gesundheitlichen Verfassung durch eine ausgewogene Ernährung, durch ein gesundes Körpergewicht und durch die Behandlung

> möglicher gesundheitlicher Probleme *vor* und *während* der Schwangerschaft sind wichtig sowohl für eine gesunde Entbindung, als auch für die langfristige gesundheitliche Verfassung Ihres Kindes.

Diese Befunde bestätigen, was wir im Grunde bereits gewusst haben: Gute Ernährung ist entscheidend für eine gesunde Schwangerschaft (vgl. Abbildung 3.1). Sie deuten aber auch darauf hin, dass eine gute gesundheitliche Verfassung in den frühen Lebensphasen lebenslange Vorteile bietet. In diesem Kapitel möchte ich Ihnen eine breite Übersicht über neuere Forschungsergebnisse geben, die zeigen, wie fötale Ernährung die lebenslange Gesundheit prägt. Diese Übersicht läuft auf eine bestimmte Botschaft hinaus: Die gesundheitliche Verfassung eines Fötus bildet die Grundlagen für die allgemeine gesundheitliche Verfassung im späteren Leben.

Ihr Körper ist für Ihr Baby in der Zeit seiner Entstehung viel mehr als nur ein Zuhause. Im Verlauf Ihrer Schwangerschaft wird Ihr Körper und Ihre Ernährung aktiv die Verfassung Ihres Babys formen – wie ein Bildhauer den Ton: Dieses Phänomen bezeichnet man als „fötale Programmierung". Fötale Programmierung ist ein neuer wissenschaftlicher Forschungsbereich, der das Interesse an der Bedeutung guter Ernährung in der Schwangerschaft neu angeregt hat. Die Ergebnisse deuten darauf hin, dass der allgemeine gesundheitliche Zustand der Mutter die gesundheitliche Verfassung ihres Kindes langfristig prägt.

Stoffwechsel und Gesundheit

Um zu verstehen, weshalb Ernährung eine solch entscheidende Auswirkung auf die gesundheitliche Verfassung hat, muss man das Prinzip eines gesunden Stoffwechsels verstehen. Jedes Jahr nimmt Ihr Körper rund 500 Kilo Lebensmittel auf, und fast jedes Molekül in Ihrem Körper wird in dieser Zeit durch ein neues ersetzt. Die meisten Gewebe in Ihrem Körper werden ständig zerlegt und neu gebildet – und diese Vorgänge werden alle durch die Energie gespeist, die Sie aus Ihrer Nahrung beziehen. Ihr Stoffwechselsystem umfasst alle Systeme und chemischen Reaktionen in Ihrem Körper, die dafür sorgen, dass Nahrung in Energie für den Körper umgewandelt wird – und diese Energie dann wieder in neues Gewebe, in dem Energiereserven gespeichert sind. Diese Vorgänge verbrauchen auch Energie und bewirken die Ausscheidung von Abfallprodukten. Das ist im Grunde der kollektive Motor, der den Menschen am Leben erhält. Viele der vorrangigen Ursachen von Tod und Krankheit in Industrienationen, einschließlich Herzkrankheiten, Diabetes und Fettleibigkeit, haben ihre Ursachen in stoffwechselbedingten „Motorschäden". Viele dieser Beschwerden werden durch einen Missbrauch des Stoffwechselsystems verursacht – so dass unsere „Motoren" wegen mangelhafter Ernährung nicht rund laufen oder durch einen trägen Lebensstil verschlacken.

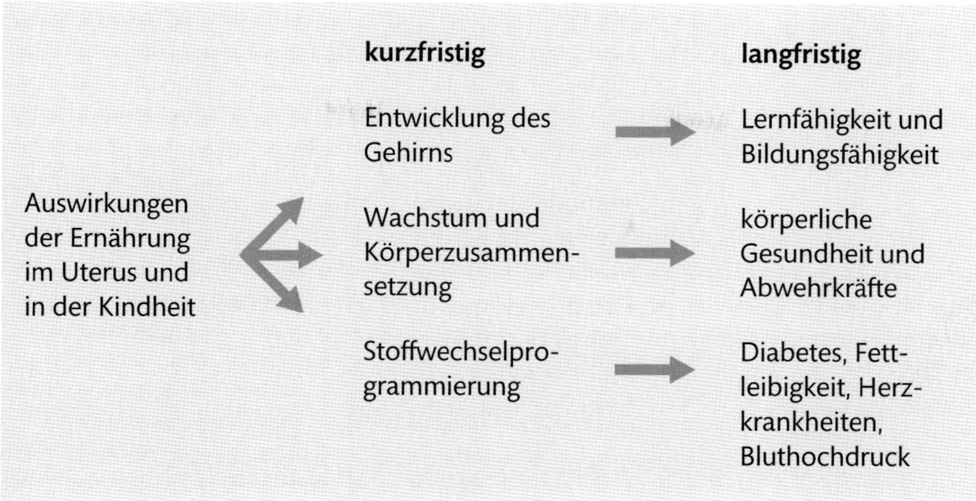
kurzfristig
langfristig
Auswirkungen der Ernährung im Uterus und in der Kindheit
Entwicklung des Gehirns
Lernfähigkeit und Bildungsfähigkeit
Wachstum und Körperzusammensetzung
körperliche Gesundheit und Abwehrkräfte
Stoffwechselprogrammierung
Diabetes, Fettleibigkeit, Herzkrankheiten, Bluthochdruck

Abbildung 3.1 Gesundheitliche Auswirkungen der fötalen Ernährung und der Ernährung in früher Kindheit

Wir haben schon lange erkannt, dass sich Ereignisse während der fötalen Entwicklung auf die gesundheitliche Verfassung eines Kindes auswirken können. Wenn beispielsweise etwas geschieht, was die richtige Entwicklung des Gehirns beeinträchtigt, kann das zu dauerhaftem Gehirnschaden führen. Im Verlauf der fötalen Phase wird das Stoffwechselsystem eines Babys ebenso gebildet, wie andere Körperteile auch (wie z.B. das Gehirn). Wenn die Entwicklung des Stoffwechselsystems irgendwie gestört wird, kann sich das auch darauf auswirken, wie dieser „Motor" das ganze Leben lang funktioniert.

Wir wissen schon lange, dass Ereignisse während der fötalen Entwicklung zu physischen oder mentalen Gesundheitsproblemen führen können; aber erst unlängst haben wir erkannt, dass dasselbe auch für das *Stoffwechselsystem* eines Menschen gelten könnte. Wir sind bisher davon ausgegangen, dass z.B. eine Herzkrankheit bei einem Mann auf eine genetische Anlage (einen schlechten Motor), auf einen ungesunden Lebensstil oder auf schlechte Ernährung (schlechte Wartung des Motors) zurückzuführen sein könnte.

Aktuelle Forschungen zeigen jedoch, dass ein weiterer Faktor eine Rolle spielen könnte. Die Anlage zu Krankheiten könnte während der Entwicklung entstanden sein - ein Konstruktionsfehler bei der *Herstellung* des Motors, gewissermaßen. Erst in den letzten paar Jahrzehnten haben Wissenschaftler erkannt, welche Rolle die fötale Entwicklung, das Kleinkindalter und die Kindheit bei der Entwicklung eines gesunden Stoffwechsels spielen. Heute begreifen wir eine Krankheit als ein kumulatives Ergebnis der gesamten Biographie: Diese umfasst die genetischen „Teile", die man erbt, ferner die Art, wie diese Teile in der fötalen Entwicklung, im Kleinkind- und im Kindesalter zusammengesetzt werden, und schließlich die Art, wie man sie im Lauf des gesamten Lebens pflegt.

Der Vorteil an dieser Erkenntnis ist, dass jede Lebensphase eine Möglichkeit bietet, Krankheiten zu verhindern und die lebenslange Gesundheit zu verbessern. Dieser Ansatz zielt auf den Lebensstil als Schlüssel zu Gesundheit und Krankheit. Bestimmte Lebensphasen sind kritischer als andere; und für die verschiedenen Aspekte der gesundheitlichen Verfassung bieten sich unterschiedliche Phasen an, in denen man sie am wirksamsten beeinflussen kann.

Die Entdeckung der fötalen Programmierung

Das Interesse an der fötalen Programmierung geht zurück auf die frühen 1980er Jahre, als der englische Epidemiologe David Barker erstmals etwas Merkwürdiges erkannte: Er fand heraus, dass in Regionen Großbritanniens mit höherer Kindersterblichkeit auch höhere Raten an Herzerkrankungen auftraten. Was aber war daran so rätselhaft? In der Regel halten wir Herzkrankheiten für eine Nebenfolge eines üppigen Lebensstils - zuviel Essen, zuviel gesättigte Fette und ein träger Lebenswandel. Die Rate der Kindersterblichkeit hingegen ist in der Regel höher in ärmeren Regionen, wo das Leben schwieriger und gehaltvolles Essen seltener ist. Barker und seine Kollegen stießen auf einen weiteren Widerspruch, als sie die Daten einer großen Gruppe von Männern auswerteten, die zu Beginn des 20. Jahrhunderts in Hertfordshire, England, geboren worden waren.

Die Forscher fanden heraus, dass Männer, die bei der Geburt oder im Alter von einem Jahr sehr klein gewesen waren, im Erwachsenenalter eher an Herzerkrankungen starben. Beispielsweise starben diejenigen, die mit einem Jahr achtzehn Pfund oder weniger gewogen hatten, beinahe dreimal so oft an Herzkrankheiten, wie diejenigen, die siebenundzwanzig Pfund oder mehr gewogen hatten. Das höchste Risiko einer Herzerkrankung hatten diejenigen, die im frühen Stadium sehr klein gewesen, aber später übergewichtig geworden waren. Barker vermutete, dass mangelhafte Ernährung im frühen Lebensstadium die Anfälligkeit für die Auswirkungen eines üppigen Lebensstils verstärken könnte.

Barkers Studien lösten eine neue Welle von Forschungen über den Zusammenhang von fötaler Entwicklung und bestimmten Erkrankungen aus. Über die Verbindung zwischen Geburtsgewicht und Herzkreislauferkrankungen hinaus haben viele Studien gezeigt, dass andere gesundheitliche Probleme, einschließlich Bluthochdruck, Fettleibigkeit, Übergewicht und Diabetes, mit dem Geburtsgewicht zusammenhängen.

Alle diese Beschwerden folgen aus Problemen des Stoffwechselsystems. Diese Untersuchungen legen nahe, dass schlechte Ernährung in der Gebärmutter bei einem Fötus dauerhafte Veränderungen des Stoffwechsels auslösen und so die Art beeinflussen kann, wie der Stoffwechsel dieses Kindes im Erwachsenenalter arbeitet. Sie weisen außerdem darauf hin, dass die gesundheitliche Verfassung einer Mutter in der Schwangerschaft die Art beeinflussen könnte, wie das Baby sich aufbaut – und so den Körper ihres Babys dazu „programmieren" könnte, in bestimmter Weise zu funktionieren. Diese Idee bezeichnet man als „fötale Programmierung", als „Barker-Hypothese" oder

Welche Rolle spielt die Geburtsgröße?

Welche Rolle spielt die Körpergröße bei der Geburt? Manche Babys werden kleiner geboren, einfach weil sie früher geboren werden. Je länger ein Baby in der Gebärmutter bleibt, desto größer wird es werden. Die letzten Wochen einer Schwangerschaft sind eine Zeit, in der der Körper voller, plumper und schwerer wird, weil Fett und Muskulatur aufgebaut werden, und frühgeborene Babys verbringen weniger Zeit damit, diesen Prozess in der Gebärmutter zu vollziehen.

Aber manche Babys werden im Verhältnis zur Zeit, die sie im Bauch der Mutter verbracht haben, relativ klein geboren. Größe und Gewicht eines Fötus hängen von seiner Umgebung ab: wie weit der Uterus seiner Mutter sich ausdehnen kann, um ihn zu bergen; welche Nahrung er erhält; welchen Hormonen er ausgesetzt ist. Wenn das Wachstum eines Fötus durch irgendwelche dieser Faktoren begrenzt wird, wird er zwar klein geboren werden, aber später oft schneller wachsen, um seine genetisch bestimmte Größe „einzuholen". Diese Babys, die im Verhältnis zu ihrem Geburtszeitpunkt relativ klein sind, scheinen diejenigen zu sein, die besonders auf höhere Krankheitsrisiken im späteren Leben programmiert sind. Zur Klassifikation der Geburtsgröße siehe Abbildung 3.2.

Obwohl sich die ersten Studien über fötale Programmierung auf Babys konzentrierten, die zu klein geboren wurden, zeigt sich eine schlechte gesundheitliche Verfassung auch bei Babys, die im Verhältnis zu groß geboren werden. Große Babys weisen in höherem Alter höhere Raten an Fettleibigkeit und Diabetes auf; außerdem kann ihre Größe zu Schwierigkeiten bei der Geburt führen. Gute Ernährung und die Erzielung des empfohlenen Gewichts während der Schwangerschaft (siehe Kapitel 7) tragen dazu bei, dass Ihr Baby mit einem gesunden Gewicht geboren wird.

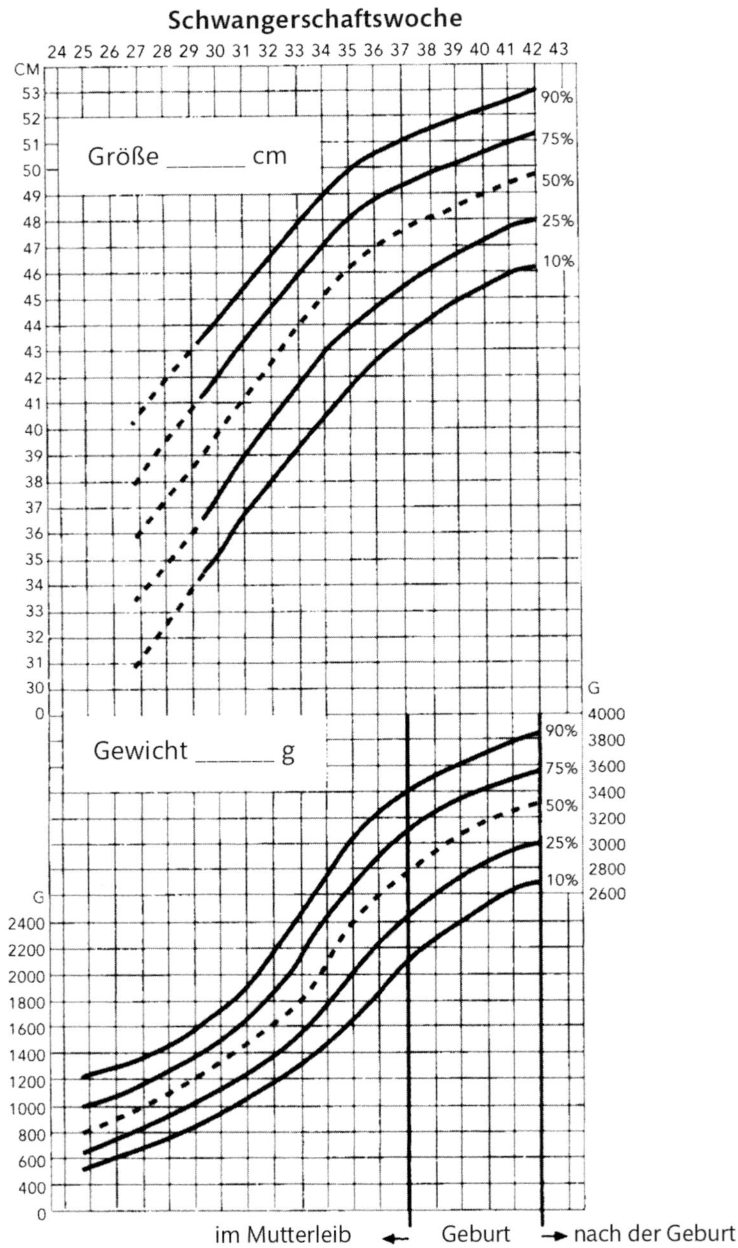

Abbildung 3.2 Wachstumstabelle

neuerdings als „entwicklungsbedingte Ursachen von Erkrankungen im Erwachsenenalter". Das grundsätzlich Neue an dieser Hypothese war, dass die Lebensumstände am Anfang des Lebens die gesundheitliche Verfassung am Ende des Lebens beeinflussen könnten.

Barkers Befunde stießen auf viele Skeptiker, die darauf hinwiesen, dass die Zusammenhänge, die er gefunden hatte, zeitlich so weit auseinander lagen, dass viele andere Faktoren sie erklären könnten. Der Zusammenhang zwischen geringem Geburtsgewicht und Herzkreislauferkrankungen wurde allerdings auch in anderen Bevölkerungsgruppen in den USA, Indien, Schweden und South Wales nachgewiesen. Als Teil der Nurse's Health Study haben Forscher aus Harvard gesundheitliche Daten bei einer Gruppe von mehr als 70.000 Frauen untersucht und sind dabei auf eine deutliche Verbindung zwischen niedrigem Geburtsgewicht und Herzkreislauferkrankungen gestoßen. Sobald die Resultate mehrfach bestätigt worden waren, konnte man sie nicht mehr länger ignorieren.

Weitere Forschungen im Bereich fötaler Programmierung haben ergeben, dass unsere gesundheitliche Verfassung im Verlauf ihrer Entstehung in den Körper „eingeprägt" werden kann. Ein treffendes Beispiel für den Einfluss fötaler Ernährung auf die gesundheitliche Verfassung im Erwachsenenalter stammt von Babys, die im „Holländischen Hungerwinter", einer Hungersnot im Zweiten Weltkrieg, geboren wurden. Gegen Ende dieses Krieges stoppten die Deutschen Nahrungsmittellieferungen nach Holland als Reaktion auf einen Streik, den die holländische Widerstandsbewegung als Teil einer alliierten Kampagne ausgerufen hatte. Ein strenger Winter und Nahrungsknappheit führten in der betroffenen Region zu einer kurzen, aber bitteren Hungersnot, bei täglichen Nahrungsmittelrationen von 300 bis 600 Kalorien pro Person, was nur einem Achtel bis einem Viertel des empfohlenen Kalorienbedarfs einer schwangeren Frau entspricht. Kinder, die in dieser Zeit gezeugt oder geboren wurden, litten im Erwachsenenalter unter erhöhter Glukoseintoleranz - eine Beschwerde, die Diabetes vorhergeht - sowie unter Herzkranzgefäßerkrankungen und Bluthochdruck.

Menschen, die bei der Geburt klein waren, aber nach der Geburt am schnellsten an Gewicht zulegten oder als Erwachsene übergewichtig wurden, hatten das größte Krankheitsrisiko im Vergleich zu denen, die kurz vor oder nach der Hungersnot geboren worden waren. Diese Möglichkeit ist aber auch in mancher Hinsicht erwartungswidrig: Wenn ein Baby sehr klein geboren wird, würden die meisten von uns instinktiv dieses Baby stärker füttern wollen, um seine Größe auf das normale Maß zu bringen. Diese Studien legen aber nahe, dass diese Art des „Aufholens" für die Entwicklung des Babys besonders schlecht ist. Die Umgebung in der Gebärmutter ist nicht der einzige entscheidende Faktor für unsere spätere Gesundheit; vielmehr scheint die Wechselwirkung zwischen den Verhältnissen vor und nach der Geburt unsere Veranlagung zu gewissen Krankheiten zu bestimmen.

Krankheit kann eine Folge falscher Planung sein

Weshalb sollte ein Mensch, der sich zunächst unter Bedingungen des Mangels entwickelt, bei einem üppigen Lebensstil ernstere Gesundheitsprobleme haben? Eine Erklärung wäre, dass Krankheiten wie Herzkrankheiten und Diabetes dann entstehen können, wenn die Umwelt nicht den Bedingungen entspricht, auf die sich das Stoffwechselsystem während seiner Entwicklung zunächst eingestellt hat.

Stellen Sie sich vor, die „Stoffwechselmaschine" wird zusammengebaut. Wer um Treibstoffknappheit besorgt wäre, würde einen sparsamen Motor bauen. Bei einem Überangebot dagegen würde man vielleicht nicht darauf achten - man würde ihn vielleicht sogar so bauen, dass er den Treibstoff schnell verbrennt, um schneller laufen zu können. Dasselbe könnte auch für unseren Stoffwechsel gelten. Babys, die während einer Hungersnot geboren wurden, könnten sich auf eine Umwelt eingestellt haben,

Die Sparsamkeits-Hypothese

Der menschliche Körper hat Möglichkeiten entwickelt, schwierige Bedingungen zu überleben, aber diese Survival-Strategien könnten auch nach hinten losgehen, wenn sie auf einen üppigeren Lebensstil treffen. Diese Idee hat man oft als die „Sparsamkeitshypothese" („thrifty hypothesis") bezeichnet. Viele Forscher glauben heute, dass der menschliche Körper Mechanismen entwickelt hat, um seine Stoffwechselmaschine treibstoffeffizienter zu machen: Unsere Vorfahren konnten am besten überleben, wenn sie Perioden des Hungers und der Nahrungsmittelknappheit aussitzen konnten. Heute aber, da wir auf eine völlig andere Umwelt mit einem Überangebot an Lebensmitteln treffen, können diese Effizienzmechanismen Erkrankungen verursachen. Wir reagieren auf unsere Umwelt, indem wir Extra-Treibstoff anlagern (Fettleibigkeit), unsere Fähigkeit verlieren, aufgenommene Nahrung richtig zu verwerten (Diabetes) und es den Nebenprodukten des Stoffwechsels möglich machen, sich in unseren Systemen einzulagern (Arterienverkalkung und Herzerkrankungen). Einige dieser Treibstoffeffizienzmechanismen sind in unsere Gene eingebaut - man bezeichnet sie oft als den „Sparsamkeits-Genotyp" („thrifty genotype"). Andere könnten während der Entwicklung in der Gebärmutter entstanden sein - diese bezeichnet man als „Sparsamkeits-Phänotyp" („thrifty phenotype"). Wenn wir diese Faktoren erst einmal besser verstehen, tragen wir dazu bei, dass wir selbst und unsere Kinder nicht in einen Lebensstil verfallen, der gegen unsere grundlegenden biologischen Voraussetzungen arbeitet.

in der Treibstoff - in diesem Fall Nahrung - knapp war. Die Forscher Peter Gluckman und Mark Hanson haben das als „predictive adapted responses" (vorbeugende reaktive Anpassungen) bezeichnet. Ein Fötus, so argumentieren sie, hat Möglichkeiten, seine Umwelt wahrzunehmen, und kann diese Informationen nutzen, um seinen Stoffwechsel an die Bedingungen anzupassen, die in seiner Umwelt zu erwarten sind. Wenn ihm wichtige Nährstoffe in der Gebärmutter vorenthalten werden, passt er seine Körpersysteme an, um den Mangel zu kompensieren.

Mit anderen Worten: Die Babys, die während der Hungersnot geboren wurden, wurden auf Treibstoffeffizienz „programmiert". Als nach ihrer Geburt die Hungersnot endete, waren sie kaum darauf vorbereitet, den viel üppigeren Lebensstil zu bewältigen, der sie erwartete - beispielsweise könnte es sein, dass ihr Stoffwechselsystem den Extratreibstoff aus einer üppigen Ernährung einlagerte, anstatt die Kalorien zu verbrauchen.

Wie fötale Stoffwechselprogrammierung funktioniert

Wie kann der Körper eines Menschen während seiner Entwicklung „programmiert" werden? Mit anderen Worten: Wie können Ernährung und andere Umweltbedingungen die Einrichtung des Stoffwechselsystems bestimmen?

- *Die Ernährung und der Stoffwechsel einer Mutter wirken sich auf ihr Baby aus.* Der Körper einer Frau ist nicht einfach nur ein Nährboden für ihr wachsendes Baby. Er spielt auch eine aktive Rolle für die Festlegung, wie der Körper des Babys sich entwickeln und in der Außenwelt funktionieren wird. Die Ernährung, die Ihr Baby erfährt, wird durch Ihren Speiseplan, das Wachstum und die Qualität der Plazenta, die Dehnungsfähigkeit des Uterus, die Pegel der Hormone, die im Blutkreislauf zirkulieren, und das Körpergewicht der Mutter beeinflusst. Während manche dieser Faktoren genetischer Art sind, werden andere durch die gesundheitliche Verfassung des Stoffwechselsystems beeinflusst. Während seiner Entwicklung im Körper ist das Kind von der Effizienz *Ihrer* Stoffwechselmaschine abhängig, die die Nährstoffe liefern muss, die Ihr Baby zum Wachstum braucht. Es gibt eine klare Verbindung zwischen schlechter Ernährung bei Müttern und einem erhöhten Risiko stoffwechselbedingter Erkrankungen bei deren Kindern. Diese Gesundheitsprobleme können dann auftreten, wenn Mütter unterernährt sind, aber auch dann, wenn Mütter unter gesundheitlichen Beschwerden leiden, die von *Über*ernährung stammen, wie Fettleibigkeit und Diabetes. Wenn das Stoffwechselsystem einer Mutter bei guter gesundheitlicher Verfassung ist, kann die Mutter eine gute Ernährung für ihr Baby gewährleisten, was hilft, sicherzustellen, dass der Stoffwechsel des Babys in möglichst gesunder Weise eingestellt wird.

- *Kleine Änderungen können später zu großen Unterschieden führen.* Der entscheidende Gedanke der Programmierungs-Hypothese besteht darin, dass kleine Störungen aufgrund der Art, wie der Körper sich entwickelt, später im Leben zu großen Problemen führen können. Während der Entwicklung wird sehr früh schon ein Grundriss für unterschiedliche Organsysteme entworfen. Schon wenn der Embryo die Größe eines Samenkorns hat, ist allen wichtigen Organsystemen bereits ihr Ort im winzigen Körper zugewiesen - von da an kommt es nur noch darauf an, dass die Zellen sich teilen, wachsen und immer spezialisierter und komplexer ausgebildet werden. Da in diesen frühen Phasen die Fundamente für alle späteren Phasen gelegt werden, sind diese für Veränderungen oder Störungen ganz besonders empfindlich. Wie ein destabilisierender Riss im Fundament eines Gebäudes könnten diese Veränderungen langfristig weitreichende Folgen haben.

- *Programmierung kann die Art der Organbildung verändern.* Eine der Arten, wie Programmierung wahrscheinlich funktioniert, besteht in der Veränderung der Art, wie spezifische Organe wachsen und sich entwickeln. Belege dafür können wir bei Tieren erkennen. Wenn ein Fötus unterernährt ist, könnte sein Körper Ressourcen für kritische Gebiete wie das Gehirn abzweigen, so dass andere Körperteile benachteiligt werden. Oberflächlich gesehen sollte ein Baby mit kleineren Organen vollkommen normal erscheinen, aber die Auswirkungen könnten später im Leben in der Form von schlechter Gesundheit oder Erkrankung auftreten.

- *Auf das Timing kommt es an.* Wie wir in Kapitel 2 erörtert haben, schreitet die Entwicklung eines Fötus nicht in gleichmäßigem Tempo voran. Das Nervensystem, das Verdauungssystem, das Atemsystem, das Kreislaufsystem und das Fortpflanzungssystem folgen alle ihrem eigenen Entwicklungszeitplan. Jedes dieser Systeme hat sein eigenes „kritisches Zeitfenster", in dem Ihre Ernährung und die Umwelt des Babys das Ergebnis beeinträchtigen können. Die schrittweise Entwicklung des menschlichen Körpers bedeutet, dass bestimmte Phasen des Lebens für bestimmte Körperteile besonders kritisch sind. Beispielsweise ist Folsäure eines der entscheidenden Vitamine für schwangere Frauen, weil sie in einer bestimmten Phase der Entwicklung des Nervensystems benötigt wird. Das aber ist sehr früh der Fall - in vielen Fällen noch bevor die Frau überhaupt weiß, dass sie schwanger ist. Deshalb empfehlen wir, dass alle Frauen im gebärfähigen Alter eine hinreichende Menge Folsäure einnehmen, bevor sie schwanger werden.

- *Menschen reagieren unterschiedlich auf ihre Umwelt.* Manche Menschen scheinen zu essen, was sie wollen, ohne dass ihre Gesundheit Schaden nimmt. Andere scheinen zu Fettablagerung oder zur Entwicklung von Stoffwechselproblemen veranlagt zu sein. Viele Merkmale unseres Stoffwechsels werden vor der Geburt schon festgelegt, und diese programmierten Reaktionen legen in Wechselwirkung mit unserer Umwelt und unserem Lebensstil unsere gesundheitliche Verfassung fest. Jeder von uns muss die ganz besondere Art und Weise, wie sein eigener Körper funktioniert, respektieren. Wenn man ein zu kleines Baby überfüttert, kann das nur gegen die natürliche Programmierung des Babys laufen. Babys sollten entsprechend ihres Appetits möglichst ausgewogen ernährt werden und so wachsen dürfen, wie es ihrer Veranlagung entspricht.

Die Barker-Hypothese: Was wissen wir wirklich?

Die Barker-Hypothese ist, wie der Name schon sagt, bis jetzt nur eine Hypothese. Sie hat großes Interesse geweckt, aber auch Auseinandersetzungen ausgelöst. Wie viel davon mag glaubwürdig sein? Als die ersten Untersuchungen veröffentlicht wurden, zeigten sie eine bestechende Übereinstimmung in unterschiedlichen menschlichen Bevölkerungsgruppen. Seitdem sind viele weitere Studien durchgeführt worden, und Tierversuche haben mittlerweile auch spezifische Effekte an Föten aufgewiesen, die durch Veränderungen der Ernährung ausgelöst werden. Insgesamt bieten diese Untersuchungen ziemlich überzeugende Belege dafür, dass fötale Programmierung tatsächlich stattfindet.

Eine der offenen Fragen, die die fötale Programmierung betreffen, bezieht sich auf das Ausmaß der Abhängigkeit der Entwicklung vom Nahrungsangebot. Viele dieser Studien zeigen eine deutliche Auswirkung extremer Bedingungen auf die Programmierung: Frauen, die während einer Hungersnot schwanger waren, Tiere, die mit wenig Kalorien oder Proteinen ernährt wurden, Babys, deren Wachstum im Uterus stark eingeschränkt war. Aber das Ausmaß, in dem feinere Unterschiede in der Versorgung mit Kalorien, Proteinen oder spezifischen Nährstoffen die fötale Entwicklung beeinträchtigen könnten, ist weniger klar. Nicht jedes Baby, dessen Wachstum im Uterus hinter dem normalen Maß zurückbleibt, entwickelt später Diabetes, Bluthochdruck oder Herzkrankheiten. Dass so viele gesunde Babys unter ganz unterschiedlichen Bedingungen geboren werden, ist in vielerlei Hinsicht ein bemerkenswertes Zeugnis der Flexibilität der menschlichen Entwicklung.

Weitergehende Forschungen dürften aufklären, welche Aspekte für die fötale Programmierung besonders entscheidend sind, und zeigen, welche Ansätze und Maßnahmen die gesundheitliche Verfassung der Menschen verbessern können. Worin auch immer die besonderen Zusammenhänge bestehen mögen - fötale Programmierung und die Barker-Hypothese haben unsere Auffassungen über die Gesundheitsvorsorge grundlegend verändert. Die Krankheiten, über die wir bereits gesprochen haben, mögen wohl als „Lifestyle-Krankheiten" gelten, weil sie oft aus unserem eigenen Verhalten folgen - zu viel Essen, falsche Zusammensetzung des Speiseplans, Mangel an körperlicher Betätigung. Wir kennen bereits Mittel und Wege, im Erwachsenenalter durch gute Ernährung, sportliche Betätigung und einen gesünderen Lebensstil diesen Krankheiten vorzubeugen. Die Barker-Hypothese deutet aber an, dass wir auch den Beginn des Lebens zur Vorbeugung nutzen sollten. Und Menschen, die wegen der Lebensumstände in einem frühen Lebensstadium zu bestimmten Erkrankungen neigen könnten, können Maßnahmen ergreifen, um durch eine entsprechende Lebensweise dem entgegenzuwirken.

Obwohl fötale Programmierung die Ursprünge von Erkrankungen unter radikal veränderten Gesichtspunkten zeigt, wurden bisher nur wenige Forschungsergebnisse in spezifische Empfehlungen für schwangere Frauen übersetzt. Oft dauert es Jahrzehnte, um die wissenschaftliche Übereinstimmung zu erzielen, die erforderlich ist, um umfassende Empfehlungen für die Öffentlichkeit zu entwickeln. Dieses langsame Tempo ist einerseits frustrierend für Eltern, die sofort die Antworten brauchen. Aber auf der anderen Seite schützt dieser Prozess vor voreiligen Empfehlungen, die übertrieben oder schlicht falsch sein könnten.

Was fötale Stoffwechselprogrammierung für Sie bedeutet

Noch kennen wir nicht die besten Wege, bestimmten Problemen zu begegnen, die im Leben eines Fötus auftreten können; deshalb werden weitere Forschungen nötig sein, um die Einzelheiten der fötalen Ursachen einer Erkrankung im Erwachsenenalter auszuloten. Aber die bekannten Befunde lassen einige eindeutige Implikationen erkennen:

- *Gute Gesundheit beginnt früh.* Die fötale Phase ist eine wichtige Zeit, um die Grundlagen für eine gute Gesundheit Ihres Kindes zu legen. Es gibt gute Belege dafür, dass der Fötus gegen schädliche Umwelteinflüsse extrem sensibel ist, und dass die Veränderungen, die in diesem Entwicklungsstadium stattfinden, langfristige Auswirkungen haben können. Andere Forschungsansätze zeigen, wie die Ernährung bei Kleinkindern und in der frühen Kindheit die spätere gesundheitliche Verfassung beeinflussen kann; deshalb sollten Sie auch nach der Entbindung weiterhin Wert auf gute Ernährung legen. Viele Wissenschaftler empfehlen heute einen biographischen Ansatz zur Krankheitsvorbeugung: Sie betrachten Gesundheit als einen kontinuierlichen Prozess, in dessen Verlauf es bestimmte kritische Phasen gibt, in denen ein Mensch für die Beeinträchtigung der gesundheitlichen Verfassung besonders empfänglich ist, z.B. die fötale Entwicklungsphase. Wir sollten nicht erst im mittleren Alter auf die Vorbeugung gegen Erkrankungen achten, sondern schon zu Beginn des Lebens an die langfristige Gesundheit unserer Kinder denken.

- *Gesunde Mütter haben gesündere Babys.* Wir haben immer schon gewusst, dass bestimmte Verhaltensweisen bei schwangeren Frauen - wie der Konsum von Alkohol, Drogen und Medikamenten, oder ein Speiseplan, in dem bestimmte entscheidende Nährstoffe fehlen - langfristige Auswirkungen auf das ungeborene Baby haben können. Aber die fötale Programmierung zeigt, dass eine ganze Reihe weiterer Bedingungen, wie z.B. mangelhafte Ernährung, Stress oder Armut, potenziell den Ablauf der fötalen Entwicklung ändern und einen Menschen auch langfristig dem Risiko einer schlechten gesundheitlichen Verfassung aussetzen können.

Versuchen Sie, *vor* der Schwangerschaft die bestmögliche gesundheitliche Verfassung zu erzielen und z.B. ein gesundes Körpergewicht und eine ausgewogene Ernährung anzustreben. Die Zeit vor und während der Schwangerschaft ist eine ideale Gelegenheit, um gesunde Gewohnheiten anzunehmen, die den erfolgreichen Verlauf Ihrer Schwangerschaft unterstützen und für die Entwicklung Ihres Babys eine gute Umwelt bieten.

Es geht nicht nur um eine Einkaufsliste der Dinge, die man essen soll; es kommt auf eine gute gesundheitliche Gesamtverfassung des Stoffwechsels an: Achten Sie auf ein gesundes Körpergewicht; nehmen Sie genügend Nahrung auf, um sich und Ihr Baby zu ernähren; achten Sie auf einen ausgewogenen Speiseplan mit den richtigen Anteilen an Proteinen, Fetten und Kohlenhydraten; nehmen Sie genügend Vitamine und Mineralien zu sich - vor allem solche, die in den entscheidenden Phasen der fötalen Entwicklung besonders nötig sind. Indem Sie sich fit halten und Ihren Stresslevel senken, tragen Sie ebenfalls dazu bei, während der Schwangerschaft eine gesunde Umwelt für Ihr Baby zu schaffen.

Die Maßnahmen, die Sie jetzt ergreifen, um sich gesund zu halten, können auch ein Muster für eine gesunde Lebensweise nach der Schwangerschaft bilden und auch anderen Familienmitgliedern ein Vorbild geben. Die folgenden Kapitel werden Ihnen Empfehlungen dafür geben, wie Sie während der Schwangerschaft die beste Ernährung erzielen können. Die Erkenntnisse aus der Erforschung der fötalen Programmierung zeigen uns, weshalb die Befolgung dieser Richtlinien noch wichtiger ist, als wir bisher geglaubt hatten.

Setzt fötale Stoffwechselprogrammierung werdende Mütter unter Druck?

Ich würde gerne einige Bedenken ansprechen, die Mütter hegen könnten, wenn sie von Forschung über fötale Programmierung hören. Die Präsentation von Nachrichten über fötale Programmierung mag für Mütter manchmal recht bedrohlich wirken.

Viele Mütter haben bereits das Gefühl, dass ihre gesundheitlich relevanten Gewohnheiten - durch ihre Partner, Familien, Arbeitskollegen und sogar vollkommen Fremde - während der Schwangerschaft sehr kritisch gesehen werden. Wenn man der fötalen Phase in gesundheitlichen Fragen insgesamt immer mehr Beachtung schenkt - wird das nicht auch dazu führen, dass Mütter dann sich selbst die Schuld für die gesundheitlichen Probleme ihrer Kinder geben, oder dass die Gesellschaft durch Schuldzuweisungen noch mehr Druck auf Mütter ausübt? Die Barker-Hypothese wird in den Medien oft mit einer Schlagzeile wie „Gib deiner Mutter die Schuld für deine schlechte Gesundheit" (oder etwas ähnlich Provokativem) eingeleitet.

Ich hoffe, dass wir von den Informationen, die wir über fötale Gesundheit gewinnen, besseren Gebrauch machen werden. Ich glaube nicht, dass Frauen sich von der laufenden Forschung über fötale Programmierung bedroht fühlen müssen. Stattdessen hoffe ich, dass Frauen eine Chance darin sehen, dass sie diese Informationen zugunsten einer gesünderen Schwangerschaft anwenden können. Ich hoffe, dass die Gesellschaft auf diese neuen Ideen dadurch reagieren wird, dass sie Frauen besseren Zugang zu den Möglichkeiten und Hilfen gewährt, die sie brauchen, um vor, während und nach der Schwangerschaft so gesund wie möglich zu bleiben. Ich hoffe, dass diese Informationen unser Verständnis dafür verbessern werden, wie unser Verhalten und unsere Umwelt einen schlechten Gesundheitszustand und Krankheit verursachen können, weil viele ernährungsbedingte Gesundheitsprobleme von den Lebensumständen abhängig sind; zu diesen zählen z.B. wirtschaftlicher und sozialer Status, mentale Gesundheit, Stress sowie ethnische und rassische Hintergründe. Ich hoffe auch, dass diese Forschung im Endeffekt der Gesundheit von Frauen zugute kommen wird, indem sie uns daran erinnert, dass gesunde Mütter die Grundlage für eine gesunde Bevölkerung sind.

Vergessen Sie nicht: Für die Gesundheit Ihres Babys sorgen Sie dann am besten, wenn Sie für Ihre eigene Gesundheit sorgen, indem Sie Ihr eigenes Wohlbefinden pflegen und wertschätzen.

Fötale Stoffwechselprogrammierung – Zusammenfassung

Ihr Stoffwechsel ist wie der Motor Ihres Körpers. Die gesundheitliche Verfassung Ihres Stoffwechsels hängt davon ab, wie Ihre Stoffwechselmaschine genetisch gebaut ist, wie sie im Uterus zusammengebaut wird und wie sie im Lauf des Lebens gepflegt wird. Und vergessen Sie nicht:

- Neuere Forschung hat gezeigt, dass bei der Zusammensetzung der Stoffwechselmaschine im Mutterbauch der Stoffwechsel eines Menschen unter bestimmen Gesichtspunkten „programmiert" wird.
- Die Auswirkungen fötaler Programmierung können die Gesundheit eines Erwachsenen und dadurch das Risiko späterer Gesundheitsprobleme und chronischer Erkrankungen beeinflussen.
- Indem Sie Ihrer Gesundheit und Ihrem Speiseplan während der Schwangerschaft besondere Beachtung schenken, tragen Sie dazu bei, dass Ihr Baby gesund geboren wird und zu einem gesunden Erwachsenen heranwächst.

4

Gesunde Ernährung für das werdende Leben

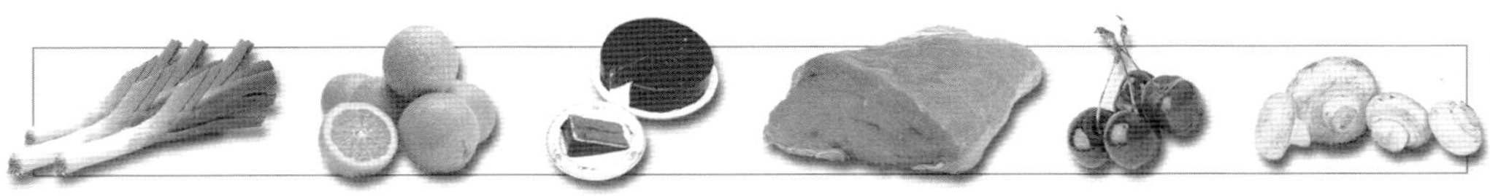

Ich hoffe, ich konnte Sie davon überzeugen, dass Ihre Ernährung während der Schwangerschaft eine entscheidende Rolle spielt, und dass die wohlbedachte Auswahl, die Sie treffen, dazu beitragen wird, die Gesundheit Ihres Kindes für das ganze Leben zu sichern. In dieser Phase verdient die Ernährung eine ganz besondere Aufmerksamkeit, auch wenn das bedeutet, dass Sie einige Neigungen beschränken oder mit bestimmten Essgewohnheiten brechen müssen.

Wahrscheinlich haben Sie bereits gehört, dass Sie während der Schwangerschaft „für zwei" essen. Diese Botschaft ist verwirrend, weil sie sich scheinbar auf die *Menge* der Nahrungsmittel bezieht, die Sie zu sich nehmen. Zunächst einmal müssen schwangere Frauen, die insgesamt gut ernährt sind, nicht wesentlich mehr Kalorien einnehmen, als sie das normalerweise tun. Auch in den Phasen, in denen Ihr Baby am schnellsten wächst, müssen Sie pro Tag lediglich 300 Kalorien zusätzlich aufnehmen - das entspricht einem Berliner, einem Ei auf Toast oder einer Banane mit einem großen Glas Milch. Das lässt sich durch einen Extra-Snack pro Tag umsetzen oder dadurch, dass Sie etwas größere Portionen einnehmen, als Sie das normalerweise tun.

Bei den meisten Frauen kommt es also nicht auf die *Menge* der Nahrung an, die sie konsumieren, sondern auf die Verbesserung der *Qualität* ihrer Ernährung. Es ist allzu einfach, den Speiseplan mit Nahrungsmitteln zu polstern, die satt machen und gut schmecken, aber nicht die Nährstoffe enthalten, die Sie für das Wachstum und die Entwicklung Ihres Kindes brauchen.

Worin besteht ein gesunder Speiseplan für eine gesunde Frau? Er sollte mehrere Zwecke erfüllen:

- Er sollte genügend Kalorien (Energie) liefern, um Ihren Körper und das Wachstum des Körpers Ihres Babys zu versorgen.
- Er sollte alle Rohstoffe enthalten (Proteine, Fette, Vitamine und Mineralien), die Sie brauchen, um sich selbst gesund zu halten und den Körper Ihres Babys aufzubauen.
- Er sollte Nahrungsmittel und andere Substanzen ausschließen oder begrenzen, die sich auf den Körper Ihres Babys nachteilig auswirken können.
- Er sollte die allgemeine gesundheitliche Verfassung Ihres Stoffwechselsystems verbessern, indem er Ihnen gestattet, ein gesundes Körpergewicht, einen gesunden Blutzuckerspiegel und einen gesunden Blutdruck zu halten.

Schwangere Frauen fühlen sich verständlicherweise von Ratschlägen über Ernährung manchmal überwältigt. Allzu oft hören wir von Lebensmitteln, die während der Schwangerschaft „schlecht" sind, und das kann bei manchen Frauen den Eindruck erwecken, dass es im Grunde nichts gibt, was sie essen können.

Es gibt keinen Grund, sich während einer Schwangerschaft über die Maßen einzuschränken, denn mit Ausnahme einiger wichtiger schädlicher Substanzen gibt es nur wenige Lebensmittel, die in dieser Zeit ausgeschlossen werden sollten. Die Erörterung einiger Dinge, die man ausschließen sollte, habe ich mir für das nächste Kapitel vorbehalten. In diesem Kapitel würde ich gerne darüber reden, wie Sie Ihre Ernährung für sich und Ihr Baby in bestmöglicher Weise verbessern können. Es geht nicht nur darum, bestimmte Dinge grundsätzlich zu meiden; es geht vielmehr darum, bestimmte gesunde, nahrhafte Lebensmittel einzuplanen.

Anstatt zu fragen, welche einzelnen Lebensmittel gut oder schlecht sind, wollen wir lieber danach fragen, wie die Lebensmittel, die Sie täglich oder wöchentlich essen, sich gegenseitig ergänzen und eine gesunde Diät bilden können. Ich werde Ihnen keinen komplizierten Plan geben, den Sie während der Schwangerschaft befolgen müssen, wie das in anderen Büchern zum Teil der Fall ist, weil solch ein strenger Satz von Regeln einfach nicht wissenschaftlich begründet ist. Stattdessen müssen Sie lediglich einige einzelne einfache Schritte verstehen und befolgen, um sicherzustellen, dass Ihre Ernährung optimal ist:

- Achten Sie besonders auf einige wenige ganz entscheidende Nährstoffe, die Ihr Baby für sein Wachstum braucht.
- Wählen Sie Lebensmittel, die besonders viele wichtige Nährstoffe enthalten und begrenzen Sie „leere" Kalorien.
- Achten Sie auf eine ausgewogene Ernährung.

Verbessern Sie Ihre gesundheitliche Verfassung endgültig

Für viele Frauen mag die Schwangerschaft die erste Zeit sein, in der sie wirklich beginnen, ihre Ernährung unter gesundheitlichen Gesichtspunkten zu beurteilen. Wenn ein Baby in ihnen heranwächst, wird ihnen plötzlich bewusst, welche Nährstoffe in den Lebensmitteln enthalten sind; sie beginnen zu fragen, ob diese Lebensmittel tatsächlich nahrhaft sind oder nur eine leere Kalorienquelle bilden. Viele Frauen nehmen einiges auf sich, um während der Schwangerschaft ihr Verhalten und ihre Essgewohnheiten zu ändern – aber was geschieht danach?

Sie können die Zeit während der Schwangerschaft nutzen, um Ihre Ernährungsgewohnheiten grundsätzlich und dauerhaft zu ändern, so dass Sie auch nach der Schwangerschaft gesünder leben und das Risiko chronischer Erkrankungen im späteren Leben senken. Viele Mütter machen sich Sorgen über die Gewichtszunahme während der Schwangerschaft, vor allem, wenn sie gerade für ein Neugeborenes sorgen. Die Anstrengungen, die Sie jetzt unternehmen, um Ihre Gewohnheiten zu ändern, tragen auch dazu bei, nach der Schwangerschaft auf sichere Weise abzunehmen und weiterhin bei guter gesundheitlicher Verfassung zu bleiben. Manche der Hinweise in diesem Buch beziehen sich speziell auf die Schwangerschaft, vor allem die Abschnitte über spezielle Nährstoffe, die schwangere Frauen brauchen. Aber ein großer Teil der Informationen über eine ausgewogene Ernährung und eine gesündere Lebensmittelauswahl gelten für alle Diäten: Was für Ihr Baby gesund ist, ist auch für Sie selbst gesund. Die Veränderung von Ernährungsgewohnheiten ist eine schwierige Aufgabe. Aber die Sorge um die Gesundheit Ihres Babys kann Ihnen dazu den nötigen Antrieb geben. Das letzte Kapitel in diesem Buch behandelt die Ernährung nach der Schwangerschaft und gibt Tipps, wie Sie die Ergebnisse der harten Arbeit, die Sie während der Schwangerschaft geleistet haben, in Ihr tägliches Leben integrieren können.

Besondere Anforderungen während der Schwangerschaft

Ihr Körper hat während der Schwangerschaft Bedarf an bestimmten Nährstoffen. Zum großen Teil kann der Bedarf durch eine ausgewogene Ernährung mit gesunden Lebensmitteln gedeckt werden. Aber in manchen Fällen müssen Sie während der Schwangerschaft die Zufuhr bestimmter Nährstoffe drastisch erhöhen. Und manche davon können allein über die Nahrung nur schwer gedeckt werden - wir werden das Thema Nahrungsergänzungen in diesem Kapitel knapp und in Kapitel 6 ausführlich behandeln.

Kalorien

Wie bereits erwähnt, ist Ihr Energiebedarf während der Schwangerschaft etwas höher als sonst. Diese Energie wird für das Wachstum Ihres Babys gebraucht, um Ihre Plazenta, einige neue Blutgefäße und andere Gewebe zu bilden und den Stoffwechsel dieser neuen Gewebestrukturen zu versorgen. Und weil eine durchschnittliche Frau während der Schwangerschaft ihre Körpermasse um 20% erhöht, verbraucht jede Bewegung, die sie vollzieht, am Ende der Schwangerschaft 20% mehr Energie. Ihr Kalorienbedarf ist aber durchaus kein Freibrief, um sich zu überessen. Im Verlauf Ihrer gesamten Schwangerschaft verbraucht Ihr Körper rund 80.000 zusätzliche Kalorien. Das sind rund 300 zusätzliche Kalorien pro Tag - das entspricht der Größe eines gehaltvollen Snacks. Es mag schwer zu beurteilen sein, ob Sie Ihre Nahrungsaufnahme um diese Menge erhöhen, weil wir meist gar nicht wissen, wie viele Kalorien wir täglich verbrauchen. Achten Sie kurzfristig auf die Signale Ihres Appetits und beobachten Sie langfristig Ihre Gewichtszunahme, um festzustellen, ob Sie die richtige Menge Kalorien zu sich nehmen (Kapitel 7 wird Ihre Gewichtsziele im Einzelnen erklären). Wiederholte Anfälle von Übelkeit und dramatische Veränderungen im Verlangen nach bestimmten Lebensmitteln (und in der Abneigung gegen andere) können beim Konsum von hinreichend vielen Kalorien hinderlich sein. Wenn es Ihnen schwer fällt, die nötige Menge zu essen, dann sollten Sie einen Arzt oder eine Ernährungsberatung um Rat fragen, um Mittel und Wege zu finden, sich ausreichend zu ernähren.

Proteine

Sie werden während der Schwangerschaft mehr Proteine benötigen, als zu anderen Zeiten in Ihrem Leben, weil Proteine die Bausteine wachsender fötaler Gewebestrukturen bilden. Schwangere Frauen brauchen pro Tag rund 70 Gramm Proteine; das sind 25 Gramm mehr als sonst, was einer zusätzlichen Portion Fleisch oder einem zusätzlichen großen Glas Milch zu Ihrer normalen Ernährung entspricht. Die Mehrheit der Amerikaner nimmt allerdings mit ihrem gewöhnlichen Essen mehr als genug Proteine auf.

Wenn Sie dazu neigen, viele kohlenhydratreiche Lebensmittel (wie Brot und Pasta) zu essen, und nur selten Fleisch, Tofu, Bohnen oder Milchprodukte einnehmen, werden Sie besonders darauf achten müssen, mehr proteinreiche Lebensmittel einzuplanen. Ansonsten sollten Sie lediglich darauf achten, dass Sie bei jeder Mahlzeit und den meisten Snacks etwas Protein einnehmen. Wenn Sie einen proteinreichen Snack zu Ihrer normalen Ernährung hinzufügen, können Sie ohne viel Aufwand sowohl die Extra-Kalorien, als auch die Proteine einnehmen, die Sie während Ihrer Schwangerschaft brauchen.

Folat (Folsäure)

Seit 1998 wird in den USA allen angereicherten Cerealien und Getreideprodukten Folsäure beigemischt, um den Folsäureanteil in der Ernährung der gesamten Bevölkerung zu heben. Dieses Vitamin spielt bei der Entwicklung eines Embryos eine entscheidende Rolle. Frauen mit niedrigem Folsäurepegel gehen ein erhöhtes Risiko ein, Babys mit Rückenmarkdefekten, wie Spina bifida, zur Welt zu bringen - das ist eine Schädigung, die auftritt, wenn die kleine Geweberöhre, aus der später einmal Gehirn und Rückenmark entstehen, sich bei der frühen Entwicklung eines Embryos nicht richtig schließt. In Kapitel 1 haben wir bereits auf die Notwendigkeit hingewiesen, Folsäure möglichst schon vor der Schwangerschaft einzunehmen. Die Schließung des Neuralrohrs eines Embryos vollzieht sich sehr früh im Verlauf der Schwangerschaft, in manchen Fällen sogar noch bevor eine Frau weiß, dass sie schwanger ist. Aber auch während der Schwangerschaft sollten Frauen weiterhin Folsäure einnehmen, weil ein niedriger Pegel unter anderem das Risiko von Komplikationen während der Schwangerschaft erhöht. Die *Dietary Guidelines* der amerikanischen Bundesregierung rufen Frauen, die schwanger oder im gebärfähigen Alter sind, dazu auf, Folsäure in Form von Nahrungsergänzungen zusätzlich zu natürlichen Nahrungsquellen einzunehmen.

Eine Ergänzung des Folsäurekonsums um rund 600 Mikrogramm pro Tag wird allen schwangeren Frauen empfohlen, wie auch der Konsum von Lebensmitteln, die von Natur aus einen hohen Folsäureanteil enthalten, z.B. Orangensaft, Spinat, Spargel, Kohl, Blattsalate, gekochte getrocknete Bohnen und Erbsen sowie Vollkornbrote und -cerealien.

Folsäuregehalt in Lebensmitteln *Tagesbedarf: 600 Mikrogramm insgesamt (einschließlich der Menge, die in pränatalen Vitaminpräparaten oder in Nahrungsergänzungen enthalten ist)*	
1 Tasse der meisten Frühstücks-Cerealien	100 Mikrogramm
½ Tasse gekochte Linsen	180 Mikrogramm
½ Tasse Wachtelbohnen	147 Mikrogramm
½ Tasse gekochter Spargel (sechs Stangen)	130 Mikrogramm
½ Tasse gekochter Spinat	130 Mikrogramm
½ Tasse Weizenkeime	100 Mikrogramm
½ Tasse Orangensaft, aus gefrorenem Konzentrat	109 Mikrogramm

Eisen

Bei zu geringem Eisenpegel ist der Körper nicht in der Lage, hinreichend viel Hämoglobin zu produzieren; das ist das Molekül, das es den roten Blutzellen möglich macht, die Gewebezellen des Körpers mit Sauerstoff zu versorgen.

Studien konnten belegen, dass ein niedriger Eisenpegel bei schwangeren Frauen das Risiko erhöht, dass ihre Babys zu früh und untergewichtig geboren werden. Ein Eisenmangel setzt Sie außerdem dem Risiko der Anämie und chronischer Müdigkeit aus, was vor allem in der Schwangerschaft besonders oft geschieht, weil das Blut sich verdünnt, um sein Volumen zu erhöhen. Schwangere Frauen müssen ihre normale tägliche Eisendosis verdoppeln, um die Plazenta zu bilden und zu vergrößern, die viele Blutgefäße enthält.

Eisen ist in rotem Fleisch, in dunklem Geflügelfleisch und in einigen dunklen Blattgemüsearten enthalten. Trotzdem haben die meisten Frauen Probleme, hinreichend viel Eisen aus Lebensmitteln zu beziehen. Viele Frauen müssen deshalb ihren Eisenkonsum während der gesamten Schwangerschaft um rund 30 Milligramm pro Tag durch Nahrungsergänzungen aufstocken. Wir werden die Auswahl einer pränatalen Nahrungsergänzung in Kapitel 6 ausführlicher behandeln. Auch bei Einnahme einer Nahrungsergänzung können Sie vom Konsum eisenhaltiger Nahrung profitieren. Das Eisen, das in angereicherten Cerealien und in Gemüse, wie Spinat, enthalten ist, kann der Körper nicht so leicht verwerten wie das, das in tierischen Produkten enthalten ist; Sie können die Absorption des Eisens jedoch verbessern, indem Sie eisenhaltige Nahrungsmittel mit Obst und Gemüse kombinieren, das Vitamin C enthält.

Eisengehalt in Lebensmitteln *Tagesbedarf: 30 Milligramm (die meisten Frauen benötigen eine Nahrungsergänzung, um diesen Bedarf zu decken)*	
100 Gramm extra-magerer Hamburger	3,14 Milligramm
1 Tasse trockene geröstete gemischte Nüsse	5,07 Milligramm
1 Ei	0,73 Milligramm
1 Tasse gekochte Sojabohnen	8,84 Milligramm
1 Tasse Frühstückscerealien	22,4 Milligramm
1 Tasse Kellogg's Rosinenkleie	4,60 Milligramm
1 Packung Instant Haferbrei	6,30 Milligramm
½ Tasse gekochter Spinat	3,20 Milligramm

Zink

Zahlreiche Studien belegen, dass bei Frauen, deren Ernährung niedrige Zink-Werte aufweist, das Risiko einer Frühgeburt höher ist, und dass ihre Babys bei der Geburt tendenziell ein zu geringes Gewicht haben. Klinische Tests mit Zink-Nahrungsergänzungen haben noch keine eindeutigen Resultate erzielt, die belegen, dass zusätzliches Zink von Vorteil ist, aber vorsorglich sollten Sie während der Schwangerschaft besser höhere Mengen dieses Minerals konsumieren. Zink ist in tierischen Produkten, vor allem in rotem Fleisch, enthalten und ferner auch in Vollkornprodukten, Nüssen, Gemüse und manchen angereicherten Frühstücks-Cerealien. Die meisten Frauen benötigen keine spezielle Zink-Ergänzung, aber es könnte von Vorteil sein eine zu nehmen (rund 25 Milligramm pro Tag), wenn Sie unter einer Krankheit leiden, in einer schlechten allgemeinen gesundheitlichen Verfassung sind oder unter Stress stehen, weil diese Bedingungen die Fähigkeit Ihres Körpers beeinträchtigen können, Ihr Baby mit Zink zu versorgen.

Zinkgehalt in Lebensmitteln *Tagesbedarf: 15 Milligramm*	
1 Tasse Baked Beans aus der Dose	4,24 Milligramm
1 extra-magere Frikadelle (85g)	5,40 Milligramm
¼ Tasse Sonnenblumenkerne	1,70 Milligramm
1 Tasse gekochte Erbsen	2,00 Milligramm
1 225g-Becher fettarmer Naturjoghurt	2,00 Milligramm
½ Tasse gekochter Spinat	0,70 Milligramm

Kalzium

Ein Fötus nimmt im Verlauf einer Schwangerschaft rund 25-30 Gramm Kalzium von seiner Mutter auf, in der Hauptsache im dritten Trimester. Der größte Teil dieses Kalziums wird verwendet, um Knochen und Knorpel zu bilden, aber ein Teil davon hilft auch, Blutgefäße zu schließen und zu öffnen, Nervensignale zu übermitteln, Muskelkontraktionen auszulösen und Hormone aus Drüsen auszuscheiden.

Trotzdem wird der größte Teil dieses Kalziums kostenlos von der Mutter zur Verfügung gestellt. In dieser Zeit wird der Körper einer Frau bei der Absorption und Verwertung von Kalzium erstaunlich effizient, wodurch ein Überschuss gebildet wird, der für ihr Baby aufgespart wird. Die Ergänzung durch zusätzliches Kalzium trägt wenig dazu bei, die Menge zu erhöhen, die für den Fötus verfügbar ist. Trotzdem ist es im Interesse Ihrer eigenen Gesundheit wichtig, dass Sie mit Ihrer Nahrung für sich selbst genügend Kalzium aufnehmen, und zwar rund 1.000 Milligramm pro Tag; denn andernfalls könnte Ihr Körper Kalzium aus Ihren Knochen und Zähnen abziehen, um auf Kosten Ihrer eigenen Gesundheit Ihr Baby zu versorgen. Zahlreiche Studien deuten außerdem darauf hin, dass Kalzium (vor allem bei Frauen, die eine besondere Neigung zu dieser Beschwerde haben) dazu beiträgt, das Risiko einer Schwangerschaftstoxikose zu senken - einer Beschwerde, die sich durch Schwellungen, Bluthochdruck und Eiweiß im Urin äußert. Wenn Sie viele Milchprodukte konsumieren, in der Größenordnung von drei Portionen Milch, Käse, oder Joghurt pro Tag, sind Nahrungsergänzungen nicht erforderlich; aber andernfalls sollten Sie eine Kalzium-Ergänzung einnehmen. Jugendliche oder junge Mütter, deren eigene Knochen noch wachsen, sollten versuchen, noch mehr Kalzium einzunehmen - rund 1.300 Milligramm pro Tag. Diese Frauen sollten eine Kalzium-Ergänzung einnehmen, denn sonst könnten sie auch ihr eigenes Wachstum aufs Spiel setzen. Der Kalziumbedarf ist im letzten Trimester der Schwangerschaft am größten, aber es wird empfohlen, dass Sie diesen Level im Verlauf der gesamten Schwangerschaft halten.

Kalziumgehalt in Lebensmitteln *Tagesbedarf: 1.000 Milligramm (1.300 Milligramm für Frauen unter 18 Jahren)*	
1 Tasse Joghurt	350-400 Milligramm
1 Tasse Milch	300 Milligramm
1 Stück Käse (30g)	200 Milligramm
1 Tasse Hüttenkäse	150 Milligramm
1 Tasse reiner Tofu	200 Milligramm
¼ Tasse Mandeln	75 Milligramm
½ Tasse Brokkoli	50 Milligramm

Vitamin C

Im Unterschied zum Kalzium hängt die Menge Vitamin C, die ein Fötus bekommt, vom Speiseplan der Mutter ab. Vitamin C ist ein Antioxidationsmittel, das das Körpergewebe vor Schaden bewahrt und das benötigt wird, um Kollagen und chemische Signale im Gehirn zu produzieren. Ein Mangel an Vitamin C kann zu Schwangerschaftskomplikationen wie Frühgeburten und Infektionen führen. Schwangere Frauen sollten pro Tag rund 10 Milligramm mehr Vitamin C konsumieren als andere Frauen, nämlich insgesamt 85 Milligramm pro Tag insgesamt. Sie können diese Menge sehr leicht erreichen, indem Sie täglich Obst und Gemüse essen, vor allem Zitrusfrüchte, Brokkoli, Paprika, Erdbeeren und Tomaten. Lebensmittel mit hohem Vitamin-C-Gehalt tragen außerdem dazu bei, das Eisen in Ihrer Nahrung besser zu absorbieren. Wenn Sie sich für eine Nahrungsergänzung entscheiden, sollten Sie es nicht übertreiben: Viele Menschen haben es sich angewöhnt, Vitamin-C-Pillen zu essen, weil sie irrtümlich glauben, es schütze sie vor Erkältung. Eine zu hohe Dosis irgend eines Vitamins könnte Ihrem Baby gefährlich werden.

Vitamin-C-Gehalt in Lebensmitteln *Tagesbedarf: 85 Milligramm*	
½ Tasse süße rote Paprika	100 Milligramm
½ Tasse süße grüne Paprika	56 Milligramm
1 gebackene Kartoffel mit Haut	20 Milligramm
1 Orange	70 Milligramm
1 Tasse gewürfelte Tomaten	23 Milligramm
1 Mango	57 Milligramm
½ Tasse gekochter Brokkoli	50 Milligramm
1 Tasse frische Erdbeeren	85 Milligramm

Vitamin A

Vitamin A ist für viele Körperfunktionen entscheidend, z.B. für die Sehkraft, das Immunsystem und das Wachstum sowie die Entwicklung des werdenden Embryos in der frühen Phase. Ein Mangel an Vitamin A während der Schwangerschaft hemmt das Wachstum des Embryos und trägt zu Frühgeburten und niedrigem Geburtsgewicht bei, was für die Gesundheit des Babys kurz- und langfristige Probleme verursachen kann. Gleichzeitig ist es belegt, dass die Einnahme von Vitamin-A-Nahrungsergänzungen in sehr hohen Dosierungen Geburtsfehler verursachen kann. Zwar schadet es nicht, wenn man etwas Vitamin A zusätzlich durch pränatale Multivitaminpräparate einnimmt, aber in der Hauptsache sollte man das zusätzliche Vitamin A nicht durch Nahrungsergänzungen einnehmen, sondern durch gewöhnliche Lebensmittel. Vitamin-A-Vorstufen sind in vielen Obst- und Gemüsesorten in der Form von Carotinoiden enthalten, wie z.B. Beta-Carotin (das ist das Pigment, das Karotten, Riesen-

Schwangerschaften bei Teenagern

Jugendliche und Teenager haben währen der Schwangerschaft einen besonders hohen Bedarf an Milchprodukten, weil sie zusätzlich für das Wachstum eines Fötus sorgen müssen, obwohl ihre eigenen Körper noch gar nicht vollständig entwickelt sind. Studien an jugendlichen Schwangeren haben gezeigt, dass heranwachsende Mütter stärker als erwachsene Mütter mit ihren Föten um Nährstoffe konkurrieren. Außerdem ist bei Jugendlichen das Risiko, ein Kind von zu geringem Geburtsgewicht zur Welt zu bringen oder eine Frühgeburt zu haben, doppelt so groß. Jeglicher Mangel in der Ernährung könnte die Gesundheit von Mutter und Kind gefährden. Obwohl eine gesunde Ernährung für jüngere schwangere Frauen noch wichtiger ist, pflegen sie oft schlechtere Ernährungsgewohnheiten als erwachsene Frauen und müssen radikalere Änderungen an ihren Ernährungsgewohnheiten vornehmen, um eine gesunde Schwangerschaft zu haben. Und weil über 90% der Schwangerschaften im Teenager-Alter ungeplant sind, sind Teenager mit weit geringerer Wahrscheinlichkeit auf eine Schwangerschaft vorbereitet. Für jugendliche und junge Frauen ist es besonders wichtig, dass sie sich frühzeitig um pränatale Vorsorge bemühen (z.B. um eine Ernährungsberatung), die ihnen helfen kann, die nötigen Veränderungen in ihren Ernährungsgewohnheiten vorzunehmen.

Schwangere Teenager brauchen zusätzliche Mengen Kalzium und Phosphor, weil diese beiden Stoffe für den Knochenbau besonders wichtig sind, und ferner etwas größere Mengen an Magnesium und Zink. Sie sollten deshalb in höherem Maße fettarme oder fettfreie Milchprodukte, mageres rotes Fleisch, grünes Blattgemüse, Vollkornprodukte und Hülsenfrüchte einnehmen, als sie das gewöhnlich tun. Ein pränatales Multivitamin-Präparat kann ebenfalls dazu beitragen, die Ernährung einer jungen Mutter zu sichern (siehe Kapitel 6 zu weiteren Informationen über Nahrungsergänzungen). Aber junge Mütter sollten auch darauf achten, dass sie Vitamin- und Mineralienergänzungen nicht überdosieren – vor allem nicht Vitamin A, das sich im Körper anreichern und einen Fötus vergiften kann.

kürbissen, Mangos und Süßkartoffeln ihre typische Farbe verleiht). Große Mengen an Beta-Carotin sind auch in grünem Blattgemüse enthalten. Die großen Mengen Beta-Carotin in diesen Lebensmitteln führen nicht zu einem Überschuss an Vitamin A im Körper. Präformiertes Vitamin A ist in tierischen Produkten wie Fleisch, Eiern und Milchprodukten enthalten und ist in der Regel nicht hinreichend stark konzentriert, um eine Vergiftung zu verursachen.

Vitamin-A-Gehalt in Lebensmitteln *Tagesbedarf: 2,565 I.E. (I.E. = Internationale Einheit; 1 I.E. Vitamin A entspricht 0,3 µg)*	
½ Süßkartoffel, mit Schale	2.310 I.E.
½ Tasse rohe Karotten	1.089 I.E.
1 Tasse grüner Blattsalat	660 I.E.
1 Tasse fettarme Milch mit zusätzlichem Vitamin A	495 I.E.
1 großes Ei	264 I.E.
½ Tasse gekochtes Kohlgemüse aus der Tiefkühltruhe	1.617 I.E.
1 Tasse Cheerios (Hafer-Cerealien)	495 I.E.

Maximieren Sie den Nährstoffgehalt Ihres Speiseplans

Ihr wichtigstes Ziel während der Schwangerschaft besteht darin, sicherzustellen, dass Ihre Ernährung alle Bestandteile enthält, die Sie brauchen, um Ihr Baby zu versorgen. Das bedeutet, dass Sie durch Ihre Lebensmittelauswahl den Nährstoffgehalt Ihrer Ernährung maximieren und sicherstellen müssen, dass diese Lebensmittel stets nahrhaft sind (und keine leeren Kalorienquellen bilden). Die Arten von Lebensmitteln, die man isst, können in allgemeine Klassen eingeteilt werden, die Ihnen wahrscheinlich geläufig sind: Teigwaren, Obst und Gemüse, proteinhaltige Lebensmittel und Milchprodukte. Wir werden noch sehen, wie sich aus diesen eine ausgewogene Diät zusammenstellen lässt. Aber woran können Sie erkennen, welche Nahrungsmittel aus jeder Gruppe für Sie und Ihr Baby am gesündesten sind?

Teigwaren

Die Gruppe der Teigwaren ist die hauptsächliche Quelle von Kohlenhydraten in unserem Speiseplan und umfasst alles von Reis, Pasta, Cerealien und Brot bis Chips,

Kuchen und Kekse. Ein gesunder Speiseplan sollte so viele Vollkornprodukte wie möglich enthalten – im Unterschied zu Raffinadeprodukten.

Worin besteht der große Vorteil von Vollkornprodukten? Die meisten Kohlenhydrate, die man zu sich nimmt, werden gespalten und zu Zuckern verarbeitet, die die Hauptenergiequellen des Körpers bilden. Die verdauten Zucker werden in Ihren Blutkreislauf eingespeist. Ihr Körper schüttet dann das Hormon Insulin aus, das den Gewebezellen sagt, dass Nahrung unterwegs ist; diese absorbieren dann den Zucker aus Ihrem Blut, um ihn als Treibstoff für den Stoffwechsel zu verwerten. Leichtverdauliche Kohlenhydrate lassen sowohl den Blutzucker- als auch den Insulinpegel in die Höhe schnellen und dann wieder abfallen, weil der Zucker schnell absorbiert wird. Starke Schwankungen im Blutzuckerspiegel können im Lauf der Zeit dazu führen, dass die Insulin-Signale versagen, was zu einem chronisch erhöhten Blutzuckerspiegel (Diabetes) führt. Schwangere Frauen sind für die Entwicklung von Diabetes besonders anfällig, und ungesunde Blutzuckerpegel können langfristige Auswirkungen auf den Stoffwechsel und auf die gesundheitliche Verfassung ihres Babys haben. Kohlenhydrate, die nur langsam verdaut werden – wie Vollkornprodukte – haben moderatere Auswirkungen auf den Blutzuckerspiegel. Die *Dietary Guidelines for Americans*, die die amerikanische Bundesregierung im Jahre 2005 herausgegeben hat, weisen darauf hin, dass Vollkornprodukte zu den entscheidenden Lebensmitteln zählen, deren Anteil in der Ernährung deutlich erhöht werden muss.

Vegetarische und andere spezielle Diäten

Schwangere Frauen sollten für ihren Speiseplan einen konservativen Ansatz wählen. Wir können nicht immer ganz genau sagen, wie spezielle Diäten auf einen entstehenden Fötus wirken, und ob wichtige Nährstoffe fehlen, die während der Schwangerschaft benötigt werden. Befolgen Sie *niemals* eine Diät, die verlangt, dass Sie ausschließlich bestimmte Nahrungsmittel essen, wie z.B. hochgradig proteinhaltige oder stark kohlenhydrathaltige Diäten. Ihr Baby braucht eine ausgewogene Ernährung, die Kohlenhydrate, Fette und Proteine gleichermaßen enthält.

Vegetarierinnen werden möglicherweise Probleme haben, ihren Proteinbedarf zu decken, wenn sie nicht darauf achten, eine breite Vielfalt von Proteinen in ihren Ernährungsplan aufzunehmen. Es kommt nicht nur auf die *Menge* der Proteine an – sondern die *Art* der Proteine ist ebenfalls entscheidend, weil Proteine aus verschiedenen Kombinationen von Aminosäuren gebildet sind. Pflanzliche Lebensmittel enthalten jedoch nicht immer alle Sorten von Aminosäuren, die Tiere wie wir benötigen.

Mit etwas besonderer Anstrengung können Sie auch im Rahmen einer vegetarischen Ernährung Ihren Proteinbedarf decken, aber manche Vegetarierinnen entscheiden sich dafür, während der Schwangerschaft sicherheitshalber auch Fleisch zu essen. Diejenigen, die weiterhin an ihrer gewohnten Diät festhalten wollen, sollten darauf achten, dass sie viele eiweißhaltige Hülsenfrüchte essen (Bohnen, Linsen, Kichererbsen, Sojabohnen / Tofu), ferner Vollkornprodukte, Nüsse, Samen und (wenn Sie Ei und Milchprodukte essen) Milch, Käse und Joghurt. Verlassen Sie sich nicht auf eine bestimmte Art von Lebensmitteln, um Ihren Proteinbedarf zu decken. Der sicherste Weg, Ihren Grundbedarf zu decken, besteht darin, eine breite Vielfalt an unterschiedlichen pflanzlichen Lebensmitteln zu verzehren. Stellen Sie sicher, dass Sie bei *jeder* Mahlzeit und *jedem* Snack mindestens ein proteinreiches Lebensmittel essen.

Veganerinnen (die auch keine Eier und Milchprodukte zu sich nehmen) sollten möglicherweise im Interesse der Gesundheit ihres Babys ihre Essgewohnheiten ändern. Wenn Sie weiterhin auf Ei und Milch verzichten wollen, sollten Sie eine staatlich anerkannte Ernährungsberatung aufsuchen, um eine Ernährungsweise zu planen, die Ihren Bedarf bestmöglich deckt, und diese Empfehlungen streng befolgen.

Wenn Sie nur wenig Fleisch oder Milchprodukte verzehren oder wenn Sie Vegetarierin sind, müssen Sie Ihre Diät möglicherweise durch einige wichtige Nährstoffe ergänzen. Vitamin B_{12} ist vor allem in Tierprodukten enthalten und wird durch den Fötus zur Bildung neuer Zellen benötigt. Vegetarierinnen sollten möglicherweise eine B_{12}-Ergänzung einnehmen, entweder einzeln oder als Teil eines Multivitaminpräparats. Vitamin D ist normalerweise in Milch enthalten und wird außerdem bei Sonneneinstrahlung im Körper erzeugt. Wenn Sie keine Milchprodukte essen – und vor allem, wenn Sie nur selten an der Sonne sind –, können Sie auch eine Extra-Dosis von 10 Mikrogramm (400 I.E.) Vitamin D einnehmen. Andernfalls könnten Sie einen Mangel an Eisen und Zink riskieren – siehe Kapitel 6 zu Informationen über pränatale Nahrungsergänzungen. Ich empfehle jeder Vegetarierin oder Veganerin, mit ihrem Arzt oder einem Ernährungsberater über ihre Ernährung während der Schwangerschaft zu sprechen.

Ballaststoffe sind eine Art von Kohlenhydrat, die nicht zu Zucker zerlegt werden kann und darum das Verdauungssystem weitgehend unverdaut passiert. Obwohl sie keine Energiequelle bilden, bieten Ballaststoffe einige wichtige Vorteile für die Gesundheit. Sie helfen, die Schwankungen des Blutzuckerspiegels zu dämpfen, vor allem, weil die Ballaststoffanteile in Ihrer Nahrung dazu beitragen, den Verdauungsprozess zu bremsen, was verhindert, dass andere Kohlenhydrate zu schnell zu Zucker umgewandelt werden. Sie helfen auch, Verstopfungen zu verhindern, was eine der gängigsten verdauungsrelevanten Beschwerden während der Schwangerschaft ist. In hinreichenden Mengen kann ballaststoffreiche Nahrung langfristig dazu beitragen, ein gesundes Körpergewicht zu halten, weil Ballaststoffe das Gefühl der Sättigung länger aufrechterhalten. Ballaststoffe können ferner dazu beitragen, die Blutcholesterinwerte zu senken, weil sie cholesterinhaltige Gallensäuren im Verdauungssystem binden und verhindern, dass das Cholesterin absorbiert wird.

Um eine möglichst gesunde Zusammensetzung aus Kohlenhydraten zu erzielen, treffen Sie so oft wie möglich diese Nahrungsauswahl:

- *Wählen sie Produkte, die aus Vollkorn-Weizenmehl (und nicht aus Raffinade-Weizenmehl) hergestellt sind.* Die überwiegende Mehrheit der Teigwaren auf dem Markt besteht aus weißem Raffinade-Weizenmehl, bei dessen Erzeugung diejenigen Anteile entfernt werden, die Vitamine und Ballaststoffe enthalten, so dass nur die einfachen Kohlenhydrate übrig bleiben. Weißbrot wird im Körper beinahe wie reiner Zucker verdaut. Aber auch Vollkornprodukte wie Brot, Cracker, Cerealien, Pasta, Tortillas und Pita sind zunehmend im Angebot; diese sind nahrhafter und wirken weniger heftig auf den Blutzuckerspiegel. Stellen Sie sicher, dass „Vollkorn-Weizenmehl" die wichtigste Zutat ist. Manche Produkte enthalten zwar „Weizenmehl" - aber solange es kein „Vollkorn" ist, ist es nichts weiter als weißes Raffinade-Mehl. Achten Sie auch auf den Ballaststoffgehalt auf dem Etikett und wählen Sie ballaststoffreiche Lebensmittel aus.

- *Probieren Sie andere Vollkornprodukte.* Weißer Reis macht einen ähnlichen Raffinade-Prozess durch wie Weizen, wobei eine wichtige Quelle von Ballaststoffen, B-Vitaminen und anderen Nährstoffen entfernt wird. Bevorzugen Sie braunen Reis anstelle von weißem. Andere Vollkornprodukte, wie Gerste, Hirse, Mais, Quinoa oder Buchweizen, können Ihren Speiseplan um Ballaststoffe, Proteine und andere Nährstoffe bereichern - und ein wenig interessante Abwechslung in Ihre Mahlzeiten bringen.

- *Begrenzen Sie stark gesüßte Speisen.* Eine der wichtigsten Quellen von Kohlenhydraten in unserem Speiseplan besteht in zusätzlichen Süßungsmitteln, wie Fruktose-Maissirup. Süßungsmittel werden vielen verarbeiteten Lebensmitteln und Backwaren beigegeben und sind auch in Lebensmitteln enthalten, die man nicht für Süßigkeiten halten würde. Gewöhnen Sie es sich an, die Etiketten auf zusätzliche Süßungsmittel hin zu prüfen. Vergessen Sie nicht, dass viele davon Namen tragen, die gesund klingen, weil wir sie mit Vollkornprodukten und Obst assoziieren, wie z.B. brauner Reis-Sirup, Pektin, Fruchtsirup und Fruchtkonzentrat. Es schadet nicht, ein paar süße Sachen in den Speiseplan einzuplanen, aber die Masse der Kohlenhydrate sollte aus Vollkornprodukten, Obst und Gemüse stammen, nicht aus zusätzlich gesüßten Lebensmitteln.

- *Berechnen Sie den Zuckergehalt.* Prüfen Sie den Gesamtzuckergehalt auf den Nahrungsmitteletiketten Ihrer Lebensmittel. Die Kategorie „Zucker" umfasst auch natürliche Zuckervorkommen (wie z.B. die Laktose in der Milch), deshalb kann man daran nicht ablesen, wie viel davon aus beigefügten Süßungsmitteln stammt. Aber Sie können anhand dieser Angabe ähnliche Produkte miteinander vergleichen, um diejenigen zu finden, die weniger Zucker enthalten.
- *Vermeiden Sie ungesunde Fettsorten.* Viele Teigwaren enthalten Fette, die ungesund sind (siehe nächster Abschnitt). Wenn Sie Cracker, Brot, Chips und andere Backwaren wählen, achten Sie auf Erzeugnisse, die frei von gehärteten (hydrogenisierten) Ölen sind.

Umgang mit Fettsorten

Möglicherweise glauben Sie, dass eine gesunde Ernährung insgesamt einen niedrigen Fettanteil aufweisen muss. Aber das ist nicht in jeder Hinsicht richtig. Auch gesunde Fette spielen eine wichtige Rolle, und tatsächlich sind Fette für das Wachstum und die Entwicklung Ihres Babys unerlässlich. Manche Fette sind für die Körperfunktionen unentbehrlich. Das Problem ist, dass - ähnlich wie bei Zuckerzusätzen, die unseren Speiseplan mit einfachen Zuckern überladen - zu viel Fett oft die anderen wichtigen Nährstoffe aus dem Speiseplan verdrängt. (Die aktuellen *Dietary Guidelines* empfehlen, dass Erwachsene ihren Fettkonsum auf 20-35 Prozent aller Kalorien begrenzen sollten.) Unterschiedliche Arten von Fetten haben unterschiedliche Auswirkungen auf den Körper; die meisten der überschüssigen Fette, die wir essen, sind besonders ungesund.

Neuere Forschungen haben gezeigt, dass es einen Unterschied für den langfristigen Gesundheitszustand macht und zur Vermeidung von Herzkrankheiten beiträgt, wenn man gesunden Fetten gegenüber ungesunden den Vorzug gibt. Aber vor allem in der Schwangerschaft sind gesunde Fette ganz besonders wichtig. Die Fette, die Sie essen, werden zerlegt und in Ihren Blutkreislauf eingespeist. Wenngleich der Fetttransfer von der Mutter zum Fötus ein komplizierter Prozess ist, hängt die Art der Fette, die der Fötus empfängt, doch davon ab, was in Ihrer Ernährung enthalten ist. Sie sollten danach streben, Ihre Ernährung mit denjenigen Fetten aufzufüllen, die Ihr Baby braucht, um zu wachsen - und nicht mit solchen, die unnütz (oder für seine Gesundheit sogar schädlich) sind.

Gesättigte Fette heben den Anteil an „schlechtem" Cholesterin (Low Density Lipoprotein - LDL) im Blut und erhöhen das Risiko von Herzinfarkten und Gehirnschlägen. Diese Fette sind in tierischen Produkten (wie Fleisch und Milchprodukten) und in einigen pflanzlichen Produkten (wie Kokosnüssen) enthalten. Sie werden auch Backwaren und vielen verarbeiteten Produkten beigemengt, damit diese einen volleren Geschmack erhalten. Sie sollten das Maß an gesättigten Fetten in Ihrer Ernährung begrenzen, indem Sie fettarme Milchprodukte und mageres Fleisch wählen und beim Kochen Pflanzenöl anstelle von Butter verwenden.

Trans-Fette werden hergestellt, indem man Pflanzenöle so verändert, dass sie bei Raumtemperatur fest bleiben können; das geschieht durch einen Prozess, der „Hydrierung" genannt wird. Trans-Fette sind in den meisten Margarinen und in vielen fabrikgefertigten Produkten enthalten, vor allem in Backwaren wie Keksen, Crackern und Chips. Sie sind für die Gesundheit besonders schädlich, weil sie nicht nur das Maß an LDL-Cholesterin heben, sondern außerdem das Maß an „gutem" Cholesterin (High Density Lipoprotein - HDL) im Blut senken. Trans-Fette können auch die Plazenta durchdringen und in fötales Gewebe gelangen. Da es sich bei diesen Fetten um künstliche Fette handelt, ist ihre Auswirkung auf die Entwicklung unbekannt. Einige Studien haben einen Zusammenhang zwischen dem Vorkommen von Trans-Fetten in der Nabelschnur - einem Anzeichen, dass die Nahrung der Mutter viele Trans-Fette enthält - und niedrigeren Mengen gesunder Fette gezeigt. Trans-Fette sollten während der Schwangerschaft so weit wie möglich gemieden werden.

Ungesättigte Fette (diese umfassen einfach ungesättigte und mehrfach ungesättigte Fette) sind in Fisch, Pflanzenölen, Nüssen, Hülsenfrüchten und Samen enthalten. Diese Fette sind erwiesenermaßen von Vorteil für den Cholesterinspiegel im Blut. Außerdem enthalten sie „essenzielle" Fettsäuren: Diese braucht der Fötus für sein Wachstum, aber sie können nicht im Körper selbst erzeugt werden. Zu dieser Kategorie zählt auch die Docosahexaensäure (docosahexaenoic acid / DHA), die nach neuesten Forschungen während der Schwangerschaft besonders wichtig ist. Die besten DHA-Quellen sind Fisch, mit Omega-3-Fett angereicherte Eier und einige Pflanzenöle, wie Walnussöl. Aber wie wir im folgenden Kapitel sehen werden, kann der Konsum von zu viel Fisch eine gewisse Gefahr für Ihren Fötus bedeuten. Fischöl-Pillen oder DHA-Nahrungsergänzungen können eine Alternative bieten. In Kapitel 6 werden wir untersuchen, worauf man bei der Auswahl achten muss.

Wenn Sie den Anteil gesunder Fette erhöhen und den Anteil ungesunder Fette begrenzen, können Sie dazu beitragen, die Gesundheit Ihres Babys zu sichern - und Ihre eigene ebenfalls. Hier ist eine gesunde Strategie für den Fettgehalt Ihrer Ernährung:

- Begrenzen Sie den Anteil gesättigter Fette in Ihren Lebensmitteln und wählen Sie stattdessen ungesättigte.
- Kochen Sie mit Pflanzenöl (z.B. Olivenöl) anstelle von Margarine oder Schmalz.

- Erhöhen Sie den Anteil an Omega-3-Fettsäuren durch Pflanzenöle, etwas Fisch (siehe Kapitel 5 zu Richtlinien über den Quecksilbergehalt von Fisch) und eine Fischöl- oder DHA-Nahrungsergänzung.
- Wählen Sie unter den Lebensmitteln, die in der Regel ein hohes Maß an gesättigten Fetten enthalten (wie Fleisch und Milchprodukte), stets solche mit niedrigem Fettanteil aus.
- Vermeiden Sie jegliches Produkt mit hydrierten oder teilweise hydrierten Pflanzenölen auf der Inhaltsliste: Das sind Trans-Fette, die in vielen verarbeiteten Lebensmitteln enthalten sind. Die FDA (Food and Drug Administration) in den USA erwägt eine verbindliche Auflistung der enthaltenen Trans-Fette in den Angaben der Inhaltsstoffe. Bis dahin werden auf vielen der Lebensmittel, die keine Trans-Fette enthalten, die Angaben darüber auf freiwilliger Basis angegeben; diese werden so als Lebensmittel gekennzeichnet sein, die frei von Trans-Fetten oder von teilweise hydrierten Ölen sind.

Proteinhaltige Lebensmittel

Proteinhaltige Lebensmittel umfassen z.B. Fleisch und Tierprodukte, aber auch proteinreiche pflanzliche Produkte wie Hülsenfrüchte, Nüsse und Samen. Wie ich bereits erwähnt hatte, ist Protein während einer Schwangerschaft ein ganz entscheidender Nährstoff. Um die gesündesten Proteinquellen zu bekommen, befolgen Sie so weit wie möglich diese Tipps:

- *Achten Sie darauf, dass Sie auch vollständige Proteine einnehmen.* Jedes Protein besteht aus einem Satz Bausteinen, die man als „Aminosäuren" bezeichnet. Wir müssen bestimmte Aminosäuren einnehmen, damit unser Körper neue Proteine bilden kann. Tierische Proteine liefern uns alle Aminosäuren, die wir brauchen; diese gelten deshalb als „vollständige" Proteine. Pflanzliche Lebensmittel liefern keinen vollständigen Satz Aminosäuren. Um also aus einer pflanzlichen Diät alle Aminosäuren zu erhalten, die Sie brauchen, müssen Sie eine Vielfalt unterschiedlicher eiweißhaltiger Nahrungsmittel essen und möglicherweise mehr Protein einnehmen, als jemand, der sich auch von Fleisch und Milchprodukten ernährt. Weil es so wichtig ist, Ihr Baby mit den nötigen Proteinen zu versorgen, sollten Sie während der Schwangerschaft Fleisch, Fisch, Geflügel und Milchprodukte essen (siehe Kasten S. 92/93 über vegetarische Ernährung).
- *Vorsicht bei gesättigten Fetten.* Fleisch, Milchprodukte und andere tierische Produkte sind Quellen von gesättigten Fetten, die Sie auf ein Minimum reduzieren sollten. Um die gesunden Nährstoffe in Ihrer Nahrung zu maximieren und die ungesünderen zu begrenzen, sollten Sie die magersten Stücke Fleisch und fettfreie

oder fettarme Milchprodukten auswählen. Eier können in Maßen ebenfalls nicht schaden. Fisch ist eine sehr gute Quelle ungesättigter Fette und vollständiger Proteine, aber wegen der Umweltgifte, die vom Menschen stammen und die sich im Fisch anreichern, müssen schwangere Frauen bei der Auswahl des Fischs, den sie essen, besonders vorsichtig sein. Zu weiteren Einzelheiten siehe Kapitel 5.

- *Essen Sie pflanzliche Proteine, um weitere Nährstoffe aufzunehmen.* Obwohl tierische Produkte die vollständigsten und effizientesten Proteinquellen bilden, kann proteinreiche pflanzliche Nahrung weitere wichtige Nährstoffe zu Ihrer Diät beitragen. Bohnen, Sojabohnen, Nüsse, Samen, Erbsen, Teigwaren und andere proteinreiche pflanzliche Lebensmittel enthalten oft ungesättigte Fette, Vitamine, Mineralien und Ballaststoffe.

Milchprodukte

Milchprodukte sind eine gute Quelle von Kalzium und Proteinen; beide Stoffe werden während der Schwangerschaft gebraucht. Um die gesündeste Auswahl aus der Gruppe der Milchprodukte zu treffen, befolgen Sie so weit wie möglich folgende Tipps:

- *Wählen Sie fettarme und fettfreie Lebensmittel.* Milchprodukte sind eine vorrangige Quelle ungesunder gesättigter Fette. Wenn Sie fettfreie oder fettarme Angebote finden, sollten Sie diese vorziehen. Diese enthalten ebensoviel Protein und Kalzium, wie die fetthaltigeren Versionen.
- *Begrenzen Sie zusätzlich gesüßte Speisen.* Viele Milchprodukte wie Eiscreme, Joghurt und aromatisierte Milchsorten enthalten eine große Menge zusätzlicher Süßungsmittel. Diese Lebensmittel sind zwar besser als Süßigkeiten oder andere „leere" Kalorienbomben, aber im Interesse der Gesundheit sollten Sie ungesüßte Angebote oder solche mit niedrigem Zuckeranteil bevorzugen und versuchen, Obst, Vanille oder andere weniger süße Aromastoffe beizufügen. Zum Konsum von künstlichen Süßstoffen während der Schwangerschaft siehe Kapitel 5.

Obst und Gemüse

Nur wenige Menschen würden nicht davon profitieren, mehr Obst und Gemüse zu essen, vor allem schwangere Frauen. Alle Früchte und Gemüse sind wertvolle Ergänzungen zu Ihrer Ernährung, aber sind nicht manche besser als andere? Die entscheidende Strategie in der Schwangerschaft besteht darin, Nahrungsmittel zu wählen, die Ihnen eine breite Palette an Vitaminen und Mineralien liefern und die besonders reich an solchen Nährstoffen sind, die Sie verstärkt brauchen.

- *Achten Sie auf Vielfalt.* Obst und Gemüse sind reich an Vitaminen, Mineralien, Ballaststoffen, Wasser und anderen Nährstoffen, die für die Gesundheit Ihres Babys von Vorteil sind. Die beste Möglichkeit, die enthaltenen Nährstoffe zu verwerten, besteht darin, eine breite Vielfalt unterschiedlicher Sorten zu essen. Eine einfache Art, die Vielfalt zu erhöhen, besteht darin, die Farben zu mischen: Die Pigmente, die Obst- und Gemüsesorten ihre Farben verleihen, liefern auch unterschiedliche Nährstoffe. Eine größere Palette macht Mahlzeiten außerdem äußerlich ansprechender.

- *Wählen Sie ganzes Obst und Gemüse.* Ganzes Obst und Gemüse liefert mehr Nährstoffe, als Säfte und andere verarbeitete Nahrungsmittel. Füllen Sie Ihren Speiseplan mit ganzem Obst und Gemüse auf, so weit das eben möglich ist. Tiefgefrorenes Obst kann nicht schaden, wie auch solches aus Dosen. (Aber wählen Sie Dosenfrüchte, die in Saft oder Wasser - und nicht in Sirup - verpackt sind; und Gemüse in Dosen, das nicht zu viel Salz enthält.)

- *Essen Sie täglich Früchte und Gemüse, die reich an Vitamin C sind.* Zu diesen zählen Zitrusfrüchte, Paprika, Erdbeeren, Kiwi, Warzenmelonen, Brokkoli und Tomaten.

- *Nehmen Sie täglich dunkles Blattgemüse zu sich.* Diese Power-Gemüsesorten enthalten Vitamin A, was vielen schwangeren Frauen fehlt, plus Folsäure, Eisen und andere wichtige Vitamine und Mineralien. Zu diesen zählen z.B. Spinat, Kohlgemüse, Bok Choy, Mangold, Römersalat und Grünkohl.

Eine gesündere Essensauswahl zu treffen ist am einfachsten, wenn Sie wissen, was in Ihrer Mahlzeit tatsächlich enthalten ist. Amerikaner beziehen ihre Speisen heute häufiger aus Restaurants, als jemals zuvor. Und wenn wir Nahrungsmittel im Lebensmittelladen einkaufen, handelt es sich heute ebenfalls oft um verarbeitete Lebensmittel und Fertiggerichte. Um unsere Geschmackssinne anzusprechen (und den Umsatz zu steigern) sind Fertignahrungsmittel und -gerichte oft mit ungesunden Fetten und Zuckern vollgestopft und enthalten wenige echte Nährstoffe. Eine gesündere Auswahl bedeutet nicht, dass man nicht ausgehen oder gelegentlich eine tiefgekühlte Mahlzeit kochen soll. Aber den größten Erfolg werden Sie haben, wenn Sie mehr frische Nahrungsmittel wählen, die Sie selbst zubereiten können. Auch frische, ganze Nahrungsmittel können schnell zubereitet werden. Es erfordert lediglich etwas mehr Überlegung und Kreativität, um die Lebensmittel auf einfache und ansprechende Weise zuzubereiten. Kapitel 9 bietet einige spezielle Rezepte und Snack-Ideen, die gesündere Lebensmittel appetitlich präsentieren. Wenn Sie diese ausprobieren, entwickeln Sie vielleicht eine Wertschätzung für Mahlzeiten, deren Zutaten Sie nicht erst erraten müssen. Außerdem werden Tipps für eine vernünftige Auswahl im Restaurant gegeben.

Achten Sie auf die richtigen Getränke

Achten Sie während der Schwangerschaft besonders auf einen ausgeglichenen Flüssigkeitshaushalt. Flüssigkeit wird benötigt, um Ihr Baby mit Nährstoffen zu versorgen, und hilft, Verstopfungen und Ermüdungserscheinungen zu vermeiden, die als Folge von Flüssigkeitsmangel auftreten können. Halten Sie den ganzen Tag über eine Flasche Wasser griffbereit, um Flüssigkeitsmangel vorzubeugen. Flüssigkeit ist auch bei Erbrechen und Durchfall wichtig und fördert bei Magenbeschwerden das allgemeine Wohlbefinden.

Abgesehen von Wasser können Getränke auch zu Ihrer Ernährung einiges beitragen. Entscheiden Sie sich für nahrhafte Getränke, die Proteine, Vitamine und Mineralien enthalten - und nicht nur Zucker. Magermilch ist während der Schwangerschaft ein ideales Getränk - sie enthält eine Menge Proteine und Kalzium, aber nicht allzu viele Kalorien, und trägt zum Ausgleich des Flüssigkeitshaushaltes bei. Fruchtsäfte mit Fruchtfleisch und Obst-Smoothies sind ebenfalls sehr gut geeignet, um Ihren Flüssigkeitsnachschub nahrhafter zu machen. Obst-Smoothies aus ganzen Früchten enthalten auch ein gewisses Maß an Ballaststoffen, die anderen Fruchtsäften in der Regel fehlen. In Kapitel 9 finden Sie einige Ideen für Smoothies und Drinks. Meiden Sie Getränke, die „leere" Kalorien enthalten, wie Sprudel, gesüßte Fruchtsäfte, Punsch und alle Arten von Limonaden. Viele Fruchtsäfte haben nur einen sehr geringen Fruchtgehalt und enthalten jede Menge Süßungsmittel; 100-prozentiger Fruchtsaft ist eine bessere Wahl.

Reduzieren Sie Koffein auf ein Minimum; wählen Sie koffeinfreie Getränke oder Getränke mit niedrigem Koffeingehalt, wie z.B. entkoffeinierten Tee. Wenn Sie viele Diätlimonaden trinken, sollten Sie Ihren Konsum während der Schwangerschaft begrenzen, um künstliche Süßungsmittel und Koffein in Ihrer Ernährung zu reduzieren. Mehr Informationen dazu finden Sie in Kapitel 5.

Vergessen Sie nicht, dass Getränke ebenfalls Lebensmittel sind - und manche davon enthalten sogar eine ganze Menge Kalorien. Diese sollten Sie in Ihren gesamten Tagesbedarf an Kalorien einberechnen. Man lässt sich leicht dazu verführen, kalorienhaltige Getränke zu trinken, als wenn sie Wasser wären, aber das kann zu übermäßiger Gewichtszunahme führen.

Ausgewogene Ernährung als Schönheitspflege

Als ich erklärte, dass eine ausgewogene Ernährung einer der wichtigsten Schritte während der Schwangerschaft ist, klang das vermutlich nicht nach weltbewegender Wissenschaft. Das Kommando „achten Sie auf ausgewogene Ernährung" hören wir so oft, dass nur wenige von uns innehalten, um einmal darüber nachzudenken, was es bedeutet. Es mag durchaus einfach klingen, aber eine ausgewogene Ernährung ist keineswegs eine leichte Aufgabe - und auch eine, die nur wenige Amerikaner tatsächlich erfüllen.

Unterschiedliche Menschen mögen sehr unterschiedliche Vorstellungen davon haben, welche Lebensmittel als „gesund" gelten können; das hängt von Wahrnehmungen ab, die beeinflusst sind von unserer Erziehung, von Altersgenossen, von den Büchern und Zeitschriften, die wir lesen, und von der Werbung, die uns umgibt. Aber welche Lebensmittel auch immer uns gesund erscheinen mögen, ob Tofu, bestimmte Gemüsesorten, Bio-Cerealien oder Lebensmittel mit zusätzlichen Vitaminen und Mineralien - wir neigen doch zu der Auffassung, dass eine gesunde Ernährung lediglich darin besteht, diese Lebensmittel zu essen.

Aber wenn man bloß ein paar gesunde Lebensmittel in den Speiseplan einbaut, wird daraus noch keine *ausgewogene* Ernährung. Ausgewogenheit betrifft nicht die einzelnen Lebensmittel in Ihrem Speiseplan; sondern sie betrifft die Art, wie man sie kombiniert. Entscheidend ist die *Proportion der Kalorien*, die in unterschiedlichen Lebensmittelgruppen enthalten sind. Indem Sie die gesunden Angebote aus jeder Lebensmittelgruppe wählen und aus jeder Gruppe die richtige anteilige Menge essen, werden Sie dazu beitragen, eine breite Vielfalt unterschiedlicher Nährstoffe für Ihr Baby bereitzustellen (siehe Tabelle 4.1).

Diese Tabelle macht deutlich, dass wenig Spielraum für Dinge wie Limonade, Süßigkeiten oder fetthaltige Soßen und Brotaufstriche bleibt, wenn Sie aus jeder Lebensmittelgruppe die richtigen proportionalen Mengen essen. Aus diesem Grund muss man manche Lebensmittel einschränken. Eine Analyse der Essgewohnheiten der Amerikaner durch die USDA (United States Department of Agriculture) hat gezeigt, dass nur ein Viertel bis ein Drittel aller Amerikaner die empfohlenen anteiligen Mengen *aller* Lebensmittelgruppen essen. Es geht nicht darum, dass die Menschen zu wenig essen, wie man an den steigenden Raten von Übergewicht und Fettleibigkeit sehen kann. Stattdessen beziehen die meisten Menschen zu viele Kalorien aus Lebensmitteln mit gesättigten Fetten und aus Süßigkeiten, die unseren Speiseplan mit Extra-Kalorien polstern - und die uns daran hindern, genügend von den gesunden Lebensmitteln zu essen, die wir ebenfalls brauchen. Aber anstatt sich allzu sehr darauf zu konzentrieren, was wir einschränken müssen, sollten Sie eher daran denken, die Zusammensetzung Ihres Speiseplans zu ändern und den Anteil gesünderer Lebensmittel zu erhöhen.

Tabelle 4.1 Eine ausgewogene Ernährung

Lebens-mittelgruppe	Portionen pro Tag	Portionsgröße
Brot und Teigwaren	6-11	Kleiner, als man glaubt: 1 Scheibe Brot; ½ Hefestückchen; 1 Tortilla; 5 Cracker; ½ Tasse Reis oder Pasta; ¾ Tasse Cerealien
Proteinhaltige Lebensmittel	3-4	50g Fleisch, Fisch oder Geflügel (übliche Portionsgröße 80g); ½ Tasse getrocknete Bohnen; ½ Tasse Nüsse oder Samen; 115g Tofu; ½ Tasse Hüttenkäse; 50g harter Käse
Milch-produkte	4-5	1 Tasse Milch (niedriger Fettanteil oder Magermilch); 1 Tasse Joghurt mit niedrigem Fettanteil; 1½ Tassen Joghurt oder Eiscreme mit niedrigem Fettanteil; 25-50g Käse mit niedrigem Fettanteil.
Obst und Gemüse	5-9 (einschließlich 2 oder mehr Portionen Obst und Gemüse mit hohem Vitamin-C-Gehalt und grünes Blattgemüse)	½ Tasse Mais, grüne Bohnen oder grüne Erbsen; 1 mittelgroßer Apfel; ½ Banane; 10-12 Trauben; ½ Tasse Orangensaft; ½ Tasse Erdbeeren; 1 Strauß Brokkoli; 1 ganze Tomate; ½ Tasse Spinat

Wie Sie Ihren Speiseplan ausgewogen gestalten

Die wenigsten von uns sind es gewohnt, monatlich, wöchentlich oder wenigstens täglich die Zusammensetzung ihres Speiseplans zu überdenken. Wir leben von Mahlzeit zu Mahlzeit. Nur wenige Menschen befolgen tatsächlich die Richtlinien für eine ausgewogene Ernährung - und der Grund liegt auf der Hand. Es würde eine Menge Aufwand bereiten, über jede Art von Lebensmitteln, die wir essen, die Übersicht zu bewahren, sie einer Kategorie zuzuordnen und täglich die Summe in jeder Kategorie zu registrieren. Hier sind einige einfache Tricks, um Ihren Speiseplan ausgewogen zu gestalten:

- *Bilden Sie einen Querschnitt durch alle Sorten.* Eine der einfachsten Möglichkeiten, eine ausgewogene Ernährung zu gestalten, besteht darin, jede Mahlzeit und jeden Snack aus verschiedenen Lebensmittelgruppen zusammenzustellen. Dieses Konzept ist leider in Vergessenheit geraten. Dieser altmodische Ansatz ist die halbe Miete auf dem Weg zu einer Diät, die den richtigen Mix aus Nährstoffen enthält, die der Körper Ihres Babys für sein Wachstum benötigt. Achten Sie darauf, dass möglichst jede Mahlzeit eine Portion von jeder Lebensmittelgruppe enthält. Bei Snacks im Lauf des Tages sollten Sie versuchen, in jedem Snack Zutaten aus wenigstens zwei Lebensmittelgruppen zu verwenden; außerdem sollten Sie durch alle Lebensmittelgruppen rotieren, um Ihren Grundbedarf zu decken. Zum Beispiel: Hummus auf Vollkorn-Pita; Hüttenkäse mit Karotten-Sticks; Joghurt gemischt mit kleinen Obststücken oder Beeren; eine kleine Handvoll Nüsse mit einer Orange. Siehe Kapitel 9.
- *In jeder Mahlzeit und jedem Snack sollten Obst und Gemüse enthalten sein.* Das auffälligste Ungleichgewicht in den Essgewohnheiten der meisten Amerikaner besteht in dem Mangel an Gemüse und Obst. Die meisten Menschen vernachlässigen den Bedarf von fünf Portionen Obst und Gemüse pro Tag, den Gesundheitsbehörden wie das National Cancer Institute festgesetzt haben. Wenn Sie pro Tag drei Mahlzeiten und zwei Snacks essen, sollten Sie bei jedem Essen wenigstens eine Portion Obst oder Gemüse einnehmen. Dies wird Sie auf dem Weg zu einer ausgewogenen Ernährung einen großen Schritt voranbringen.
- *Ändern Sie die Zusammensetzung.* Studien haben ergeben, dass viele Menschen dazu neigen, die Menge an Gemüse und Obst, die sie täglich zu sich nehmen, zu überschätzen, während sie zugleich die Menge an Kohlenhydraten und anderen Lebensmitteln, die sie einnehmen, unterschätzen. Bei Mahlzeiten sollten Gemüse und Obst auf Ihrem Teller einen großen Raum einnehmen. Beispielsweise sollte eine Salatbeilage die Hälfte des Tellers füllen; die andere Hälfte sollten sich die übrigen Lebensmittel teilen. Anstatt zu versuchen, ungesunde Lebensmittel auszuschließen, sollten Sie darauf achten, die Anteile Ihres Speiseplans zu ändern, so dass gesunde Nahrungsmittel eine größere Rolle spielen. Beginnen Sie damit,

die Portionsgrößen ungesunder Lebensmittel zu begrenzen und zugleich die Anteile der gesunden Lebensmittel zu erhöhen. Wenn Sie beispielsweise nach einer Mahlzeit ein Verlangen nach Zucker haben, reduzieren Sie die Menge Eiscreme, die Sie normalerweise essen und geben Sie stattdessen geschnittenes Obst oder Beeren als Dekoration hinzu. Oder essen Sie anstelle eines großen Stücks Kuchen als Snack lieber ein kleines Stück Kuchen mit einer Banane. Zu gesünderen Rezepten und Snack-Ideen siehe Kapitel 9.

- *Suchen Sie gesunden Ersatz für Lebensmittel mit hohem Fett- und Zuckergehalt.* Der Versuch, die Ernährungsmuster radikal umzustellen, kann nach hinten losgehen, wenn es Ihnen schwer fällt, die Veränderungen in den Monaten der Schwangerschaft durchzuhalten. Mit anderen Worten: Es schadet nicht, wenn Sie gelegentlich etwas von Ihrem Lieblingsgebäck essen oder sich eine üppige Mahlzeit in Ihrem Lieblingsrestaurant gönnen. Aber wenn Sie merken, dass Lebensmittel mit einem hohen Gehalt an gesättigten Fetten, Trans-Fetten oder Zucker einen großen Anteil Ihres täglichen Nahrungsumsatzes einnehmen, ist es höchste Zeit, durch einfache Änderungen mehr nahrhafte Lebensmittel in Ihre Diät mit einzubauen. Suchen Sie einige einfache Alternativen für Ihre Leidenschaften, die gesünder sind, mit denen Sie aber auch leben können. Verwenden Sie beispielsweise fettarme oder fettfreie Milchprodukte für Rezepte, die einen hohen Anteil an Käse, Butter oder Sahne erfordern. Verwenden Sie einen Brotaufstrich auf Gemüsebasis, wie z.B. Hummus oder Auberginen-Mousse, anstelle von Butter oder Streichkäse auf Ihrem Brötchen. Ersetzen Sie Süßigkeiten durch Obst. Ganzes Obst - oder Dosenobst bzw. getrocknetes Obst ohne Zuckerzusatz - kann dazu beitragen, Ihre Diät um Vitamine, Mineralien und Ballaststoffe zu bereichern und zugleich eine süße Neigung zu befriedigen.

- *Lassen Sie Ihre Neigungen für sich arbeiten.* Was macht „Junk-Food" schlecht? In vielen Fällen handelt es sich um Lebensmittel, die uns Kalorien und andere Dinge liefern, die wir nicht brauchen, ohne solche Dinge zu liefern, die wir durchaus brauchen. Sie können diese „leeren" Kalorien zugunsten Ihrer Gesundheit einsetzen, indem Sie sie auf kreative Weise nutzen, um mehr gesunde Lebensmittel zu verzehren, bei denen Sie ansonsten eher zurückhaltend sind. Wenn Sie Desserts lieben, nippen Sie nahrhafte Obststücke mit Schokoladensauce oder Schlagsahne, um mehr pflanzliche Nahrung in Ihren Speiseplan zu bringen. Oder nutzen Sie ein wenig cremige Käsesauce, wenn Ihnen das hilft, mehr Gemüse zu essen. Wenn Sie *mit* Ihren Leidenschaften arbeiten, anstatt dagegen, werden Sie in der Lage sein, zugunsten Ihrer Gesundheit solche Änderungen vorzunehmen, mit denen Sie auch leben können. Und wenn Sie gesündere Nahrungsmittel in den Mix mit einbauen, fällt es Ihnen leichter, die „leeren" Lebensmittel zu reduzieren.

Wie Sie Ihr Verlangen nach bestimmten Nahrungsmitteln beherrschen

Die merkwürdigen Appetitanfälle schwangerer Frauen sind ein beliebter Anlass zum Scherzen. Auch wenn Sie nicht unbedingt nach eingemachtem Gemüse mit Eiscreme lechzen, machen die meisten Frauen doch die Erfahrung, dass sie ein unerklärliches Verlangen nach Lebensmitteln oder Lebensmittelkombinationen haben, die sie vorher niemals hatten; oder sie empfinden eine Abneigung gegenüber Lebensmitteln, die sie normalerweise mögen. Niemand weiß genau, woran das liegt.

Gewisse Schwangerschaftshormone könnten erklären, weshalb manche Frauen während der Schwangerschaft unerklärliches Verlangen nach und eine Abneigung gegen bestimmte Lebensmittel empfinden. Es liegt nahe, zu glauben, dass das Verlangen aus einem echten Nährstoffbedarf heraus folgt - daraus, dass der Körper „weiß", dass er einen bestimmten Nährstoff braucht. Gelegentlich mag das der Fall sein, aber in vielen Fällen scheinen die Dinge, auf die schwangere Frauen Appetit haben, keinem körperlichen Bedarf zu folgen - sie könnten für ihre Gesundheit sogar schädlich sein, wenn man sich ihnen allzu sehr hingibt. Das Verlangen nach bestimmten Lebensmitteln kann gesunde Ernährung schwieriger machen, weil man dann gezwungen ist, eine Reihe von völlig neuen und ungewohnten Lebensmitteln den Vorzug zu geben.

Ein typisches Tagesprogramm

Dieser Speiseplan gibt ein Beispiel für eine Auswahl von Lebensmitteln, die sich im Lauf des Tages zu einer ausgewogenen Diät ergänzen.

Frühstück
1 Tasse Müsli = 2 Broteinheiten
1 Tasse Magermilch = 1 Milcheinheit
1 Banane = 1 Obsteinheit

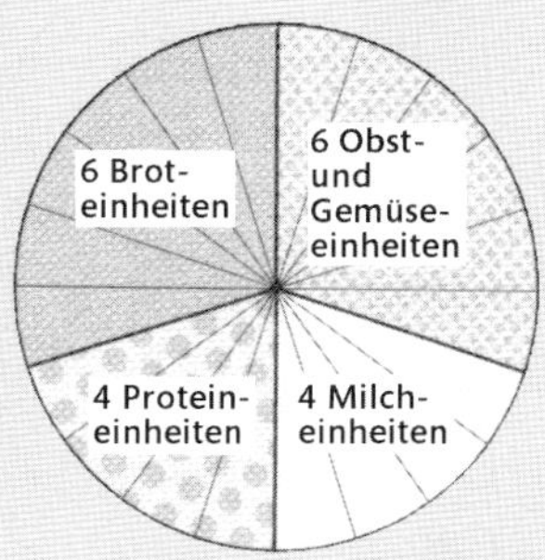

Snack
1 Apfel (geschnitten) = 1 Obsteinheit
1 Tasse Joghurt = 1 Milcheinheit

Mittagessen
Hühnersandwich mit gegrillter Hühnerbrust, 1 Scheibe Käse und 2 Scheiben Vollkorn-Weizenbrot = 1 Proteineinheit, 1 Milcheinheit, 2 Broteinheiten
Salatbeilage aus Römersalat, Tomaten und Karotten = 1 Gemüseeinheit

Snack
Vollkorn-Chips zum Dippen (siehe Rezept in Kapitel 9) = 1 Broteinheit
½ Tasse Dipp aus süßem geröstetem Knoblauch und weißen Bohnen (siehe Rezept in Kapitel 9) = 1 Proteineinheit

Abendessen
Barsch-Tapenade (siehe Rezept in Kapitel 9) = 2 Proteineinheiten und 1 Gemüseeinheit
½ Tasse gedünsteter Spinat = 1 Gemüseeinheit
½ Tasse brauner Reis = 1 Broteinheit

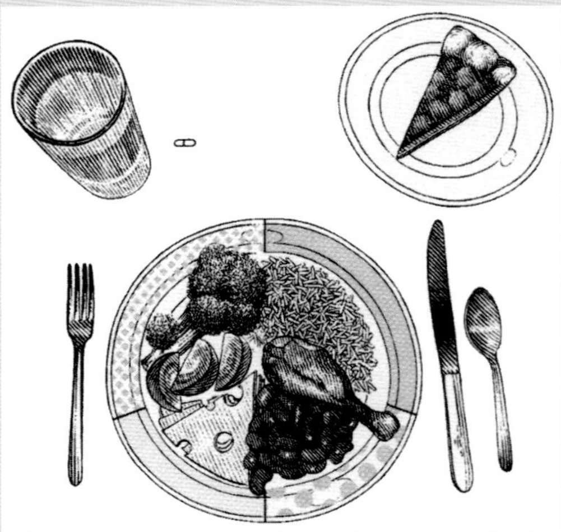

Dessert
1 Tasse Joghurt (fettarm) = 1 Milcheinheit
½ Tasse Erdbeeren = 1 Obsteinheit

Gesamt:
6 Broteinheiten
6 Einheiten Obst und Gemüse
4 Einheiten Milch
4 Einheiten Proteine

Eine ausgewogene Ernährung während der Schwangerschaft umfasst eine Vielzahl von Obst und Gemüse, Teigwaren, proteinhaltigen Lebensmitteln und Milchprodukten, plus ein pränatales Vitaminpräparat täglich und viel Wasser. Reduzieren Sie Zuckerzusätze, gesättigte Fette und Trans-Fette auf ein Minimum – nehmen Sie allenfalls kleine Portionen davon ein oder geben Sie diese in kleinen Mengen als Geschmacksaufbesserung zu anderen Lebensmitteln hinzu.

Es schadet nicht, wenn Sie Ihrem Verlangen nach bestimmten Lebensmitteln nachgeben, solange Sie sich im Rahmen Ihrer Zielsetzungen für eine gesunde Ernährung bewegen. Sie dürfen es sich aber nicht gestatten, dass Sie täglich die gleichen Dinge essen: Eine einseitige Diät kann dazu führen, dass Ihnen am Ende wichtige Nährstoffe fehlen. Suchen Sie Kompromisse, die Ihr Verlangen auf eine gesunde Art befriedigen. Wenn Sie eine Abneigung gegen bestimmte gesunde Lebensmittel empfinden, bemühen Sie sich um passenden Ersatz für diejenigen Nährstoffe, die Ihnen dadurch fehlen. Wenn Sie beispielsweise eine Abneigung gegen Fleisch empfinden, wie das bei manchen Frauen der Fall ist, ersetzen Sie es durch andere proteinreiche Lebensmittel wie Joghurt, Milch, Bohnen, Nüsse, Tofu, Kichererbsen oder Linsen, und stellen Sie sicher, dass Sie hinreichend viel Eisen aus Nahrungsergänzungen und eisenhaltigen Lebensmitteln aufnehmen.

Gelegentlich geht das Verlangen über Lebensmittel hinaus. Manche schwangere Frauen machen die Erfahrung, dass sie ein unerklärbares Verlangen nach Dingen haben, die gar keine Lebensmittel sind - Schmutz, Lehm, Asche, Eis, Kalk, Pflaster, Zahnpasta, Kaffeesatz, Wäschestärke und andere bizarre Kost - eine Beschwerde, die man Pica nennt. Wenn Sie solchen Bedürfnissen nachgeben, würden Sie sich selbstverständlich sehr merkwürdigen Stoffen aussetzen, die für Ihren Körper und Ihr Baby gefährlich sein könnten. Wenn Sie unter Pica leiden, geben Sie Ihrem Verlangen nicht nach, sondern reden Sie mit Ihrem Arzt. In manchen Untersuchungen konnte ein Zusammenhang zwischen Pica und Eisenmangel festgestellt werden; deshalb kann es ratsam sein, sich von einem Arzt auf mögliche Mangelerscheinungen hin untersuchen zu lassen.

Übelkeit und Erbrechen

„Morgenübelkeit" ist ein irreführender Name, weil viele schwangere Frauen die Erfahrung machen, dass Übelkeit jederzeit im Lauf des Tages auftreten kann. In der Regel ist Übelkeit am Anfang der Schwangerschaft am schlimmsten und bis zur siebzehnten Woche fast immer verschwunden. Bis dahin ist es wichtig, die Übelkeit zu lindern, damit sie Ihrer Gesundheit und Ernährung nicht schadet.

- Vermeiden Sie es, zu viel auf einmal zu essen - wenn Sie im Lauf des Tages viele kleine Mahlzeiten einnehmen, können Sie eine Magenverstimmung vielleicht vermeiden.
- Nehmen Sie sich Zeit für Ihre Mahlzeiten, und essen Sie langsam.
- Wenn Ihnen von Gerüchen wie Kaffeegeruch, Bratengeruch oder Kochgerüchen, die Ihnen sonst lecker erscheinen, plötzlich schlecht wird, suchen Sie nach Möglichkeiten, diese in Ihrem Tagesablauf zu meiden. Wenn Ihnen vom Kochen übel

wird, versuchen Sie es mit Schnellgerichten oder gesunden Fertiggerichten oder lassen Sie jemand anders für sich kochen.

- Überspringen Sie keine Mahlzeiten oder Snacks, auch wenn Ihnen überhaupt nicht nach essen zumute ist. Es ist notwendig, dass Sie Ihren Körper ständig ernähren, und wenn Sie stets ein wenig Essen im Magen haben, trägt das zur Vermeidung von Übelkeit bei.
- Sorgen Sie dafür, dass Sie bei Bedarf genügend Schlaf und Ruhe finden. Wenn Ihnen morgens übel wird, nehmen Sie sich Zeit beim Aufstehen. Wenn Sie einige Cracker neben dem Bett stehen haben und morgens ein paar davon essen, kann das ebenfalls helfen.
- Fettige, scharfe oder gebratene Lebensmittel können Ihre Sinne besonders reizen - versuchen Sie, mildes Essen zu wählen. Wenn Sie gebratenes Essen meiden, trägt das außerdem zu einer gesünderen Ernährung bei.
- Trinken Sie viel, vor allem, wenn Sie erbrechen müssen. Es ist wichtig, den Flüssigkeitshaushalt zu decken.

Es ist ein Rätsel, weshalb die Körper von Frauen während der Schwangerschaft auf eine solch paradoxe Weise reagieren, aber seien Sie versichert, dass Babys eine bemerkenswerte Fähigkeit haben, trotz Ihrer Übelkeit ordentlich zu wachsen. Wenn Ihre Übelkeit so stark ist, dass Sie regelmäßig erbrechen oder sich einfach nicht überwinden können zu essen, konsultieren Sie einen Arzt oder eine Ernährungsberatung, um Mittel und Wege zu finden, damit umzugehen. Sie sollten vor allem dann besorgt sein, wenn Sie herausfinden, dass Sie weniger essen, als Sie das normalerweise tun, oder wenn Sie weniger Gewicht zulegen, als Sie sollten. Wenn es zu einem Problem wird, genügend von den richtigen Lebensmitteln zu essen, greifen manche Frauen auch zu Nahrungsergänzungs-Mischungen, die sie besser vertragen können.

Ernährungsgewohnheiten und Schwangerschafts-Diabetes

Rund 5 Prozent der Frauen leiden unter Schwangerschafts-Diabetes, d.h. unter hohem Blutzuckerspiegel und Diabetes nur während der Schwangerschaft. Auch wenn Sie niemals zuvor Probleme mit Ihrem Blutzucker hatten, können die dramatischen Veränderungen, die Ihr Körper während der Schwangerschaft durchläuft, manchmal Ihren Blutzuckerhaushalt aus dem Gleichgewicht bringen, was sowohl für Sie, als auch für Ihr Baby zu gesundheitlichen Problemen führen kann. Zum Glück gibt es Mittel und Wege, Schwangerschafts-Diabetes zu behandeln, vor allem, wenn er früh einsetzt; eine besondere Vorsicht bei Ihrer Diät kann Ihnen zudem helfen, ihn unter Kontrolle zu bringen.

Während der Schwangerschaft verschieben sich die Hormonpegel. Ihre Plazenta schüttet eigene Hormone aus, die mit einem anderen Hormon, dem Insulin, in Konflikt geraten können. Insulin ist ein Signal, das den Zellen sagt, dass sie Zucker aus Ihrem Blutkreislauf absorbieren sollen, um Energie daraus zu gewinnen. Wenn das Insulinsignal nicht richtig funktioniert, verbleibt der Zucker im Blut und kann zu ernsten gesundheitlichen Komplikationen führen. Normalerweise schüttet eine Frau während der Schwangerschaft dreimal soviel Insulin aus wie sonst, um den Hormonen aus ihrer Plazenta entgegenzuwirken. Aber in manchen Fällen reicht auch dieses zusätzliche Insulin nicht aus, um den Blutzuckerspiegel normal zu halten. Schwangerschafts-Diabetes tritt normalerweise relativ spät in der Schwangerschaft auf und wird in der Regel ungefähr nach der vierundzwanzigsten Woche durch einen Bluttest festgestellt. Normalerweise verschwindet der Diabetes wieder, sobald Sie bei der Entbindung die Plazenta ausgeschieden haben.

Schwangerschafts-Diabetes hat nicht unmittelbar zur Folge, dass Ihr Baby Diabetes entwickelt, aber er erhöht möglicherweise das Risiko, dass Ihr Kind im Erwachsenenalter einmal unter Diabetes leiden könnte. Er führt auch nicht zu ernsten Geburtsfehlern, kann aber zu gesundheitlichen Problemen bei der Geburt führen und das Gewicht und die Größe Ihres Babys bei der Geburt erhöhen, was auch mit einem größeren Risiko der Übergewichtigkeit im späteren Leben zusammenhängt.

Frauen mit Schwangerschafts-Diabetes müssen ihre Blutzuckerwerte im Auge behalten und möglicherweise Medikamente oder Insulinspritzen in Anspruch nehmen. Zusätzlich zu den medizinischen Maßnahmen, die Ihr Arzt anordnet, können Sie besondere Vorkehrungen treffen, um durch Ihre Diät Ihren Blutzuckerspiegel unter Kontrolle zu halten:

- Halten Sie ein gesundes Körpergewicht und legen Sie nur die empfohlene Menge an Gewicht zu (siehe Kapitel 7).
- Bleiben Sie aktiv, indem Sie mäßig Sport treiben (siehe Kapitel 8).
- Achten Sie besonders auf die Kohlenhydrate in Ihrer Diät und begrenzen Sie überschüssige Zucker. Ihr Arzt wird möglicherweise empfehlen, Kohlenhydrate zu beschränken, um Ihren Blutzucker unter Kontrolle zu bringen. Wenn Sie kleinere Portionen an Kohlenhydraten essen, trägt das ebenfalls zur Vermeidung von kurzfristiger Überzuckerung bei. Kohlenhydrate bilden eine wichtige Energiequelle für Sie und Ihr Baby, deshalb sollten Sie nicht einfach Kohlenhydrate beschränken, ohne vorher einen Ernährungsplan mit Ihrem Arzt oder Ernährungsberater abgesprochen zu haben.

- Essen Sie viele Ballaststoffe, z.B. Vollkorn-Produkte, Obst, Gemüse und Hülsenfrüchte. Ballaststoffe können helfen, den Blutzuckerspiegel in Ihrem Blut unter Kontrolle zu bringen.
- Befolgen Sie im Verlauf des Tages einen berechenbaren Ernährungsplan mit mehreren kleineren Mahlzeiten und Snacks im Tagesverlauf, einschließlich eines kleinen Snacks in der Nacht. Das wird Ihnen helfen, Ihren Blutzuckerspiegel stabil zu halten.
- Wenn Sie Ihren Blutzuckerspiegel kontrollieren, notieren Sie, wie er sich im Lauf des Tages mit der Nahrungsaufnahme und durch körperliche Aktivität verändert. Indem Sie diese Zusammenhänge notieren, können Sie dazu beitragen, die besten Ernährungsmuster für Ihren Körper zu bestimmen.

Frauen, die unter Schwangerschafts-Diabetes leiden, tragen ein erhöhtes Risiko, nach der Schwangerschaft Diabetes zu entwickeln. Um Ihren Stoffwechsel gesund zu halten, sollten Sie auch nach der Schwangerschaft weiterhin Ihre gesunden Ernährungsgewohnheiten beibehalten, die Sie sich während der Schwangerschaft angewöhnt haben.

Gesunde Ernährung während der Schwangerschaft – Zusammenfassung

Diät während der Schwangerschaft ist nicht einfach nur eine Liste dessen, was man meiden sollte. Es ist ebenso notwendig, Raum für gesündere Lebensmittel zu schaffen und bessere Ernährungsgewohnheiten anzunehmen.

- Achten Sie besonders darauf, dass Sie genügend Kalorien, Proteine, Eisen, Folsäure und Vitamin C zu sich nehmen.
- Decken Sie Ihren Flüssigkeitsbedarf, indem Sie regelmäßig Wasser trinken, und wählen Sie Getränke, die Nährstoffe zu Ihrer Diät beitragen, z.B. Magermilch und 100%-igen Fruchtsaft.
- Wählen Sie Lebensmittel aus jeder Lebensmittelgruppe, die wichtige Nährstoffe maximieren, wie Ballaststoffe, Proteine, gesunde Fette, Vitamine und Mineralien; begrenzen Sie zugleich Lebensmittel, die gesättigte Fette und Trans-Fette oder zu viele einfache Kohlenhydrate und zusätzliche Süßungsmittel enthalten.
- Sorgen Sie für ausgewogene Anteile der einzelnen Lebensmittelgruppen, indem Sie täglich von jeder Sorte die richtige Menge essen. Für die meisten Menschen

bedeutet das, dass sie zu jeder Mahlzeit mehr Obst und Gemüse sowie Vollkornprodukte, proteinreiche Lebensmittel und Milchprodukte hinzugeben und zugleich Süßigkeiten, Raffinade-Kohlenhydrate und fetthaltige Lebensmittel begrenzen sollten, die nahrhaftere Angebote verdrängen.

5

Was Sie während der Schwangerschaft vermeiden sollten

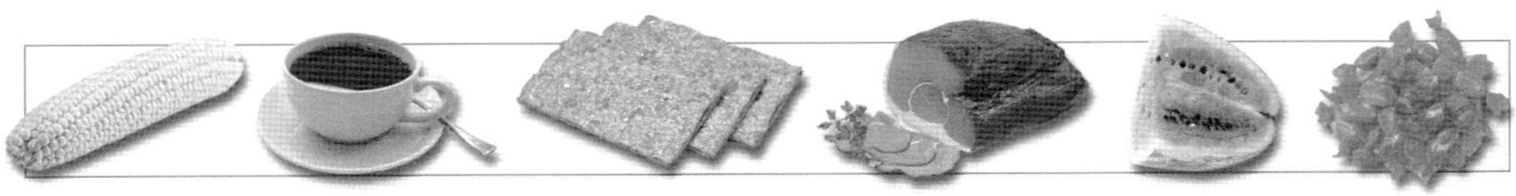

Nachdem wir bereits erörtert haben, wie Sie während Ihrer Schwangerschaft positive Veränderungen an Ihrer Diät vornehmen können, wollen wir nun die Dinge betrachten, die Sie vermeiden sollten. Eine der wichtigsten Maßnahmen, die Sie während der Schwangerschaft zum Wohl Ihres Kindes ergreifen können, besteht darin, Stoffe zu vermeiden, die schädlich sein könnten, vor allem diejenigen, von denen wir wissen, dass sie einen wachsenden Fötus schädigen.

Die Tage, in denen eine schwangere Frau eine Zigarette und einen Nachmittagscocktail genießen mochte, ohne sich etwas dabei zu denken, sind längst vergangen. Heute wissen wir sehr viel besser, wie sich die Ernährung, das Verhalten und die Umwelt einer Mutter während der Schwangerschaft auf ihr Baby auswirken können. Geburtsfehler und Komplikationen während der Schwangerschaft als Folge von Rauchen, Alkoholgenuss und Konsum schädlicher Substanzen sind nach wie vor ein schwerwiegendes Problem, aber zum Glück ist das Bewusstsein über die Gefahren dieser Angewohnheiten zunehmend weit verbreitet.

Trotzdem habe ich die Erörterung der Dinge, die man vermeiden muss, aufgeschoben, um zunächst die Grundlagen einer guten Ernährung zu behandeln. Heutzutage wird ein unverhältnismäßiges Gewicht auf Nahrungsmittel gelegt, die schwangere Frauen nicht essen sollten, weshalb Frauen oft Angst haben, ihr Kind zu schädigen, wenn sie auch nur eine falsche Entscheidung treffen. Aber wenn man sich allzu sehr auf die negativen Aspekte konzentriert, kann man leicht den Blick für all die positiven Veränderungen verlieren, die eine Frau an ihrer Ernährung vornehmen kann, um ihr Baby gesund zu ernähren. Nur einige wenige Arten von Lebensmitteln oder Inhaltsstoffen bedeuten während der Schwangerschaft tatsächlich eine Gefahr. Manche davon bilden ein Sicherheitsrisiko wegen giftiger Zusätze oder wegen der Möglichkeit einer Kontamination durch Bakterien oder Parasiten. Aber bei all den Anekdoten, Nachrichtenmeldungen und Gerüchten über Dinge, die in der Schwangerschaft schädlich sind, gewinnen Frauen oft das Gefühl, dass es im Grunde nichts gibt, was *nicht* gefährlich ist. Zwar müssen Frauen während der Schwangerschaft in der Tat wachsam sein, aber es besteht kein Grund, weshalb sie nicht trotzdem ein verhältnismäßig normales Leben führen sollten.

Es ist außerdem wichtig, einen Sinn für das Ausmaß der Gefahr zu entwickeln. Die meisten Substanzen, von denen es heißt, dass schwangere Frauen sie grundsätzlich meiden sollten, gelten entweder als solche, die *ein Spektrum von Schäden* bei einem Fötus anrichten können (je nach dem Maß der Einwirkung), oder als solche, die das *Risiko eines unerwünschten Ergebnisses* erhöhen.

Alkohol ist ein Beispiel für eine Substanz, die als absolut schädlich für den Fötus gilt, aber das Ausmaß der Schädigung bewegt sich in einem ganzen Spektrum möglicher Folgen – je nachdem, wie viel und wie lange die Mutter trinkt. Da ein paar Drinks zum Vergnügen es grundsätzlich nicht wert sind, *irgendeinen* Schaden für Ihr Baby zu riskieren, möchte ich Sie hiermit ermutigen, während der Schwangerschaft gar keinen Alkohol zu trinken. Ein Beispiel für ein Verhalten, das ein erhöhtes Risiko birgt, ist der Konsum von unpasteurisierten Milchprodukten, was bei schwangeren Frauen das Risiko der Listeriose erhöhen kann. In diesem Kapitel gebe ich Ihnen eine Liste von Sicherheitsvorkehrungen, die das Risiko senken, sich diese sehr seltene Krankheit zuzuziehen. In diesem Fall ist das Risiko einer Schädigung extrem gering, aber da der Schaden potenziell sehr ernst sein kann und die Vorkehrungen nicht zu drastisch sind, lohnt es sich, sie in den Monaten der Schwangerschaft zu befolgen.

Wichtiger als die Sorge um eine Liste der Dinge, die grundsätzlich zu vermeiden sind, ist die Kultivierung einer maßvollen Vorsicht gegenüber allen Stoffen, die man einnimmt, einatmet oder denen man sich körperlich aussetzt. Unglücklicherweise haben wir einen großen Teil unserer Kenntnisse über das, was in der Schwangerschaft unzulässig ist, aus leidvoller Erfahrung lernen müssen. Um solche Tragödien in Zukunft zu vermeiden, sollten Frauen sich möglichst keinen Substanzen aussetzen, die für ihr Baby potenziell schädlich sind.

Alkohol

Der Konsum von Alkohol während der Schwangerschaft kann die Entwicklung Ihres Babys unmittelbar stören. Im Extremfall kann der Konsum von Alkohol während der Schwangerschaft zu einer Form von Entwicklungsstörung führen, die man Fötales Alkohol Syndrom (FAS) nennt. FAS ist eine der Hauptursachen vermeidbarer mentaler Entwicklungsstörungen und Geburtsfehler; Kinder mit FAS haben abnormale Gesichtszüge, ungenügendes Wachstum, Entwicklungs- und Lernbehinderungen, hyperaktives Verhalten, schwachen Verstand und Probleme bei der Alltagsbewältigung.

FAS kommt in der Regel bei Müttern vor, die stark trinken, und es ist sehr umstritten, wo die Grenzen eines vertretbaren Alkoholkonsums während der Schwangerschaft liegen. Wie steht es mit mäßigem oder leichtem Konsum? Tatsächlich haben weitere Forschungen ergeben, dass FAS nur die schärfste Form nachteiliger Effekte von Alkoholkonsum auf die fötale Entwicklung ist. Immer, wenn eine schwangere Frau trinkt, wird ihr Fötus dem Einfluss von Alkohol ausgesetzt. Alkohol hat unmittelbare Auswirkungen auf Nervenzellen, die deren normale Entwicklung beeinträchtigen. Wenn der Fötus über Monate hinweg hohen Dosierungen ausgesetzt wird, führt die Auswirkung des Alkohols zu schweren Beeinträchtigungen der Funktionen des Gehirns und des Nervensystems. Aber in kleineren Dosierungen können die Auswirkungen subtiler sein, einschließlich kleiner Veränderungen der mentalen Leistungen und der Gehirnfunktionen. Darüber hinaus kann Alkoholkonsum außerdem zu spontanem Verlust des Fötus, zu Fehl- oder Frühgeburt und anderen Komplikationen während der Schwangerschaft führen.

Angesichts dieses Spektrums möglicher Schädigungen gibt es grundsätzlich kein sicheres Maß für Alkoholkonsum während der Schwangerschaft. Alle schwangeren Frauen sollten den Konsum von Alkohol vollständig unterlassen. Wie wir in Kapitel 1 bereits dargelegt hatten, können Schädigungen sehr früh in der Schwangerschaft auftreten, deshalb sollten Sie Alkohol bereits dann meiden, wenn Sie schwanger werden könnten - und vom Beginn der Schwangerschaft an. Frauen, denen es wegen Suchtproblemen oder emotionalen Belastungen schwer fällt, auf Alkohol zu verzichten, sollten alles daran setzen, sich behandeln zu lassen. Wenn Sie eine Schwangerschaft planen, sollten Sie möglichst schon mit dem Trinken aufhören, bevor Sie schwanger werden. Aber es ist sehr oft der Fall, dass Frauen bereits einige Drinks zu sich genommen haben, bevor sie überhaupt feststellen, dass sie schwanger sind. Wenn das geschieht, besteht kein Grund zur Panik oder zur Besorgnis, dass Sie Ihrem Baby geschadet haben könnten; konzentrieren Sie sich lediglich darauf, Alkohol für den Rest Ihrer Schwangerschaft zu meiden.

Rauchen

Das Rauchen von Zigaretten ist in Industriestaaten wie den USA die wichtigste Ursache für zu niedriges Geburtsgewicht bei Kindern. Babys, die von stark rauchenden Müttern zur Welt gebracht werden, neigen zu geringem Wachstum im Mutterbauch und anderen Gesundheitsschäden, wie z.B. Lungenschäden, neurologischen Schäden und einem erhöhten Risiko des plötzlichen Kindstods (Sudden Infant Death Syndrome / SIDS).

Wegen dieser Risiken sollten Frauen, sofern sie eine Schwangerschaft planen, alles daran setzen, das Rauchen aufzugeben, bevor sie schwanger werden - oder es aufgeben, sobald sie eine ungeplante Schwangerschaft feststellen. Damit tun sie nicht nur ihren Babys einen Gefallen. Frauen, die rauchen, haben im Durchschnitt ein kürzeres Leben und ein größeres Risiko, Lungen- oder andere Krebserkrankungen, Herzkrankheiten, Gehirnschläge und chronische Lungenkrankheiten wie Lungenüberblähung (Emphysem) zu erleiden. Angesichts des hohen Preises, den Raucher für ihre Gewohnheit bezahlen, kann man ihnen nur raten, es im Interesse ihrer Gesundheit aufzugeben.

Wenn Sie rauchen, kann die Sorge um die Gesundheit Ihres Babys einen großartigen Anreiz bieten, diese Gewohnheit aufzugeben, die im weiteren Verlauf Ihres Lebens Ihre Gesundheit ernsthaft schädigen kann. Wenn es Ihnen schwer fällt, selbstständig aufzugeben, spannen Sie Ihre Familie, Freunde oder eine Unterstützungsgruppe ein, oder konsultieren Sie Ihren Arzt, um einen Behandlungsplan auszuarbeiten.

Nikotin-Substitute in der Form von Kaugummi, Inhalier-Geräten oder Nikotinpflastern können Ihnen helfen, Ihre Sucht zu zügeln, doch auch in diesen Formen kann das Nikotin für den Fötus schädlich sein. Wenn man aber bedenkt, dass Zigarettenrauch dreitausend giftige Substanzen enthält, die einen Fötus potenziell schädigen können, ist ein Nikotin-Substitut in jedem Fall besser, als weiterhin zu rauchen. Wenn Sie das Gefühl haben, dass Sie eine solche Hilfe benötigen, konsultieren Sie Ihren Arzt wegen der Dosierung, so dass Sie die kleinste mögliche Dosierung finden können, um Risiken zu minimieren.

Passivrauchen kann für Frauen, die bei der Arbeit oder zu Hause regelmäßig Zigarettenrauch ausgesetzt sind, ebenfalls ein Risiko darstellen. Zigarettenrauch gilt als Karzinogen, und es ist erwiesen, dass er auch bei Nichtrauchern das Krebsrisiko erhöhen kann. Eine Untersuchung der Auswirkungen des Passivrauchens auf den Schwangerschaftsverlauf an dreitausend Frauen hat unlängst gezeigt, dass Passivrauchen das Wachstum des Fötus hemmt und dass ein Zusammenhang zwischen hochgradigem Passivrauchen und höheren Raten von Tot- und Frühgeburten besteht. Auch wenn Sie Ihre Umwelt nur beschränkt beeinflussen können, kommt es darauf an, dass Sie sich so wenig Zigarettenrauch wie möglich aussetzen. Das kann auch bedeuten, dass

Sie mit Ihrem Arbeitgeber über das Rauchen am Arbeitsplatz sprechen, Regeln für das Rauchen bei sich zu Hause aufstellen oder einem Raucher, mit dem Sie zusammenleben, helfen, das Rauchen aufzugeben.

Koffein

Koffein ist ein weniger eindeutiger Fall als Alkohol. Bislang ist nicht nachgewiesen, dass Koffein fötales Gewebe so unmittelbar schädigt wie Alkohol das tut, deshalb besteht Uneinigkeit darüber, welches Maß an Kaffeekonsum während einer Schwangerschaft unbedenklich ist. Untersuchungen zufolge besteht ein Zusammenhang zwischen exzessivem Kaffeegenuss und einem erhöhten Risiko von Fehlgeburten und niedrigem Geburtsgewicht. Zu viel Koffein verursacht außerdem bei Tierversuchen erhöhte Raten von Geburtsfehlern, aber diese Befunde konnten bisher nicht mit Geburtsfehlern bei Menschen in Zusammenhang gebracht werden.

Die Auswirkungen eines mäßigen Koffeinkonsums während der Schwangerschaft sind unbekannt. Aber auch ohne eindeutige Beweise wissen wir, dass Koffein eine stark anregende Wirkung hat und im Körper chemische Veränderungen hervorruft, die das werdende Leben beeinträchtigen könnten. Bei Substanzen wie Koffein, bei denen die Beweislage unklar ist, sollten schwangere Frauen sich für einen zurückhaltenden Umgang entscheiden. Es ist in jedem Fall ratsam, Koffein aus Ihrem Speiseplan zu streichen oder Ihren Kaffeekonsum während der Schwangerschaft einzuschränken.

Wenn Sie weiterhin koffeinhaltige Getränke zu sich nehmen, sollten Sie den Genuss auf eine oder zwei Portionen pro Tag begrenzen - und eine Portion bedeutet: eine kleine Tasse Kaffee oder Espresso, nicht einen großen Becher voll! Noch besser ist es, auf Tee umzustellen, der viel weniger Koffein enthält. Grüner Tee enthält weniger Koffein als Schwarztee, sodass er das beste koffeinhaltige Angebot bildet. Entkoffeinierte Tee- und Kaffeesorten enthalten nur geringe Mengen Koffein, und Kräutertees sind generell koffeinfrei. Aber meiden Sie Teesorten, die zusätzliches Koffein oder andere stimulierende Mittel wie Ginseng oder Guarana enthalten - diese Inhaltsstoffe können den Koffeingehalt eines Getränks beträchtlich erhöhen. Entscheiden Sie sich für koffeinfreie Limonaden - oder trinken Sie lieber das gesündere Mineralwasser, entrahmte Milch oder Fruchtsaft.

Eine der größeren Gefahren des Koffeins besteht darin, dass man kaum einschätzen kann, wie viel man konsumiert. Angesichts des gegenwärtigen Trends zu größeren Portionen bedeutet das, dass eine Limonade in einem Kino oder einem Restaurant viel mehr Koffein enthalten kann, als Sie glauben. Auch Schokolade enthält Koffein, vor allem dunkle Schokolade. Und viele „Energie-Drinks" enthalten eine Menge

Koffein: Diese Getränke sollten Sie während der Schwangerschaft grundsätzlich meiden, weil ihr Koffeingehalt unbekannt ist. Bei aufgegossenem Tee oder Kaffee kann der Koffeingehalt stark variieren - das hängt davon ab, wie viel Pulver jeweils pro Portion verwendet und wie das Getränk aufgegossen wird. Starke Gourmet-Kaffees können doppelt soviel Koffein enthalten wie der, den Sie zu Hause möglicherweise zubereiten. Die Tabelle 5.1 zeigt den Koffeingehalt einiger gängiger Nahrungsmittel und Getränke.

Wenn Sie koffeinabhängig sind, mag es gar nicht so schwer sein, sich einzuschränken, wie Sie vielleicht glauben. Kaffee und koffeinhaltige Lebensmittel zählen zu den gängigeren Aversionen, die schwangere Frauen entwickeln. Ob das eine Schutzfunktion ist oder lediglich ein glücklicher Zufall der Natur - viele schwangere Frauen finden, dass sie den Geruch von Kaffee plötzlich gar nicht mehr ausstehen können.

Sonstige Rauschmittel und Nervengifte

Es ist klar, dass Rauschmittel und Nervengifte im Allgemeinen während der Schwangerschaft schädlich sind. Marihuana durchdringt die Plazenta und beeinträchtigt fötales Gewebe, und man geht davon aus, dass ein Zusammenhang zwischen dem Gebrauch von Marihuana und geringem Geburtsgewicht sowie bestimmten Entzugserscheinungen - wie exzessivem Weinen oder Zittern - besteht. Kokain kann ebenfalls leicht die Plazenta durchdringen und Blutgefäße abschnüren, wodurch einem Fötus die Sauerstoffzufuhr abgeschnitten wird. Opiate - wie Heroin, Methadon und Morphin - können beim Fötus Abhängigkeit verursachen und zu Komplikationen während der Schwangerschaft führen. Amphetamine können ferner Herzprobleme und andere Geburtsfehler verursachen. Die Injektion solcher Drogen erhöht außerdem die Wahrscheinlichkeit einer Infektion wie HIV.

Tabelle 5.1 Koffeingehalt ausgewählter Lebensmittel und Getränke

Lebensmittel / Getränk	Koffeingehalt
Filterkaffee (0,25 l)	85 mg-135 mg
Starbucks-Kaffee, klein (0,25 l) / groß (0,33 l)	235 mg / 335 mg
1 Schuss Starbucks-Espresso (0,03 l)	35 mg

Großer Starbucks Milchkaffee (0,5 l)	70 mg
entkoffeinierter Kaffee (Filterkaffee, 0,25 l)	3 mg
Eistee (0,25 l)	25 mg
Schwarztee (0,25 l)	50 mg
Grüner Tee (0,25 l)	30 mg
Coca Cola (0,25 l)	24 mg
Pepsi Cola (0,25 l)	27 mg
Mountain Dew Limonade (0,25 l)	37 mg
Barq's Root Beer (0,25 l)	15 mg
Heiße Schokolade (0,25 l)	6 mg
Kaba (0,25 l)	5 mg
Milchschokolade (30 g)	6 mg
M&M Schokolinsen (1/4 Tasse)	8 mg
Dunkle Halbbitterschokolade (30 g)	20 mg
Sirup mit Schokoladengeschmack (0,03 l)	4 mg

Falls Sie diese Drogen in Gesellschaft konsumieren, sollten Sie aufhören, wenn Sie eine Schwangerschaft planen oder, wenn das nicht möglich ist, sobald eine Schwangerschaft festgestellt wird. Wenn Sie von einer illegalen Droge abhängig sind, suchen Sie sofort Hilfe, entweder beim Gesundheitsamt oder bei einer freien Suchthilfeorganisation. Ähnliche Risiken bestehen auch bei Abhängigkeit von rezeptfreien oder rezeptpflichtigen Medikamenten wie Beruhigungsmitteln.

Medikamente

Viele Frauen stehen vor einer schwierigen Entscheidung, wenn es darum geht, ob sie während der Schwangerschaft den Konsum rezeptfreier oder rezeptpflichtiger Medikamente fortsetzen oder unterbrechen sollen. Dieser Abschnitt soll Sie mit einigen dieser Fragen vertraut machen, auch wenn sie nicht umfassend erörtert werden und keine Anleitung für medizinische Entscheidungen ohne Rücksprache mit einem Arzt geben.

Rezeptfreie Medikamente, die man während der Schwangerschaft bevorzugen sollte

Möglicherweise benötigen Sie gelegentlich ein Mittel gegen gängige Beschwerden wie Kopfschmerzen, Durchfall oder Verstopfung. Die folgenden Medikamente gelten bei gelegentlicher Anwendung und empfohlener Dosierung als die sichersten. Manche Medikamente, wie Antiverstopfungsmittel, können schädlich sein, wenn sie über einen längeren Zeitraum hinweg eingenommen werden. Wie bei allen Medikamenten gilt, dass Sie die Anwendung mit Ihrem Arzt absprechen müssen.

- **Schmerzmittel:** Paracetamol (Tylenol)
- **Gegen Verstopfungen:** Pseudoephedrin-Hydrochlorid (Sudafed)
- **Antihistamin:** Chlorpheniramin (Chlortrimeton)
- **Gegen Durchfall:** Kaolin und Pectin (Kaopectat)
- **Gegen Sodbrennen:** Kalziumkarbonat (Tums), Aluminiumhydroxid/ Magnesiumhydroxid (Maalox)
- **Gegen Blähungen:** Simethicon (Mylanta Gas)

Vermeiden Sie jegliche Multisymptom-Medikamente gegen Allergien oder Erkältungen, die Alkohol enthalten. Viele der Medikamente, die hier angegeben sind, eignen sich für gelegentliche Symptombekämpfung, können aber schädlich sein, wenn sie über längere Zeiträume hinweg eingenommen werden. Wenn Sie z.B. dauerhaft Tums einnehmen, können Sie einen gefährlich hohen Kalziumpegel erreichen. Wenn Sie wegen einer chronischen Beschwerde für mehr als ein paar Tage ein Medikament benötigen, konsultieren Sie Ihren Arzt, um eine unbedenkliche Lösung zu finden.

Manche Medikamente können aus Ihrem Blutkreislauf die Plazenta durchdringen und die Entwicklung Ihres Babys beeinträchtigen. Andere können den Verlauf Ihrer Schwangerschaft direkt stören, indem sie Einfluss darauf nehmen, wie die Plazenta die Nährstoffe verteilt, oder indem sie durch eine Kontraktion des Uterus frühzeitige Wehen auslösen. Wieder andere Medikamente durchdringen entweder nicht die Plazenta oder haben keine schädlichen Wirkungen auf den Fötus. In vielen Fällen, vor allem bei neueren Medikamenten, wissen wir schlicht und einfach nicht genau, wie ein bestimmtes Medikament auf einen Fötus wirkt. Und da immer mehr Menschen rezeptpflichtige Medikamente einnehmen, ist die Möglichkeit schädlicher Auswirkungen auf den Fötus sehr real. Die Entscheidung über den Gebrauch von Medikamenten kann ein sehr frustrierender Prozess sein – Ihr Arzt oder Ihre Ärztin mag nicht in der Lage sein, eine einfache Antwort zu geben, aber er oder sie kann helfen, die Vorteile und Risiken abzuwägen.

Über rezeptpflichtige Medikamente hinaus können auch rezeptfreie Medikamente gefährlich sein. Beispielsweise sollte Aspirin während der Schwangerschaft, vor allem während der letzten drei Monate, vermieden werden, ebenso wie andere nicht-steroidale, entzündungshemmende Medikamente (NSAID) wie Ibuprofen (Advil, Motrin) oder Naproxen (Aleve). Manche Menschen glauben irrtümlich, dass alles, was man rezeptfrei kaufen kann, unbedenklich sei und vergessen daher, dass sie ihren Arzt konsultieren sollten, bevor sie diese Medikamente nehmen.

Die FDA (Food and Drug Administration) der USA klassifiziert jedes Medikament im Hinblick darauf, was über seine Auswirkungen auf die Schwangerschaft bekannt ist, folgendermaßen:

- *Kategorie A.* Unter diese Kategorie fallen Medikamente, die auf ihre Sicherheit während der Schwangerschaft hin getestet worden sind und als unbedenklich gelten. Sie umfassen Nahrungsergänzungen wie Folsäure und Vitamin B_6, sowie Jod und andere Schilddrüsenmedikamente in Maßen oder nach ärztlicher Anordnung.
- *Kategorie B.* Unter diese Kategorie fallen Medikamente, die während Schwangerschaften gelegentlich verwendet worden sind und keine Geburtsfehler oder andere Probleme zu verursachen scheinen. Sie umfassen auch manche Antibiotika, Paracetamol (Tylenol), Famotidin (Pepcid), Prednison (Cortison) und Insulin. Ibuprofen (Advil, Motrin), Naproxen (Aleve) und einige andere nicht-steroidale entzündungshemmende Medikamente (NSAID) fallen *vor* dem dritten Trimester unter die Kategorie B, aber später während der Schwangerschaft unter die Kategorie D, weil sie Komplikationen während der Wehen verursachen können.
- *Kategorie C.* Unter diese Kategorie fallen Medikamente, die mit erhöhter Wahrscheinlichkeit Sicherheitsrisiken für die Mutter oder den Fötus bedeuten, oder

solche, für die Sicherheitsstudien noch nicht abgeschlossen worden sind. Für die Mehrheit dieser Medikamente laufen noch gar keine Sicherheitsstudien. Oft wird im Beipackzettel die Warnung gegeben, dass sie nicht eingenommen werden sollten, wenn die Vorteile gegenüber den Risiken nicht überwiegen. Sie umfassen das Anti-Pilz-Medikament Fluconazol (Diflucan), das rezeptfreie Antiverstopfungsmittel Pseudoephedrin (Sudafed), das Antibiotikum Ciprofloxacin (Cipro) und einige Antidepressiva.

- *Kategorie D.* Unter diese Kategorie fallen Medikamente, die eindeutige Gesundheitsrisiken für den Fötus bedeuten und Alkohol beinhalten, ferner Lithium (gegen manische Depressionen), das Antikonvulsivum Phenytoin (Dilantin) und chemotherapeutische Medikamente gegen Krebs. In manchen Fällen werden Chemotherapeutika während der Schwangerschaft jedoch gegeben, wenn die Gesundheit der Mutter auf dem Spiel steht.
- *Kategorie X.* Unter diese Kategorie fallen Medikamente, die nachweislich Geburtsfehler verursachen und die während einer Schwangerschaft *niemals* eingenommen werden sollten. Sie umfassen Accutan, ein Medikament gegen zystische Akne; die Medikamente Tegison und Soriatan gegen Schuppenflechte; und das Beruhigungsmittel Thalidomid (Contergan). Diese Medikamente sollten, wenn möglich, noch vor der Schwangerschaft abgesetzt werden - spätestens aber sobald die Schwangerschaft vermutet oder erkannt wird.

Viele Medikamente, die in den Beispielen hier nicht aufgelistet sind, stellen ebenfalls potenzielle Risiken während der Schwangerschaft dar. Dieses Kategoriensystem ist nicht vollkommen, und die FDA sucht nach besseren Möglichkeiten, Risiken bei Medikamenten überschaubar zu machen. Die sicherste Art, die Wirkungen eines Medikaments zu testen, ist ein kontrollierter klinischer Versuch, bei dem einer Gruppe über eine bestimmte Zeit hinweg ein Medikament und einer anderen Gruppe während derselben Zeit ein Placebo verabreicht wird. Solche Untersuchungen sind angesichts des potenziellen Risikos für den Fötus bei schwangeren Frauen oft ethisch nicht vertretbar. Informationen über die Sicherheit von Medikamenten werden deshalb meist aus Tierversuchen abgeleitet, ferner aus Studien an Frauen, die nicht schwanger sind, oder aus Erfahrungen mit Frauen, die diese Medikamente nehmen, wenn sie erst einmal auf dem Markt sind.

Am besten sollten Sie alle Medikamente, die Sie nehmen, schon vor der Schwangerschaft mit Ihrem Arzt auswerten, weil sich die schädlichen Auswirkungen von Medikamenten oft schon während der ersten Tage und Wochen des Lebens einstellen. Wenn Sie bereits schwanger sind, klären Sie mit Ihrem Hausarzt ab, ob es unbedenklich ist, mit der Einnahme fortzufahren. Manche Medikamente sind nur am Anfang oder am Ende der Schwangerschaft schädlich, deshalb kann auch das Timing eine wichtige Rolle spielen.

Wenn Sie ein rezeptfreies Medikament nicht unbedingt nehmen müssen, sollten Sie besser davon Abstand nehmen. Wenn Sie es beispielweise gewöhnt sind, Schmerzmittel, Verdauungsmittel oder schon bei den ersten Symptomen Mittel gegen Erkältung und Allergien zu nehmen, sollten Sie diese nur noch dann nehmen, wenn Sie glauben, dass diese wirklich unverzichtbar sind. Aber wenn ein Medikament für eine gesundheitliche Beschwerde wirklich notwendig ist, überwiegt in vielen Fällen der Vorteil für Ihre Gesundheit gegenüber den Risiken. Wenn Sie beispielsweise eine Infektion haben, die mit Antibiotika behandelt werden muss, wie Toxoplasmose oder Listeriose, können Sie die Gesundheit (und das Leben) Ihres Babys gefährden, wenn Sie eine Behandlung ablehnen oder darauf verzichten. Oder wenn Sie unter einer chronischen Krankheit leiden, die Behandlung erfordert, kann der Verzicht auf die Behandlung oder der Abbruch einer solchen Ihre Schwangerschaft gefährden, wenn Ihre Krankheit nicht unter Kontrolle ist. Denken Sie daran, dass die Gesundheit Ihres Babys vollkommen von Ihrer eigenen Gesundheit abhängt und dass Sie deshalb auch auf Ihre eigene Gesundheit achten müssen.

Der Gebrauch von Antidepressiva während der Schwangerschaft ist ganz besonders umstritten. Rund 10 Prozent aller schwangeren Frauen leiden unter Depressionen, und die Veränderungen des Hormonlevels während und nach der Schwangerschaft können sie für Stimmungsschwankungen besonders anfällig machen. Aber über die Sicherheit von Antidepressiva während der Schwangerschaft haben wir leider nur begrenzte Kenntnisse. Erfahrungen von Frauen, die Antidepressiva genommen haben, deuten darauf hin, dass die neueren selektiven Serotonin-Wiederaufnahmehemmer

Ungeplante Schwangerschaften, ungewollte Einflüsse

Wenn Sie unabsichtlich schwanger werden, sind Sie nicht allein: Fast die Hälfte aller Schwangerschaften in den USA sind ungeplant. Ohne den Vorteil einer Planung besteht das Risiko, dass Sie sich einer oder mehreren Substanzen oder Risikofaktoren ausgesetzt haben könnten, die in diesem Kapitel behandelt werden, bevor Sie von Ihrer Schwangerschaft erfahren haben. Wenn Sie befürchten, dass Sie Ihr Baby einer schädlichen Substanz ausgesetzt haben könnten, kommt es vor allem darauf an, dass Sie Ruhe bewahren und sich nicht darüber den Kopf zerbrechen, wie diese Ihre Schwangerschaft beeinflusst haben könnte. In vielen Fällen können Sie die Risiken vernachlässigen, sofern Sie dafür sorgen, den Einfluss zu reduzieren, sobald Sie Ihre Schwangerschaft festgestellt haben. Besprechen Sie Ihre Probleme offen mit Ihrem Gesundheitsberater, und konzentrieren Sie sich auf die Maßnahmen, die Sie ergreifen können, um Ihr Baby sicher und gesund zu halten.

(selective serotonin reuptake inhibitors / SSRIs), wie Prozac, Paxil und Zoloft, sowie ältere trizyklische Medikamente keine Geburtsfehler oder signifikante Gesundheitsprobleme bei Babys verursachen. Viele Hausärzte halten es für unbedenklich, SSRIs zu verschreiben, weil es eine beachtliche Datenmenge über ihre Sicherheit gibt. Manche Untersuchungen berichten aber von Entzugserscheinungen und Vergiftungen bei Neugeborenen, die mit SSRIs in Zusammenhang gebracht werden. Frauen, die wegen Depressionen behandelt werden, sollten sich mit ihren Hausärzten absprechen, um einzuschätzen, ob den potenziellen Risiken von Antidepressiva signifikante Vorteile für die mentale Gesundheit einer Frau gegenüberstehen; die Entscheidung wird je nach der besonderen Situation einer Frau unterschiedlich ausfallen.

Künstliche Süßstoffe

Viele Frauen sollten während der Schwangerschaft ihren Zuckerkonsum einschränken, um ihre Diäten nicht mit „leeren" Kalorien zu füllen und um moderatere Blutzuckerpegel und einen gesünderen Stoffwechsel zu fördern. Künstliche Süßstoffe scheinen das Beste aus zwei Bereichen zu vereinigen: Keine „leeren" Kalorien, aber ein süßer Geschmack. Einer der Vorteile künstlicher Süßstoffe besteht darin, dass sie den Blutzuckerspiegel nicht so stark heben, wie das bei kalorienhaltigen Süßstoffen der Fall ist, was bei Frauen mit Schwangerschafts-Diabetes und anderen Stoffwechselproblemen von Vorteil sein kann. Aber sie werden oft auch mit Sorge gesehen, weil Untersuchungen darauf hindeuten, dass sie einem Fötus schaden können. In Maßen genossen, können künstliche Süßstoffe eine unbedenkliche Alternative bieten, aber die Auswahl ist entscheidend:

- *Aspartam (Equal, NutraSweet, NutraTaste).* Aspartam durchdringt nicht die Plazenta, und die FDA sowie das American Academy of Pediatrics Committee on Nutrition betrachten den Konsum von Aspartam als sicher für schwangere Frauen, solange das konsumierte Maß im Rahmen des von der FDA festgesetzten akzeptierten Tagesumsatzes (accepted daily intake / ADI) bleibt. Der ADI für Aspartam liegt bei 50 Milligramm pro Kilogramm Körpergewicht (eine Frau von 60-65 Kilo hat einen ADI von 2.800 Milligramm pro Tag). Wenn man die folgende Liste betrachtet, wird deutlich, dass dieser Level recht hoch angesetzt ist (er entspricht mehr als sechzehn Dosen Diätlimonade pro Tag!). Ich würde eine zurückhaltendere Richtlinie empfehlen, die einer gesünderen Ernährung entspricht; das würde bedeuten, dass Sie sich auf eine oder zwei Portionen Aspartam-gesüßte Speisen oder Getränke pro Tag beschränken sollten. Frauen, die unter Phenylketonurie leiden - einer Krankheit, bei der die Fähigkeit des Körpers, die Aminosäure Phenylalanin zu verdauen, beeinträchtigt ist - sollten jedes Produkt meiden, das Aspartam enthält.

Aspartam in Lebensmitteln

Diätlimonade, 0,33 l	170 Milligramm
Getränkepulver für 0,25 l	100 Milligramm
Gelatine-Dessert, 110 g	80 Milligramm
Aspartam-gesüßter Fruchtjoghurt, 225 g	124 Milligramm
Eine Süßstoff-Tablette aus Spender	35 Milligramm

- *Saccharin (Sweet'n Low).* Von allen künstlichen Süßstoffen bildet Saccharin das größte potenzielle Risiko für einen Fötus. Saccharin ist ein schwaches Karzinogen, d.h. eine Substanz, die als krebsfördernd gilt. Es kann die Plazenta durchdringen und in das Gewebe eines Fötus eindringen. Schwangere Frauen sollten Saccharin meiden.

- *Sucralose (Splenda).* Bei der Herstellung von Sucralose wird ein Zuckermolekül so verändert, dass es viele hundert Mal süßer schmeckt als Zucker. Wegen seiner veränderten Struktur wird Sucralose nicht durch das Verdauungssystem absorbiert und verdaut. Die geringen Mengen, die dennoch in den Körper gelangen, scheinen die Plazenta nicht zu durchdringen, was Sucralose zu einer sehr sicheren Möglichkeit für schwangere Frauen macht, die künstliche Süßstoffe verwenden wollen.

- *Stevia und Süßstoffe auf Kräuterbasis.* Steviosid, oder Stevia, ist ein Süßstoff auf Kräuterbasis, der aus der Steviapflanze gewonnen wird und einst in Japan, China und Südamerika sehr verbreitet war. Die Verwendung von Stevia als Nahrungsmittelzusatz wird durch die FDA und durch Regierungen Europas und Kanadas abgelehnt. Bislang wird es als ein Nahrungsmittelzusatz in speziellen Geschäften geführt. Befürworter von Stevia nehmen in Anspruch, dass es eine sichere, natürliche und kalorienfreie Alternative zu Zucker ist. Gleichwohl ist es nicht genügend getestet worden, um zu bestimmen, ob Stevia für den allgemeinen Gebrauch unbedenklich ist, und es gibt keinerlei Informationen darüber, wie es auf einen Fötus wirken könnte. Ich würde schwangeren Frauen raten, Stevia, wie auch jeden anderen Zusatz auf Kräuterbasis, zu meiden (siehe Kapitel 6 zu mehr Informationen über Zusätze auf Kräuterbasis). Bis strengere Tests durchgeführt worden sind, besteht kein Grund, die Gesundheit Ihres Babys aufs Spiel zu setzen, indem Sie eine ungetestete Substanz verwenden.

Ich würde empfehlen, dass Sie Ihre künstlich gesüßten Lebensmittel mit Bedacht wählen. Es mag sein, dass künstliche Süßstoffe Ihrer Diät nichts „Schlechtes" beigeben, aber sie bieten auch keine Vorteile. Bevorzugen Sie solche künstlich gesüßten Lebensmittel, die Ihren Konsum gesunder Lebensmittel erhöhen (z.B. künstlich gesüßten Joghurt wegen der Proteine und dem Kalzium), gegenüber Limonaden und Süßigkeiten.

Fisch, Omega-3-Fettsäuren und Quecksilber - ein zweischneidiges Schwert?

Wenn Sie Fisch in Ihren Speiseplan einbeziehen, ist das eine sehr gute Möglichkeit, sowohl Omega-3-Fettsäuren, als auch Proteine aufzunehmen. Zahlreiche Studien haben allerdings gezeigt, dass Fischöl-Nahrungszusätze, die viele Omega-3-Fettsäuren enthalten, mit längerer Schwangerschaftsdauer und hohem Geburtsgewicht zusammenhängen. Da Omega-3-Fettsäuren ein Baustoff für das Gehirngewebe sind, hat man bisweilen vermutet, dass die Entwicklung des Gehirns eines Fötus von höheren Mengen dieser Fette im Speiseplan einer Mutter profitieren könnte. Gleichwohl hat der Konsum von Fisch einen gravierenden Nachteil: Als Folge der Umweltverschmutzung durch den Menschen enthalten manche Fische heute Mengen von Quecksilber, die das Nervensystem eines Fötus in seiner Entwicklung schädigen könnten. Besonders gefährlich sind Fische, die relativ groß und langlebig sind, weil sie mehr Quecksilber aus der Umwelt in ihre Körper aufnehmen als kleinere Arten.

Glücklicherweise enthalten die meisten gängigen Fischarten, wie Thunfisch oder Lachs, geringere Mengen Quecksilber und können während der Schwangerschaft ohne allzu großes Risiko konsumiert werden (siehe Tabelle 5.2 zum Quecksilbergehalt von bestimmten Fischen und Schalentieren). Aber auch diese weniger giftigen Fische sollten nur in Maßen genossen werden. Zu Ihrer Sicherheit empfiehlt die FDA folgende einfache Vorsichtsmaßnahmen:

- Vermeiden Sie den Konsum von Hai, Schwertfisch, Königsmakrelen und Torpedobarschen.
- Essen Sie nicht mehr als zwei oder drei Portionen Fisch pro Woche (insgesamt 340g oder weniger).
- Wählen Sie Meeresfrüchte, die weniger Quecksilber enthalten, wie Shrimps, kalorienarmen Dosenthunfisch, Lachs, Schellfisch und Wels. Essen Sie maximal 170g pro Woche weißen Thunfisch (Albacore) - egal ob frisch oder aus der Dose -, weil dieser mehr Quecksilber enthält.
- Wenn Sie vorhaben, Fisch zu essen, der vor Ort gefangen wird, prüfen Sie die Angaben der zuständigen Gewässeraufsichtsbehörde. Wenn Sie keine Informationen über einen bestimmten Fisch erhalten können, essen Sie nicht mehr als 170g davon (eine Standard-Portion) und konsumieren Sie keinen weiteren Fisch in derselben Woche.

Wie besorgniserregend sind Erdnuss-Allergien?

Immer mehr amerikanische Kinder scheinen heutzutage Erdnuss-Allergien zu entwickeln, und viele Frauen fürchten, dass ihre Kinder eine Veranlagung zu dieser potenziell lebensbedrohenden Allergie entwickeln könnten, wenn sie im Uterus oder während der Kindheit Erdnüssen ausgesetzt werden. In der Regel entstehen Allergien als Reaktion auf ein bestimmtes Protein, das in einem Lebensmittel enthalten ist, oder auf eine bestimmte Substanz in der Umwelt. Manche Babys tragen ein größeres Risiko, Allergien gegen Proteine zu entwickeln, wie sie z.B. in Erdnüssen enthalten sind. Die Ursache dafür ist unbekannt, aber ein erhöhtes Risiko steht oft in Zusammenhang mit Allergien, unter denen die Eltern oder ihre Geschwister bereits gelitten haben, wie Heufieber, Asthma oder Ekzeme. Wenn Ihr Baby aus Gründen der Familiengeschichte ein höheres Risiko einer Lebensmittelallergie hat, sollten Sie Erdnüsse und Erdnussprodukte während der Schwangerschaft und während der Stillzeit besser meiden. Auch wenn manche Menschen vorsichtig sein sollten, verdienen Erdnüsse keinen schlechten Ruf. Sie sind sogar eine gute Quelle von Proteinen, einfach ungesättigten Fetten und Folsäure - alles wichtige Nährstoffe für einen wachsenden Fötus.

Die FDA ist von manchen Verbraucherorganisationen kritisiert worden, weil sie in ihren Richtlinien zu lasch sei. Eine bundesweite amerikanische Untersuchung hat ergeben, dass 8 Prozent der Frauen im gebärfähigen Alter in ihrem Blut Quecksilberpegel hatten, die über dem Sicherheitslimit der amerikanischen Umweltagentur EPA lagen, was darauf hindeutet, dass Quecksilbervergiftungen eine zwar relativ kleine, aber doch beachtliche Anzahl von Babys betreffen könnten. Diese Richtlinien können sich ändern, wenn man mehr über den Quecksilbergehalt von Fisch herausfindet.

Schwangere Frauen sollten Fisch nicht aus ihrem Speiseplan streichen: Wenn sie das täten, würden sie eine wichtige Quelle von Nährstoffen ausklammern, die für die Entwicklung eines Babys notwendig sind. Sollte Ihr Fischkonsum einmal die empfohlene Menge pro Woche übersteigen, müssen Sie sich keine Sorgen machen - reduzieren Sie einfach Ihren Konsum in der folgenden Woche. Entscheidend ist, wie sich Ihr Konsum über die Wochen und Monate Ihrer Schwangerschaft hinweg durchschnittlich entwickelt. In einer perfekten Welt wäre es ideal, täglich Fisch zu essen, um die Omega-3-Fette aufzustocken. Als Kompromiss empfehle ich, zwei Portionen Fisch mit niedrigem Quecksilbergehalt pro Woche und eine Ergänzung der Diät durch DHA- oder Fischöl-Zusätze (siehe Kapitel 6) oder durch DHA-angereicherte Eier.

Tabelle 5.2 Quecksilber in Fisch und Schalentieren

Diese Ziffern geben durchschnittliche Quecksilberwerte an, die in unterschiedlichen Arten von Meeresfrüchten gemessen wurden. Der Gehalt kann in der Praxis unterschiedlich ausfallen. ND = Menge unter dem Niveau der Messbarkeit

Hoher Quecksilbergehalt (während der Schwangerschaft zu meiden)	
Fischart	Quecksilbergehalt (ppm; Teile pro Million)
Königsmakrele	0,73
Hai	0,99
Schwertfisch	0,97
Torpedobarsch	1,45
Geringer Quecksilbergehalt (essen Sie zwei oder drei Portionen pro Woche)	
Fischart	Quecksilbergehalt (ppm; Teile pro Million)
Sardellen	0,04
Wels	0,05
Klaffmuscheln	ND
Dorsch	0,11
Schellfisch	0,03
Hering	0,04
Hummer	0,09
Makrele (Atlantik)	0,05
Austern	ND
Pollack (Steinköhler)	0,06
Lachs (in Dosen)	ND
Lachs (frisch, tiefgefroren)	0,01
Sardinen	0,02
Scallops	0,07
Garnelen (Shrimps)	ND
Forelle (Frischwasser)	0,03
Thunfisch (light, in Dosen)	0,12
Felchen	0,07

Andere Fischarten und Meeresfrüchte (seltener zu genießen)	
Fischart	Quecksilbergehalt (ppm; Teile pro Million)
Barsch (Salzwasser)	0,27
Karpfen	0,14
Heilbutt	0,26
Hummer (Nordamerikanischer)	0,31
Seeteufel	0,18
Kaiserbarsch	0,54
Schnapper	0,19
Thunfisch (in Dosen, Albacore)	0,35
Thunfisch (frisch, tiefgefroren)	0,38

Quelle: Food and Drug Administration, „Mercury Levels in Commercial Fish and Shellfish"

Infektionen: Listeriose und Toxoplasmose

Veränderungen der Funktionsweise des Immunsystems während der Schwangerschaft können für schwangere Frauen ein erhöhtes Risiko bestimmter Infektionen bedeuten. Es mag überraschen, dass man während der Schwangerschaft für Infektionen empfänglicher sein kann, auch wenn man sich vollkommen gesund fühlt.

Aber die hormonellen Veränderungen, die sich in dieser Zeit in Ihrem Körper vollziehen, können Ihr Immunsystem so sehr schwächen, dass es für Krankheiten empfindlich ist, die andere leicht abschütteln würden. In diesem Abschnitt werden zwei davon - Listeriose und Toxoplasmose - behandelt, weil sie dem Fötus potenziell gefährlich werden oder den Verlauf Ihrer Schwangerschaft stören können. Sie können bestimmte Maßnahmen ergreifen, um zu verhindern, dass Sie an einer dieser Infektionen erkranken, z.B. sind bestimmte Sicherheitsvorkehrungen bei der Nahrungszubereitung ratsam. Obwohl es wichtig ist, dass Sie diese Vorkehrungen treffen, sollten Sie auch zur Kenntnis nehmen, dass diese Krankheiten sehr selten sind und Sie sich deswegen nicht übermäßig sorgen oder ängstigen sollten.

Listeriose

Über Lebensmittelvergiftung machen sich nur wenige von uns allzu viele Gedanken, aber eine bestimmte Art von lebensmittelbedingter Erkrankung bedeutet ein besonderes Risiko für schwangere Frauen. Listeriose ist eine Krankheit, die durch das Bakterium *Listeria monocytogenes* ausgelöst wird. In den USA befällt sie rund 2.500 Menschen pro Jahr – und von fünf Fällen verläuft einer tödlich. *Listeria* kann auch gesunde Erwachsene und Kinder befallen, führt aber selten zu einer Erkrankung. Schwangere Frauen, Neugeborene und Erwachsene mit geschwächtem Immunsystem sind hingegen für Listeriose besonders empfänglich. Schwangere Frauen tragen im Verhältnis zu anderen gesunden Erwachsenen das zwanzigfache Risiko, an Listeriose zu erkranken; auf sie entfällt deshalb auch ein Drittel der Krankheitsfälle – aber das ist immer noch eine sehr kleine Zahl.

Listeriose kann die Gesundheit Ihres Babys gefährden, auch wenn Sie selbst kaum wahrnehmbare Symptome empfinden. Es kann Tage oder gar Wochen dauern, bis Symptome erkennbar werden, und auch diese können mild ausfallen. Schwangere Frauen mögen unter grippeähnlichen Symptomen mit plötzlichen Fieberanfällen, Schüttelfrost, Muskelschmerzen und Durchfall oder Verdauungsbeschwerden leiden. Es können auch Symptome auf das Nervensystem ausstrahlen, wie z.B. Kopfschmerzen, steifer Nacken, Gleichgewichtsstörungen, geistige Verwirrung oder starke Krämpfe. Wenn Sie derartige Symptome erleiden und befürchten, in den letzten paar Monaten ein kontaminiertes Produkt gegessen zu haben, sollten Sie zum Arzt gehen. Ein Bluttest kann Listeriose feststellen, und die Erkrankung ist mit Antibiotika behandelbar. Aber weil nach einer Infektion nicht immer Symptome auftreten, ist es besonders wichtig, durch die folgenden Sicherheitsmaßnahmen einer Infektion durch infizierte Lebensmittel vorzubeugen.

Listeria-Bakterien leben in der Erde bzw. im Wasser und können in Gemüse sowie in Fleisch- und Milchprodukte vordringen. Sie können bei Temperaturen unter dem Gefrierpunkt überleben, werden aber beim Kochen abgetötet. Durch Pasteurisierung von Milchprodukten oder das Kochen von Fleisch lässt sich der Übertragung von *Listeria-Bakterien* vorbeugen. Trotzdem können bestimmte verarbeitete Lebensmittel, wie z.B. Feinkost-Fleischwaren, in der Zeit nach dem Kochen und vor dem Verpacken kontaminiert werden. Es besteht keine Möglichkeit, festzustellen, ob ein Lebensmittel das Bakterium enthält – deshalb können Sie nur sicherstellen, dass Ihre Nahrung nicht kontaminiert ist, wenn Sie folgende Sicherheitsvorkehrungen befolgen:

- Waschen Sie rohes Gemüse vor dem Genuss.
- Kochen Sie rohes Fleisch vor dem Genuss gründlich ab (meiden Sie halbgares Fleisch).

- Trennen Sie rohe und gekochte Lebensmittel bei der Zubereitung, um gegenseitige Kontamination zu vermeiden.
- Waschen Sie alle Messer, Schneidbretter, Utensilien und Küchenarbeitsflächen gut ab.
- Verwenden Sie nur pasteurisierte Milchprodukte. Bei der Pasteurisierung werden Lebensmittel erhitzt, um alle Mikroorganismen abzutöten, die darin leben könnten. Der größte Teil der handelsüblichen Milch ist pasteurisiert, und die meisten Milchprodukte werden aus pasteurisierter Milch hergestellt. Zu den Käsesorten, die oft nicht pasteurisiert sind, zählen Brie, Camembert, Feta, Edelpilzkäse und Weichkäsesorten mexikanischer Art (Queso Blanco, Queso Fresco, Panela). Essen Sie diese Käsesorten nur, wenn sie laut Verpackung aus pasteurisierter Milch hergestellt sind, und vermeiden Sie es, diese in Restaurants oder an anderen Orten zu essen, wo Sie nicht prüfen können, ob sie pasteurisiert sind oder nicht.
- Essen Sie kein Paté oder andere frische Wurstaufstriche aus dem Kühlregal (Wurstaufstrichsorten in Dosen oder anderen haltbaren Formen sind unbedenklich).
- Essen Sie keine geräucherten Meeresfrüchte aus dem Kühlregal, es sei denn, sie sind gründlich gekocht worden. Der Genuss geräucherter Meeresfrüchte aus Dosen ist unbedenklich.
- Bevor Sie Hot Dogs, Imbissfleisch oder Feinkostfleisch essen, kochen Sie das Fleisch zuerst, so dass es dampfend heiß ist. Vermeiden Sie den Kontakt von ungekochter Flüssigkeit aus der Verpackung dieser Fleischsorten mit anderen Lebensmitteln, Utensilien und Oberflächen.
- Waschen Sie Ihre Hände gründlich, nachdem Sie rohes Fleisch, Feinkost-Fleisch, Imbissfleisch oder rohes Gemüse angefasst haben.

Es erfordert nur ein wenig zusätzlichen Aufwand und Wachsamkeit, diese Richtlinien bei sich zu Hause zu befolgen. Aber wenn Sie auswärts essen, ist es sehr schwierig zu prüfen, wie Ihr Essen zubereitet wird. Sie müssen besser darauf achten, wo Sie essen und welche Lebensmittel Sie bestellen; scheuen Sie sich nicht, nach den Inhaltsstoffen zu fragen. Aber grundsätzlich sollten Sie keine Angst haben, auswärts zu essen. Obwohl Listeriose während der Schwangerschaft eine ernste Bedrohung darstellt, ist die Anzahl der Infektionen immer noch sehr gering im Vergleich zu der Anzahl unbetroffener Schwangerschaften, die jedes Jahr in den USA stattfinden.

Mittagessen auswärts

Nehmen Sie Abstand von Feinkost-Fleisch oder Imbiss-Fleisch, es sei denn, dieses ist gründlich erhitzt worden. Das kann manchmal einige Überwindung kosten - vor allem, wenn Sie zu Mittag auswärts essen oder wenn Sie es gewohnt sind, regelmäßig belegte Brote zu essen. Anstelle eines Stücks Truthahn auf Roggenbrötchen können Sie folgende sicherere Möglichkeiten versuchen:

- Belegtes Brötchen mit gegrilltem Huhn oder Hühnerfleischsalat
- Belegtes Brötchen mit Eiersalat
- Käsebrötchen mit Gemüse
- Suppe
- Salate (Aber vermeiden Sie es, Salate zu bestellen, die Feta enthalten, es sei denn, Sie sind sicher, dass er pasteurisiert ist. Fragen Sie stattdessen nach geriebenem Cheddar oder Mozzarella.)

Toxoplasmose

Über die Listeriose hinaus bildet die *Toxoplasmose* eine weitere Bedrohung für schwangere Frauen. Der Parasit *Toxoplasma gondii* infiziert schätzungsweise sechzig Millionen Amerikaner, aber in den meisten Fällen kann das Immunsystem verhindern, dass der Parasit Schaden anrichtet. Wenn Sie sich kurz vor oder während der Schwangerschaft zum ersten Mal infizieren, kann auch Ihr Baby infiziert werden. In manchen Fällen kann die Infektion zu Augenschäden oder zu geistiger Behinderung führen. Aber wenn Sie in der Vergangenheit bereits einmal infiziert gewesen sind, wird Ihr Baby in der Regel durch die Immunität, die Sie entwickelt haben, geschützt. Ihr Gesundheitsamt sollte Sie vor der Schwangerschaft oder bei Ihrer ersten Vorsorgeuntersuchung auf eine *Toxoplasma*-Infektion hin untersuchen. Zu den Symptomen einer Infektion zählen Müdigkeit, Fieber und geschwollene Lymphknoten, aber in manchen Fällen werden gar keine Symptome sichtbar. Wenn eine Infektion erkannt wird, kann sie mit Antibiotika behandelt werden.

Eine Infektionsquelle sind Katzenfäkalien. Wenn Sie eine Katze besitzen, besteht kein Grund, Ihr geliebtes Haustier während der Schwangerschaft wegzugeben, aber Sie sollten einige Vorsichtsmaßnahmen treffen. Wenn möglich, sollten Sie sich von den Fäkalien der Katze fernhalten und jemand anders diese entfernen lassen. Wenn Sie es selbst tun müssen, verwenden Sie Einmalhandschuhe und waschen Sie hinterher Ihre Hände. Entfernen Sie die Fäkalien jeden Tag, denn *Toxoplasmose* kann bereits einen Tag (spätestens fünf Tage) nach der Ausscheidung infektiös werden. Füttern Sie Ihre Katze mit Katzennahrung aus Dosen oder mit Trockenfutter, aber niemals mit rohem Fleisch. Wenn Sie die Katze nicht aus dem Haus lassen, trägt das ebenfalls dazu bei, die Wahrscheinlichkeit einer Infektion zu reduzieren.

Toxoplasma kommt auch in rohem Fleisch, ungewaschenem Gemüse und in Erde vor. Um den Kontakt mit kontaminierten Objekten zu vermeiden, waschen oder schälen Sie jedes Obst und Gemüse vor dem Essen. Kochen Sie Fleisch gründlich ab und vermeiden Sie es, davon zu kosten, bevor es vollständig durchgekocht ist. Vermeiden Sie es, in Restaurants rohes oder halbgares Fleisch zu bestellen. Sie können das Infektionsrisiko auch dadurch vermindern, dass Sie Fleisch für mehrere Tage einfrieren, bevor Sie es kochen. Waschen Sie Schneidbretter und Messer immer mit heißem, seifigem Wasser ab. Waschen Sie Ihre Hände gründlich, nachdem Sie Zeit mit Gartenarbeit verbracht haben oder irgendwie mit Erde in Berührung gekommen sind.

Wenn Sie während Ihrer Schwangerschaft auf bestmögliche Hygiene und Sauberkeit achten, können Sie sich vor Toxoplasmose und Listeriose sowie anderen gängigen Infektionen (z.B. Erkältungen) schützen, die desto schwerer durchzustehen sind, wenn Ihr Körper mit den grundlegenden Veränderungen zu kämpfen hat, die im Verlauf der Schwangerschaft auftreten.

Andere lebensmittelbedingte Erkrankungen

Jeder, der rohe oder ungare Fleisch-, Fisch- oder Eiprodukte isst, setzt sich dem Risiko einer Infektion aus. Es ist ratsam, Ihr Risiko einer lebensmittelbedingten Erkrankung während der Schwangerschaft zu senken, indem Sie auf sichere Zubereitung und Hygiene achten und Lebensmittel wie Sushi vermeiden, die aus rohem Fisch, halbgarem Fleisch und rohen oder sehr weichen Eiern bestehen.

Unpasteurisierte Säfte können Quellen von infektiösen Bakterien wie Salmonellen oder *Escherichia coli* sein. Heutzutage sind die meisten handelsüblichen Säfte pasteurisiert, aber für manche frische Säfte aus Reformhäusern gilt das möglicherweise nicht; prüfen Sie das Etikett, wenn Sie sich nicht sicher sind. Rohe Gemüsekeime (einschließlich Luzerne, Klee, Mungobohne und Rettich) sind ebenfalls wichtige Quellen von lebensmittelbedingten Erkrankungen. Vermeiden Sie es, rohe Gemüsekeime in Salaten oder belegten Broten zu essen und kochen Sie die Keime gründlich, wenn Sie diese in Pfannen- oder anderen Gerichten verwenden.

Wie Sie für Ihre Schwangerschaft eine gesunde Umwelt gestalten

Viele Frauen machen sich Sorgen darüber, ob Stoffe in ihrer Atemluft, im Trinkwasser, in Lebensmitteln, im Haus oder am Arbeitsplatz während der Schwangerschaft für ihr Baby schädlich sein könnten. Vielleicht machen Sie sich Gedanken über Ihre Kosmetika, Haarfärbemittel und Reinigungsmittel - und darüber, wie diese auf Ihr Baby wirken könnten. Bei bestimmten Arten von Farben, Lösungsmitteln, Pestiziden und Reinigungsmitteln ist bereits nachgewiesen worden, dass sie Geburtsfehler verursachen oder Fehlgeburten begünstigen können.

Vorsicht ist geboten, wenn Sie mit Chemikalien umgehen, die Sie einatmen, wie Farben, Reinigungs- und Lösungsmitteln. Verwenden Sie eine Schutzmaske und Handschuhe, und achten Sie darauf, dass die Räume gut gelüftet sind, wenn Sie solche Produkte verwenden. Sparen Sie sich Tapezierarbeiten im Haus oder Renovierungen für später auf oder lassen Sie diese von jemand anders ausführen. Seien Sie besonders vorsichtig bei der Entfernung alter Farbe - viele ältere Häuser haben einen bleihaltigen Anstrich, der für einen Fötus giftig sein kann.

Man weiß nur sehr wenig darüber, wie der alltägliche Kontakt mit Chemikalien die Entwicklung eines Fötus beeinflusst. Produkte zur äußeren örtlichen Anwendung, wie Kosmetik und Haarbehandlungen, werden nur in Spuren durch den Körper aufgenommen, und es ist sehr unwahrscheinlich, dass sie bei diesen geringen Mengen einem Fötus schaden können. Trotzdem entscheiden sich manche Frauen dafür, die Anwendung solcher Produkte während der Schwangerschaft zu begrenzen.

Neuere Studien haben ergeben, dass starke Luftverschmutzung das Erbgut eines Fötus schädigen kann; außerdem ist ein Zusammenhang zwischen Luftverschmutzung und bestimmten Arten von Geburtsfehlern nachgewiesen worden. Die Auswirkungen sind nicht so ernst, dass Frauen sich übermäßig Sorgen machen müssen. Aber die Befunde zeigen doch, wie wichtig es ist, dass wir ein besseres Verständnis dafür entwickeln, wie Umweltgifte die menschliche Gesundheit und die fötale Entwicklung beeinträchtigen können.

Vorläufig seien Sie versichert, dass viele der Stoffe, denen Sie täglich ausgesetzt sind, bei unzähligen anderen gesunden Schwangerschaften ebenfalls zugegen waren. Halten Sie Ihre Umwelt während Ihrer Schwangerschaft vorsorglich sauber und gesund, indem Sie ausgedehnten Kontakt mit bekannten giftigen Substanzen vermeiden.

Wenn Sie befürchten, dass Ihr Arbeitsplatz oder Ihre häusliche Umgebung ein besonderes Risiko darstellt, besprechen Sie Ihre Befürchtungen mit Ihrem Arzt, um zu sehen, welche Veränderungen Sie vornehmen sollten. Und bedenken Sie, dass Ihr

Körper gegenwärtig die Umwelt Ihres Babys ist - deshalb ist es am wichtigsten, dass Sie auf sich selbst achten, dass Sie z.B. viel Ruhe haben, Stress vermeiden und sich gesund und ausreichend ernähren.

Was Sie unbedingt vermeiden sollten - Zusammenfassung

Schwangere Frauen sollten in der Zeit ihrer Schwangerschaft grundsätzlich keinen Alkohol trinken, nicht rauchen und keinerlei Rauschgifte konsumieren. Wenn Sie von solchen Substanzen abhängig sind, oder wenn es Ihnen schwer fällt, darauf zu verzichten, sollten Sie sich sofort um Hilfe bemühen. Darüber hinaus gilt:

- Begrenzen Sie Ihren Koffeinkonsum auf eine oder zwei Portionen koffeinhaltiger Getränke pro Tag, und steigen Sie auf Getränke um, die weniger Koffein enthalten, wie z.B. Tee, oder geben Sie diese ganz auf.
- Wenn Sie künstliche Süßstoffe verwenden, ist Sucralose der sicherste, und Aspartam ist in mäßigen Dosierungen ebenfalls unbedenklich (zwei Portionen pro Tag ist eine sichere Richtlinie). Vermeiden Sie Produkte, die Saccharin oder Süßstoffe auf Kräuterbasis enthalten.
- Konsultieren Sie Ihren Arzt zu jeder Medikation, die Sie während der Schwangerschaft verwenden oder verwenden wollen, einschließlich rezeptfreier Medikamente. Manche Medikamente können einem Fötus schaden; Sie müssen dann möglicherweise nach Alternativen suchen.
- Als Teil einer gesunden Diät können Sie auch Fisch essen, aber halten Sie sich an die Empfehlungen, um eine Quecksilbervergiftung zu vermeiden. Sie können Ihren Fischkonsum durch tägliche DHA- oder Fischöl-Nahrungszusätze ergänzen (siehe Kapitel 6).
- Schwangere Frauen müssen besondere Vorsichtsmaßnahmen ergreifen und absolute Hygiene halten, um sich nicht durch Lebensmittel mit Listeriose oder Toxoplasmose zu infizieren.
- Achten Sie während Ihrer Schwangerschaft besonders auf Ihre Umwelt und reduzieren Sie den Kontakt mit giftigen Chemikalien und Dämpfen.

6

Nahrungsergänzungen - was Ihnen gut tut und was nicht

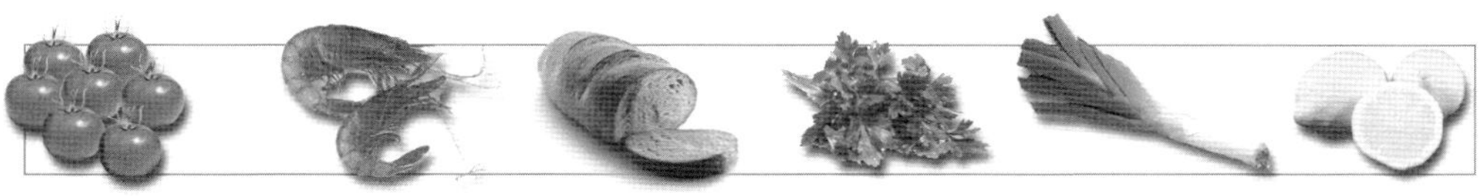

Der größte Teil Ihres Nährstoffbedarfs kann (und sollte) dadurch gedeckt werden, dass Sie die Schritte befolgen, die in Kapitel 4 umrissen wurden, um gesunde Lebensmittel auszuwählen und eine ausgewogene Ernährung zu gestalten. Aber vielleicht fragen Sie sich, ob all die Lebensmittel, die Sie täglich essen, das Wachstum und die Entwicklung Ihres Babys ausreichend versorgen. In der Tat bestehen einige vernünftige Gründe für schwangere Frauen, ihre Ernährung durch kleine Extras zu ergänzen, die über das hinausgehen, was ihre übliche Nahrung bietet. Die meisten Hausärzte empfehlen schwangeren Frauen heutzutage diverse pränatale Vitamin- und Mineralienzusätze, um mögliche Ernährungsdefizite auszugleichen. Aber es sind auch viele Nahrungsergänzungen auf dem Markt, die nicht nötig sind, und die sogar schädlich sein könnten.

Eine Nahrungsergänzung ist ein Produkt, das einen Nährstoff beinhaltet, der aus seiner natürlichen Form in Lebensmitteln herausgelöst wurde und oft in konzentrierter Form verabreicht wird. Sie kann Vitamine und Mineralien, aber auch Kräuter und andere pflanzliche Stoffe enthalten, ferner auch Aminosäuren und andere Bestandteile natürlicher Lebensmittel, die zunächst isoliert und dann in einer anderen Form wieder zusammengesetzt worden sind, z.B. als Kapsel, Soft-Gel, Pulver oder Flüssigkeit. Für alle schwangeren Frauen ist es entscheidend zu wissen, welche Nahrungsergänzungen für sie sinnvoll sein können oder nicht; und welche davon sie tatsächlich brauchen.

Zunächst möchte ich eine Warnung vor *allen* Nahrungsergänzungen aussprechen. Die gesetzlichen Bestimmungen für diese Angebote sind unterschiedlich geregelt, je nach dem, ob sie als Lebensmittel oder als Medikamente gelten. Die Verantwortlichkeit für die Sicherheit einer Nahrungsergänzung liegt bei dem Hersteller, nicht bei einer überwachenden Behörde wie der Food and Drug Administration. Diese ist zwar dafür verantwortlich, gegen unsichere Produkte auf dem Markt vorzugehen - aber das tut sie nur dann, wenn ein Stoff bereits als schädlich erkannt worden ist und dies der FDA angezeigt wurde. Angesichts Tausender von Erzeugnissen, die auf dem Markt zu haben sind, kann nur eine sehr schwerwiegende oder weitverbreitete Gefahr die Aufmerksamkeit auf ein bestimmtes Produkt lenken. Bislang ist nur ein einziger Inhaltsstoff auf Kräuterbasis vom Markt genommen worden, und zwar Ephedra, und auch das erst, nachdem die Gesundheitsbehörden bereits jahrelang Bedenken gehabt hatten. Außerdem bestehen bei verschiedenen Nahrungsergänzungen, die den gleichen Inhaltsstoff enthalten, hinsichtlich Qualität und Zusammensetzung große Unterschiede. Das bedeutet nicht, dass alle Nahrungsergänzungen gefährlich sind; die meisten namhaften Unternehmen wissen, dass es in ihrem eigenen Interesse ist, ein sicheres, konsistentes Produkt zu garantieren. Aber man sollte sich nicht darauf verlassen, dass alles, was in den Regalen der örtlichen Drogerie steht, hinsichtlich Qualität und Sicherheit hinreichend getestet worden ist.

Pränatale Vitaminpräparate

Ich habe Sie bereits dazu ermuntert, Lebensmittel zu sich zu nehmen, die nahrhaft sind, und die eine natürliche Quelle von Vitaminen und Mineralien bilden. Viele Lebensmittel auf dem Markt - wie Frühstücks-Cerealien, Getränke und Nährstoffriegel - sind ebenfalls mit Vitaminen und Mineralien angereichert, und diese Nährstoffe tragen dazu bei, Ihren täglichen Bedarf zu decken. Aber es gibt auch einige kritische Nährstoffe, von denen man durch den bloßen Speiseplan kaum genügend bekommt, um den Bedarf zu decken - vor allem Eisen, Kalzium und Folsäure. Für Frauen, die schwanger werden könnten, und für Frauen im ersten Trimester ihrer Schwangerschaft ist Folsäureergänzung das entscheidende gesundheitliche Ziel in den *Dietary Guidelines for Americans* aus dem Jahr 2005. Die meisten Hausärzte raten zur Einnahme eines pränatalen Vitaminpräparats, um zu gewährleisten, dass schwangere Frauen keine Nährstoffdefizite haben. Das ist ein wichtiger Punkt, denn das Ziel einer Vitaminergänzung ist nicht, den Pegel eines einzelnen Nährstoffs über die Maßen zu erhöhen, sondern unnormal niedrige Pegel auszugleichen. Eine namhafte Nahrungsergänzung mit den richtigen Mengen Vitaminen und Mineralien kann ein Sicherheitsnetz bilden, falls die Lebensmittel, die Sie einnehmen, einen kritischen Nährstoff nicht enthalten, den Ihr Baby braucht, oder falls Übelkeit und Erbrechen Sie daran hindern, eine ausgewogene Ernährung zu sich zu nehmen.

Tabelle 6.1 Empfohlene Nährstoffzufuhr während der Schwangerschaft

	Nichtschwangere erwachsene Frauen	**Schwangere Frauen unter 19 Jahren**	**Schwangere Frauen ab 19 Jahren**
Kalzium (mg)	1.000	1.300	1.000
Phosphor (mg)	700	1.250	700
Magnesium (mg)	310	400	350 (360 für Frauen zw. 31-50 Jahren)
Vitamin A (µg)	700 (2.330 I.E.)	750 (2.500 I.E.)	770 (2.560 I.E.)
Vitamin D (µg)	5 (200 I.E.)	5 (200 I.E.)	5 (200 I.E.)
Fluorid (mg)	3	3	3
Thiamin (mg)	1,1	1,4	1,4
Riboflavin (mg)	1,1	1,4	1,4
Niacin (mg)	14	18	18
Vitamin B_6 (mg)	1,3	1,9	1,9
Folat (µg)	400	600	600
Vitamin B_{12} (µg)	2,4	2,6	2,6
Pantothensäure (mg)	5	6	6
Biotin (µg)	30	30	30
Cholin (mg)	425	450	450
Vitamin C (mg)	75	80	85
Vitamin E (mg)	15 (22,5 I.E.)	15 (22,5 I.E.)	15 (22,5 I.E.)
Eisen (mg)	18	27	27
Zink (mg)	8	13	11
Kupfer (µg)	900	1.000	1.000
Selen (µg)	55	60	60
Jod (µg)	150	220	220

Quelle: American Academy of Pediatrics Committee on Nutrition, Pediatric Nutrition Handbook, 5th ed.
(I.E. = Internationale Einheit)

- *Was enthält ein pränatales Vitaminpräparat?* Pränatale Vitaminpräparate sind den Multivitaminpräparaten ganz ähnlich, die für Erwachsene im Angebot sind – sie enthalten eine Auswahl an Vitaminen und Mineralien, die für die Gesundheit wichtig sind. Aber sie sind so ausgerichtet, dass sie den besonderen Bedarf schwangerer Frauen decken. Pränatale Vitaminpräparate enthalten etwas erhöhte Anteile an Vitaminen und Mineralien, wie Folsäure und Eisen, und können sich auch in anderer Hinsicht von gängigen Präparaten für Erwachsene unterscheiden. Sie werden in unterschiedlichen Formen verabreicht – Tabletten, Flüssigkeiten, Kautabletten – so dass Sie die für sich angenehmste Darreichungsform wählen können.

- *Welches sollte ich wählen?* Das ist eine schwierige Frage. Die Nahrungsergänzungs-Industrie ist sehr viel weniger reguliert als die Hersteller rezeptfreier Medikamente. Am sichersten ist es, eine Nahrungsergänzung von einem großen, namhaften Hersteller in einer Drogeriekette zu kaufen, weil diese Hersteller und Händler stärker unter dem Druck stehen, ein sicheres Produkt zu liefern, als kleinere Hersteller, die ihre Produkte über das Internet oder kleinere Fachmärkte vertreiben. Wählen Sie ein Präparat, das speziell für schwangere Frauen konzipiert ist, und prüfen Sie die Angaben der Inhaltsstoffe, um festzustellen, ob es die Anteile an Vitaminen und Mineralien liefert, die Sie brauchen (siehe Tabelle 6.1 zu den empfohlenen Mengen für schwangere Frauen). Sie können Ihren Arzt bitten, ein rezeptfreies Vitaminpräparat zu empfehlen oder eines zu verschreiben. Manche Menschen verzichten lieber auf ein Multivitamin und entscheiden sich statt dessen für individuelle Ergänzungen der Nährstoffe, die sie am nötigsten haben. In diesem Fall muss man unbedingt sicherstellen, dass man die richtige Dosierung wählt, denn Einzel-Nährstoffergänzungen werden oft in Dosierungen verkauft, die über der empfohlenen Tagesration liegen.

- *Hat die Einnahme eines pränatalen Vitaminpräparats auch Nachteile?* Solange Sie die richtige Dosierung und das richtige Maß an Vitaminen und Mineralien einnehmen, ist ein pränatales Vitaminpräparat im Grunde unbedenklich. Allerdings sollten Sie niemals mehr als die empfohlene Dosis einnehmen. Es besteht absolut kein bekannter Vorteil in der Einnahme großer Mengen von irgendwelchen Vitaminen oder Mineralien während der Schwangerschaft, die über das empfohlene tägliche Maß hinausgehen. Außerdem sollten Sie auf andere Lebensmittel achten, die Sie einnehmen – denn wenn Sie überdies viele Lebensmittel einnehmen, die mit hohen Dosierungen an Vitaminen und Mineralien angereichert sind, könnten Sie mehr von diesen Stoffen einnehmen, als Sie tatsächlich brauchen. Manche Vitamine werden lediglich wieder ausgeschieden, wenn Sie diese im Übermaß einnehmen, vor allem wasserlösliche, wie das Vitamin C und die B-Vitamine. Aber die fettlöslichen Vitamine A, D, E und K werden in der Leber und im Fettgewebe abgelagert, wo sie sich im Lauf der Zeit zu potenziell gefährlichen Konzentrationen anreichern. Wenn Sie zunächst eine Multivitamintablette, dann ein angereichertes Cerealien-Frühstück am Morgen und ferner im Lauf des Tages

Vitamin A und Geburtsfehler

Vitamin A wird oft als ein Beispiel für die Gefahr einer Überdosierung mit Vitaminen und Mineralien durch Nahrungsergänzungen genannt. Denn Vitamin A ist eines von mehreren fettlöslichen Vitaminen, die sich in den Körperzellen anreichern können. Dieses Phänomen ist während der Schwangerschaft besonders besorgniserregend, weil sehr hohe Dosierungen von Vitamin A Geburtsfehler verursachen können. Die höchste zulässige Menge für die Einnahme von Vitamin A durch schwangere Frauen wird bei 3.000 Mikrogramm oder 10.000 I.E. pro Tag angesetzt.

Gleichwohl ist Vitamin A für die Körperzellen des Fötus besonders wichtig, weil die Zellen dieses Vitamin brauchen, um sich richtig auszudifferenzieren; deshalb besteht während der Schwangerschaft ein leicht erhöhter Bedarf an Vitamin A. In vielen Fällen enthält aber die Ernährung schwangerer Frauen nicht genügend Vitamin A – ein Mangel, der zu gehemmtem fötalem Wachstum, geringem Geburtsgewicht und Frühgeburten beiträgt.

Da genügend Vitamin A wichtig ist, aber zuviel davon auch gefährlich, empfehle ich Ihnen, Ihren Bedarf an Vitamin A durch den Konsum von Vitamin-A-haltigem Obst und Gemüse zu decken (z.B. grünes Blattgemüse, Zitrusfrüchte, Winterkürbis, Karotten, Süßkartoffeln, Cantaloupe-Melone und Mangos) – und nicht durch Vitaminpräparate (siehe Kapitel 4 zu mehr Informationen über Vitamin A in Lebensmitteln). Das Beta-Carotin in Obst und Gemüse wird im Körper nur bei Bedarf zu Vitamin A umgewandelt, deshalb ist es (im Unterschied zu purem Vitamin A) in hohen Dosierungen unschädlich. Mit diesen Lebensmitteln können Sie sicher auftanken – denn dabei wissen Sie stets, dass das Vitamin A da ist, wenn Sie es brauchen, und nicht, wenn Sie es nicht brauchen. Zwar enthalten auch natürliche Vitamin-A-Quellen wie Milchprodukte, Fleisch und Eier bereits „fertiges" Vitamin A, aber Sie würden sehr große Mengen dieser Lebensmittel konsumieren müssen, um ein gefährliches Niveau zu erreichen, wie es in manchen Nahrungszusätzen enthalten ist. Heute werden viele Vitamin-A-Präparate aus Beta-Carotin anstelle von präformiertem Vitamin A hergestellt (dieses ist auch bekannt als Retinol, Retinyl, Acetat oder Palmitat). Wenn Sie sich nach einem Multivitamin-Präparat umsehen, versuchen Sie eines zu finden, das Vitamin A wenigstens zum Teil in der Form von Beta-Carotin enthält.

angereicherte Energie-Riegel oder Energie-Shakes als Snacks einnehmen, dann könnten Sie Ihre Diät mit diesen Nährstoffen überladen und in manchen Fällen sogar ein gefährliches Niveau erreichen.

- *Machen Sie es sich zur Gewohnheit.* Wenn Sie noch nicht täglich eine Nahrungsergänzung einnehmen, kann es schwer fallen, sich daran zu gewöhnen. Versuchen Sie, es zu einem Teil Ihrer täglichen Routine zu machen - beispielsweise, indem Sie die Packung gut sichtbar in der Küche aufstellen, so dass Sie nicht vergessen, zum Frühstück oder Abendessen eine Tablette einzunehmen. Manche Frauen haben Probleme damit, große Tabletten einzunehmen, vor allem, wenn sie regelmäßige Übelkeitsanfälle haben. Versuchen Sie, das Vitamin zu einer Tageszeit einzunehmen, an der Ihnen am wenigsten übel ist. Vitamine als Kaumasse sind möglicherweise leichter einzunehmen. Oder Sie können einen Arzt konsultieren, um eine Auswahl unterschiedlicher Tabletten festzulegen; so sind z.B. Kalziumpräparate in der Regel größer, weshalb man das Kalziumpräparat als Kaumasse zusammen mit einer kleineren Multivitamintablette einnehmen kann.

Was Nahrungsergänzungen leisten können - und was nicht

Nahrungsergänzungen können ein entscheidendes Sicherheitsnetz für die Vorbeugung gegen gesundheitliche Probleme bilden, die aus Mängeln an bestimmten Nährstoffen folgen. Die Anwendung bestimmter Vitamine und Mineralien bei breiten Bevölkerungsteilen, vor allem bei ärmeren Bevölkerungsgruppen und in Entwicklungsländern, hat bei Erkrankungen infolge von Mangelerscheinungen zur Senkung der Erkrankungsraten beigetragen. Aber man darf keinesfalls überschätzen, was Nahrungsergänzungen leisten können. Manchmal scheint es unvorstellbar, dass die Lebensmittel, die Sie täglich essen, tatsächlich alle Nährstoffe liefern sollen, die Ihr Baby für sein Wachstum und seine Entwicklung braucht.

Die Werbung nutzt das aus, um Frauen weiszumachen, dass sie ein weiteres Produkt benötigen, um ein möglichst gesundes und gescheites Kind zur Welt zu bringen. Aber Nahrungsergänzungen können eine gesunde Ernährung nicht ersetzen. So enthält z.B. Obst und Gemüse über Vitamine und Mineralien hinaus Hunderte von Inhaltsstoffen, die für Ihre Gesundheit wahrscheinlich unentbehrlich sind. Außerdem können Sie die gesundheitliche Verfassung Ihres Babys nicht zusätzlich verbessern, indem Sie höhere als die empfohlenen Dosierungen eines bestimmten Nährstoffs einnehmen. Nahrungsergänzungen sind dazu gemacht, möglichen Mangelerscheinungen vorzubeugen - aber sie tragen nichts zur besseren Gesundheit bei, wenn sie in so großen Mengen eingenommen werden, die den Bedarf des Körpers übersteigen. Zudem können einige davon in großen Dosierungen auch ernste gesundheitliche Gefahren darstellen.

Eisenpräparate können bei manchen Frauen Übelkeit hervorrufen. Im ersten Trimester können Sie das Eisen daher separat einnehmen (oder gar nicht), wenn es Ihnen schwer fällt, es bei sich zu behalten, weil Ihr zusätzlicher Eisenbedarf zu Beginn der Schwangerschaft noch relativ gering ist.

Für Ihre Gesundheit und für die Ihres Babys ist es von Vorteil, wenn Sie Ihre Essgewohnheiten optimieren und Ihren Bedarf an Vitaminen und Mineralien eher durch gesunde Lebensmitteln als durch Tabletten decken. Aber betrachten Sie Ihre Ernährungsgewohnheiten kritisch, wenn Sie über eine Nahrungsergänzung nachdenken. Wenn Sie Zweifel haben, dass Sie Ihren Grundbedarf ausschließlich durch Lebensmittel decken können, bildet eine Nahrungsergänzung eine gute Möglichkeit, potenzielle Mängel auszugleichen.

Fischöl- / DHA-Nahrungsergänzungen

In jüngster Zeit hat das Interesse an Fischöl-Nahrungsergänzungen für schwangere Frauen stark zugenommen. Fischöl enthält große Mengen an Omega-3-Fettsäuren, vor allem die so genannte DHA (Docosahexaensäure / docosahexaenoic acid). Diese Fette haben in den letzten Jahren immer wieder Schlagzeilen gemacht, weil sie zur Linderung ganz unterschiedlicher Beschwerden wie Herzkrankheiten oder Depressionen beitragen. Omega-3-Fettsäuren zählen zu den „essenziellen" Fettsäuren, die nicht in unseren Körpern aus Grundstoffen erzeugt werden können, und die deshalb durch die Nahrung aufgenommen werden müssen. Sie bieten allen Menschen zahlreiche potenzielle Vorteile - nicht nur schwangeren Frauen: Es gilt als belegt, dass sie das Auftreten von Herzinfarkten und Gehirnschlägen reduzieren; ferner senken sie die Menge des „schlechten" Cholesterins (LDL) und der Triglyzeride in Ihrem Blut.

Bislang gibt es keine definitive Antwort auf die Frage, ob Frauen während der Schwangerschaft zusätzliches DHA einnehmen sollten. Es gibt aber einige Gründe, die das ratsam erscheinen lassen.

Erstens sind Omega-3-Fettsäuren ein natürlicher und gesunder Bestandteil der Ernährung, der in der typischen amerikanischen Ernährung oft fehlt. Amerikaner konsumieren nur wenige Omega-3-Fettsäuren, trotz der Tatsache, dass diese Art von Fetten mit verringertem Risiko von Herzkrankheiten und anderen Beschwerden in Zusammenhang steht. Zweitens tragen Fettsäuren wie DHA dazu bei, die Zellstrukturen im Körper - vor allem im Gehirn - aufzubauen und sind deshalb für eine gute fötale Entwicklung notwendig. Wenn DHA ein wichtiger Nährstoff für die Entwicklung eines gesunden Gehirns ist, scheint es sinnvoll, dass schwangere Frauen die Entwicklung ihrer Kinder fördern, indem sie für genügend DHA in ihrem Speiseplan sorgen. Die Auswahl an Fetten, die für Ihr Baby verfügbar sind, hängt von Ihrer Ernährung ab - wenn einige gesunde Fette fehlen, können ihm wichtige Bausteine fehlen, die es braucht, um ein gesundes Gehirn und einen gesunden Körper aufzubauen. Bis jetzt gibt es zwar keine Hinweise dafür, dass ein erhöhter Konsum dieser Fette während der Schwangerschaft klügere Kinder hervorbringt, und die tatsächlichen Auswirkungen sind vermutlich viel unscheinbarer. Aber DHA ist ein ungesättigtes Fett, von dem man weiß, dass es für die Gesundheit von Eltern und Kindern gleichermaßen von Vorteil ist; deshalb ist zusätzliches DHA ein guter Schritt zu einer besseren Gesundheit Ihres Babys.

Forschungen haben auch ergeben, dass ein höherer Konsum von Fettsäuren wie DHA aus Fisch oder Fischöl zur Vorbeugung gegen Frühgeburten beitragen und die Schwangerschaft verlängern kann. Diese Theorie wurde zunächst auf das hohe Geburtsgewicht der Neugeborenen auf den Faröer-Inseln in Skandinavien gegründet, wo die Menschen große Mengen Fisch essen. Ein Versuch, bei dem eine Gruppe Frauen zusätzliches Fischöl, eine zweite Gruppe zusätzliches Olivenöl und eine dritte keine Zusätze eingenommen hat, ergab, dass bei der Gruppe mit der Fischöl-Ergänzung die Schwangerschaften im Durchschnitt vier Tage länger dauerten, als die in der Olivenöl-Gruppe, und dass die Babys rund 100 Gramm schwerer waren. In einer weiteren Untersuchung nahm eine Gruppe schwangerer Frauen mit DHA angereicherte Eier ein, eine andere Gruppe normale Eier; diese Studie hat ergeben, dass die Schwangerschaften mit zusätzlichem DHA im Durchschnitt sechs Tage länger dauerten. Wenngleich kein Grund besteht, eine normale Schwangerschaft auszudehnen, sind Frühgeburten eine der Hauptursachen von Komplikationen und gesundheitlichen Problemen bei Neugeborenen; deshalb ist Fischöl vor allem anzuraten bei Frauen, die bereits Frühgeburten hatten, oder wenn Umstände vorliegen, die das Risiko von Frühgeburten erhöhen.

Die aktivsten Omega-3-Fettsäuren, DHA und EPA (Eicosapentaensäure / eicosapentaenoic acid), ist in Fisch und unterschiedlichen Meeresfrüchten enthalten, ferner in Seetang und Algen. Eine weitere, weniger aktive Art, die Alpha-Linolensäure (alphalinolenic acid / ALA) kommt in Leinsamen, Rapsöl, Walnüssen und Omega-3-angereicherten Eiern vor. Fisch, eine der reichsten Quellen von DHA, enthält heutzutage große Mengen an Quecksilber, die für einen werdenden Fötus potenziell gefährlich sein können. Zu Richtlinien für die Unbedenklichkeit von Fischen siehe Kapitel 5.

Fisch kann auch Spuren von anderen Umweltgiften und Pestiziden enthalten, was eine unglückliche Nebenfolge von Umweltverschmutzung durch den Menschen ist. Obwohl es keinen Grund gibt, Fisch aus Ihrem Speiseplan zu streichen, ist es auch nicht ratsam, täglich Fisch zu essen. Stattdessen sollten Sie ein paar Mal pro Woche Fisch essen und Ihren Speiseplan mit anderen Omega-3-Quellen, mit Fischöl oder DHA-Ergänzungen anreichern.

Sind Fischöltabletten sicherer? Wie alle Nahrungsergänzungen werden auch Fischöltabletten nur geringfügig reguliert, und ihre Qualität kann sehr unterschiedlich ausfallen. Aber einige Studien haben bereits ergeben, dass Fischöltabletten in aller Regel unbedenklich sind. Eine Forschungsgruppe an der Harvard-Universität hat den Quecksilbergehalt von fünf Fischöl-Nahrungsergänzungen gemessen und in allen Fällen befunden, dass sie nur unwesentliche Mengen an Quecksilber enthielten, und dass die Mengen von Organochlorinen und polychlorierten Biphenylen (PCBs) – zwei Umweltgifte, die manchmal in Fisch vorkommen – unterhalb messbarer Werte lagen. Bei einer weiteren Studie, die ConsumerLab.com durchgeführt hat, wurden in zwanzig verschiedenen Arten von Fischöltabletten keine messbaren Mengen an Quecksilber gefunden. Eine Untersuchung von sechzehn unterschiedlichen Fischöl-Ergänzungen durch Consumer Report hat keine signifikanten Mengen Quecksilber, PCB oder Dioxin nachgewiesen. Fischöl kann sich auf die Blutgerinnung auswirken, deshalb sollte es meiden, wer gerinnungshemmende Mittel einnimmt, wer einmal einen Gehirnschlag erlitten hat oder wer sich auf eine Operation vorbereitet. Wegen der Auswirkungen auf die Blutgerinnung ist es ratsam, den Konsum einige Wochen vor der Entbindung einzustellen.

Fischöltabletten können manchmal einen unangenehmen fischigen Atem verursachen. Wenn das der Fall ist, versuchen Sie, die Tabletten im Gefrierfach zu lagern, und nehmen Sie sie ein, bevor Sie zu Bett gehen, oder zusammen mit einer großen Mahlzeit. Heute gibt es DHA-Nahrungsergänzungen, die nicht aus Fisch gewonnen werden, sondern z.B. aus Algen, die verträglicher sein können und keine Gifte enthalten, wie sie manchmal in Fisch enthalten sind. Wie bei jeder anderen Art von Nahrungsergänzung sollten Sie es nicht übertreiben. Da die Vorteile von DHA bislang noch nicht hinreichend gründlich erforscht sind, ist die beste tägliche Dosierung noch immer unbekannt. Viele Studien haben Dosierungen zwischen 100 und 500 Milligramm DHA getestet, aber der tatsächliche Inhalt verschiedener Tabletten fällt unterschiedlich aus. Halten Sie sich an die empfohlene Dosierung (in der Regel einen oder zwei weiche Drops am Tag), und fragen Sie Ihren Arzt, wenn Sie sich nicht sicher sind.

Nahrungsergänzungen auf Kräuterbasis

Medikamente auf Kräuterbasis sind inzwischen weit verbreitet. Nicht nur nehmen sie heutzutage einen großen Teil der Regale in Drogerien ein, sie werden auch normalen Multivitaminpräparaten – und sogar Energie-Riegeln, Getränken und Pausensnacks – beigemischt. Es gibt viele Heilmittel auf Kräuterbasis für schwangere Frauen, die in Büchern, auf Websites und sogar durch Gesundheitsdienste empfohlen werden. Oft werden diese Mittel in der frühen Phase der Schwangerschaft empfohlen, um Symptome wie Erbrechen zu lindern, und gegen Ende der Schwangerschaft, um die Wehen zu dämpfen, oder um während der Wehen die Schmerzen zu lindern. Viele

Frauen haben während der Schwangerschaft mit Unannehmlichkeiten zu kämpfen, befürchten aber, dass ihre Beschwerden von ihren Ärzten nicht als „ernste" Symptome angesehen werden könnten. In Ermangelung einer Alternative greifen manche Frauen zur „Selbstmedikation" durch Kräuter.

Wie viele Frauen während ihrer Schwangerschaft Kräutermittel anwenden, ist unbekannt. In einer Befragung von hochschwangeren Frauen am Brigham and Women's Hospital in Boston gaben nur rund 7 Prozent der Frauen an, dass sie ein Kräutermittel verwendeten, was darauf hindeutet, dass schwangere Frauen gegenüber solchen Therapien vorsichtiger sind als die breite Bevölkerung. Aber fast die Hälfte der Frauen, die Kräuter anwendeten, taten dies auf den Rat ihres Gesundheitsdienstes hin. Die meisten großen Ärzteorganisationen in den USA raten zur Vorsicht gegenüber der Anwendung von Kräutermitteln während der Schwangerschaft. Aber eine Untersuchung unter Hebammen in North Carolina hat ergeben, dass 73 Prozent ihren Patientinnen Kräutermittel empfahlen. Offensichtlich besteht auch unter Gesundheitsdiensten große Uneinigkeit drüber, ob Kräutermittel zu empfehlen sind.

Was ist an Medikamenten auf Kräuterbasis so schädlich? Mittel auf Kräuterbasis setzen heute ein großes Fragezeichen in der Medizin. Obwohl viele Inhaltsstoffe auf Kräuterbasis heute als „natürlich" und insofern als weniger schädlich angegeben werden, kann jedes Mittel auf Kräuterbasis potenziell auch Giftstoffe enthalten, und die breite Mehrheit der Ergänzungen auf Kräuterbasis sind nicht in demselben Maß getestet worden wie die durch die FDA zugelassenen Medikamente. Ein weiteres Problem stellt bei diesen Substanzen die Dosierung dar - gegenwärtig besteht keine Möglichkeit zu bestimmen, wie viel von einem kräuterbasierten Inhaltsstoff ein Produkt jeweils enthält, welche Dosis wirksam und welche Menge zuviel ist.

Wenn es schon nicht bekannt ist, inwieweit Produkte auf Kräuterbasis Risiken für die breite Bevölkerung bedeuten, gilt das umso mehr für schwangere Frauen und ihre Föten. Die winzige Größe eines Fötus im Verhältnis zu einem Erwachsenen führt zu einer Verstärkung jeglicher biologischer Effekte von Medikamenten und anderen Substanzen, die die Plazenta durchdringen können. Auch Substanzen, die Erwachsene jahrelang ohne nennenswerte Nebenwirkungen eingenommen haben, können einem entstehenden Fötus potenziell gefährlich werden. Ein Mittel auf Kräuterbasis kann auch Ihren Körper in einer Weise beeinflussen, die Folgen für Ihre Schwangerschaft hat. Beispielsweise hat man herausgefunden, dass Knoblauch, Mutterkraut, Ingwer, Ginkgo und Ginseng die Blutzirkulation beeinflussen, was darauf hindeutet, dass sie bei der Entbindung Blutungen verstärken könnten. Bestimmte Kräuter können der Erfahrung nach in konzentrierten Dosierungen auch Kontraktionen des Uterus hervorrufen, was eine Fehl- oder Frühgeburt zur Folge haben kann. Einige davon, wie die Frauenwurzel, werden traditionell eingesetzt, um am Ende der Schwangerschaft den Einsatz der Wehen zu stimulieren.

Nicht nur die Kräuter selbst können schädlich sein. Eine Studie, die erst kürzlich im *Journal of the American Medical Association* veröffentlicht wurde, hat zahlreiche ayurvedische Kräuterheilmittel aus Indien getestet, die in Geschäften in Boston im Angebot waren, mit dem Ergebnis, dass jedes fünfte Mittel potenziell schädliche Mengen an mindestens einem von drei Schwermetallen enthielt – Blei, Quecksilber oder Arsen. Diese Mengen liegen über den Grenzwerten, die für Erwachsene gelten, und würden einen Fötus noch stärker gefährden.

Gibt es überhaupt sichere Kräuter? Kräuter oder Lebensmittel, die Sie als Gewürze verwenden, sind unbedenklich; bedenklich sind sie nur in konzentrierten Dosierungen, wie sie z.B. in Tabletten verabreicht werden. Kräutertees sind ebenfalls unbedenklich, weil sie geringere Dosierungen enthalten und nur ein geringer Teil der Pflanze in den Körper gerät. Aber am besten sollten Sie sich auf zwei Tassen je 0,25l pro Tag beschränken. Bei größeren Mengen bestimmter Teesorten wie Pfefferminztee oder Tee aus Blättern der roten Himbeere ist ein Zusammenhang mit Uterus-Kontraktionen nachgewiesen worden, was die Gefahr einer Fehlgeburt oder vorzeitiger Wehen erhöhen kann. Kräutertees enthalten manchmal auch Zusätze bestimmter Kräuterkonzentrate, um im Körper bestimmte Effekte zu erzielen. Halten Sie sich an herkömmliche Teesorten und verzichten Sie auf Zusätze. Vermeiden Sie alle Vitaminpräparate oder Lebensmittel, denen Kräuter zugesetzt wurden. (In vielen Fällen nimmt ein solches Produkt für sich in Anspruch, Stress zu lindern, das Gedächtnis zu verbessern, die Stimmung zu heben oder sonst irgend eine Funktion zu erfüllen, die über den eigentlichen Zweck des Produkts hinausgeht.)

In den letzten paar Jahren wurde eine steigende Anzahl klinischer Tests gestartet, um die Wirksamkeit und Sicherheit von Medikamenten auf Kräuterbasis festzustellen. Aber nur wenige dieser Tests werden auch die Unbedenklichkeit bei Schwangerschaften prüfen. Endgültige Antworten brauchen Zeit, und bis dahin rate ich Ihnen dringend zur Vorsicht. Wenn Ihr Gesundheitsdienst ein Mittel auf Kräuterbasis empfiehlt, seien Sie skeptisch und versäumen Sie nicht, die möglichen Risiken abzuwägen, bevor Sie den Rat befolgen.

Andere Nahrungsergänzungen

Zusätzlich zu Multivitaminen bieten manche Firmen Nahrungsergänzungen wie Milchshakes an, die speziell für schwangere Frauen konzipiert sind. Wenn Sie auf eine ausgewogene Ernährung achten und viele nährstoffreiche Lebensmittel einplanen, wie in Kapitel 4 empfohlen, besteht absolut kein Bedarf an solchen Produkten. Im Gegenteil, ich befürchte, dass Frauen, die solche Produkte verwenden, sie als eine Abkürzung zu einer ausgewogenen Ernährung missbrauchen, wozu sie nicht geeignet sind. Ein Milchshake, auch wenn er mit Proteinen, Vitaminen und Mineralien angereichert ist, kann die Vorteile einer natürlichen Ernährung aus Obst, Gemüse, Vollkornprodukten, Hülsenfrüchten, magerem Fleisch, fettarmen Milchprodukten und gesunden, ungesättigten Fetten nicht aufwiegen. Mit etwas Fantasie können Sie fast immer einen Snack finden, der schell, günstig und nahrhaft ist, anstatt nach einem Shake zu greifen.

Probiotische Lebensmittel während der Schwangerschaft

Probiotische Lebensmittel sind Lebensmittel oder Nahrungsergänzungen, die lebende Bakterienkulturen enthalten, die der Gesundheit förderlich sind. Im Unterschied zu Bakterien, die Infektionen und Krankheiten verursachen können, sind die harmlosen Bakterien, die in unserem Verdauungssystem leben, für unsere Gesundheit und für unsere Verdauung sogar notwendig. Der Zweck von probiotischen Lebensmitteln besteht darin, zusätzliche Mengen gesunder Bakterien zu liefern, die sich im Verdauungssystem ansiedeln können, um die Verdauung zu verbessern, das Immunsystem zu unterstützen und schädlichen Bakterien den Raum zu nehmen. Das einfachste probiotische Lebensmittel ist der gute alte Joghurt, der bereits seit Jahrhunderten als gesundheitsfördernd gilt. Immer mehr Studien untersuchen die potenziellen Vorteile bestimmter Bakterien für die Vorbeugung gegen Infektionen und andere Magen-Darm-Beschwerden, für die Unterstützung des Immunsystems beim Schutz des Verdauungstraktes und für die Vorbeugung gegen allergische Beschwerden.

Viele Studien haben untersucht, welche Vorteile es hat, probiotische Lebensmittel an Kinder zu verabreichen, aber viele betreffen auch deren Vorteile in den Endstadien der Schwangerschaft. Wenn ein Baby auf natürliche Art geboren wird, übernimmt es Bakterien von seiner Mutter, die es dann in seinem Verdauungstrakt ansiedelt. Wenn Babys den richtigen Arten von Bakterien ausgesetzt werden, hilft das, eine gute gesundheitliche Verfassung des Verdauungssystems zu etablieren, und manche Menschen glauben, dass es auch hilft, das Immunsystem zu verbessern und Allergien vorzubeugen. Aber diese Hypothese ist bei weitem nicht belegt. Im Rahmen eines klinischen Tests haben Forscher Zusätze des gesundheitsfördernden Bakteriums *Lactobacillus GG* an schwangere Frauen verabreicht, in deren Familien allergische Beschwerden vorgekommen waren. Bei den Babys, die von Frauen mit Probiotika geboren wurden, trat die allergische Hauterkrankung Dermatitis nur in etwa halb so vielen Fällen auf, wie bei den Babys derjenigen Frauen, die ein Placebo erhalten hatten. Aber der Versuch war von relativ begrenzter Ausdehnung; deshalb ist weitere Forschung nötig, um zu bestimmen, ob und inwiefern Probiotika während der Schwangerschaft einen Unterschied machen können.

Im Unterschied zu Kräuterzusätzen weiß man von Probiotika, dass sie unbedenklich sind, weil sie Bakterien liefern, die von Natur aus im menschlichen Verdauungssystem wachsen. Während probiotische Lebensmittel in Europa und in anderen Regionen weit verbreitet sind, enthalten in den USA nur sehr wenige der handelsüblichen Joghurtmarken genügend aktive lebende Kulturen, um die Funktion effektiver Probiotika erfüllen zu können. Es gibt zahlreiche Arten probiotischer Nahrungszusätze, in der Regel in der Form von Tabletten oder Kapseln. Wie bei anderen Nahrungsergänzungen können auch hierbei Qualität und Zusammensetzung stark variieren. Einige Marken garantieren heute eine wirksame Dosis gesunder Bakterien (in der Regel in der Größenordnung von einer Milliarde Bakterienzellen), aber andere Tabletten können bei der Verdauung schnell zersetzt werden, bevor die Bakterien den Darm erreichen, wo sie sich ansiedeln und leben können. Der Genuss von Joghurt, vor allem von Marken, die ein hohes Maß an aktiven lebenden Kulturen enthalten, hat den Vorteil, dass er Ihren Protein- und Kalziumlevel erhöht und gleichzeitig dazu beiträgt, gesunde Bakterien in Ihrem Körper anzusiedeln.

Manche Gesundheitsdienste empfehlen Nahrungsergänzungen in Ausnahmefällen. Wenn Sie beispielsweise unter einer starken Abneigung gegen bestimmte Lebensmittelsorten oder unter Übelkeit leiden und Probleme haben, Ihren Kalorien- und Nährstoffbedarf durch konventionelle Lebensmittel zu decken, bietet ein Shake eine gute Möglichkeit, auf bequeme und bekömmliche Weise Nährstoffe zuzuführen. Oder wenn Sie Schwierigkeiten haben, Tabletten zu schlucken oder daran zu denken, täglich Ihre Vitamine zu nehmen, kann Ihr Gesundheitsdienst angereicherte Nahrung oder einen Shake als Alternative empfehlen.

Wenn Sie vor der Schwangerschaft irgend eine andere Sorte von Nahrungsergänzung einnehmen, sollten Sie mit Ihrem Arzt abklären, ob Sie während der Schwangerschaft den Gebrauch unterbrechen sollten. Schwangere Frauen sollten keine speziellen Diät-Lebensmittel oder Nahrungsergänzungen einnehmen, die für Sportler konzipiert sind, wie z.B. Kreatin. Alles, was Sie brauchen, sollte durch den Genuss nahrhafter Lebensmittel und eines pränatalen Vitaminpräparates oder einer ähnlichen Ergänzung gedeckt werden. Nehmen Sie keine Tabletten oder Pulver anstelle echter Lebensmittel, und seien Sie vorsichtig bei der Auswahl der Lebensmittel, die Sie konsumieren.

Nahrungsergänzungen - Zusammenfassung

Die meisten schwangeren Frauen brauchen etwas zusätzliche Unterstützung, um während der Schwangerschaft ihren Bedarf an wichtigen Nährstoffen wie Folsäure, Eisen und Kalzium zu decken. Die Einnahme eines pränatalen Multivitaminpräparats pro Tag hilft Ihnen, die Menge dieser wichtigen Nährstoffe in Ihrem Speiseplan zu erhöhen und einen potenziellen Mangel an anderen Vitaminen und Mineralien zu dämpfen. Bei der Auswahl und der Einnahme einer Nahrungsergänzung sollten Sie folgendes beachten:

- Wählen Sie auf den Rat Ihres Gesundheitsdienstes hin ein Produkt von einer namhaften Firma und nehmen Sie niemals Extra-Dosierungen ein.
- Verwenden Sie ein Multivitamin-Präparat nicht als Ersatz für gesunde, nährstoffreiche Nahrungsmittel - Tabletten können das Original nicht ersetzen.
- Eine Fischöl- oder DHA-Nahrungsergänzung täglich kann dazu beitragen, die Menge der gesunden Fette in Ihrer Ernährung zu erhöhen, und kann außerdem Vorteile für den gesunden Verlauf Ihrer Schwangerschaft und für die Gesundheit Ihres Babys haben.
- Seien Sie vorsichtig bei Nahrungsergänzungen auf Kräuterbasis, die nicht auf ihre Sicherheit hin getestet worden sind. Begrenzen Sie die Kräuter, die Sie einnehmen, auf diejenigen, die Sie als Gewürze und als konventionelle Kräutertees verwenden, und verwenden Sie diese in Maßen.
- Nahrungsergänzungen, wie Riegel und Shakes, können eine gesunde Diät nicht ersetzen und sind für die meisten schwangeren Frauen nicht nötig, es sei denn, sie wurden von einem Arzt oder Ernährungsberater empfohlen.

7

Weshalb das Gewicht entscheidend ist

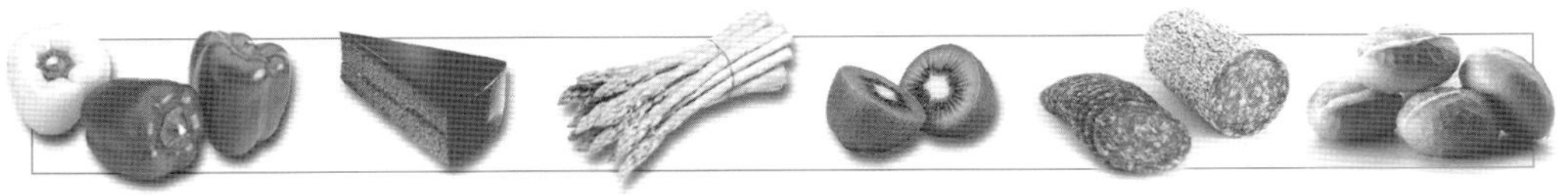

Zunehmendes Gewicht und größerer Leibesumfang sind die sichtbarsten Anzeichen einer Schwangerschaft. Sie zeigen besonders deutlich an, „wie weit" sie bereits vorangeschritten ist und wie schnell das Baby wächst. Aber das Körpergewicht ist weit mehr als nur eine äußerliche Veränderung. Es ist ein wichtiger Indikator für all die inneren Veränderungen des Stoffwechselsystems, die der Körper einer Frau in dieser Zeit durchläuft - und auch für das Wachstum ihres Babys. Das Gewicht, das Sie während der Schwangerschaft zulegen, kann eine starke Auswirkung auf die Gesundheit Ihres Babys haben.

Obwohl eine gesunde Gewichtszunahme einer der wichtigsten Aspekte einer Schwangerschaft ist, hat eine umfangreiche Befragung von Frauen in den USA ergeben, dass 27 Prozent keine medizinischen Ratschläge über Gewichtszunahme während der Schwangerschaft erhalten hatten. Unter denen, die Ratschläge erhalten hatten, wurde zudem 14 Prozent geraten, weniger als die empfohlene Menge zuzunehmen; 22 Prozent wurde hingegen geraten, mehr zuzunehmen. Oft erhielten übergewichtige Frauen den Rat, zu viel Gewicht zuzulegen, und afro-amerikanischen Frauen wurde tendenziell geraten, zu wenig zuzulegen, obwohl diese Gruppe eher dazu neigt, Babys mit zu geringem Geburtsgewicht zur Welt zu bringen. Eine neuere Untersuchung von Frauen in der Region von San Francisco Bay hat ergeben, dass übergewichtige Frauen dazu tendierten, das Ziel für ihre angestrebte Gewichtszunahme zu hoch anzusetzen, wohingegen untergewichtige Frauen das entsprechende Ziel eher zu niedrig ansetzten - ein Drittel hatte von ihren Ärzten keinerlei Ratschläge über die Gewichtszunahme erhalten.

Auf welche Bereiche entfällt die Gewichtszunahme?

Es ist ein Missverständnis, dass der überwiegende Teil Ihrer Gewichtszunahme auf Ihr Baby oder auf zusätzliche Fettreserven entfällt.

Die Tabelle unten zeigt, dass nur etwas mehr als ein Viertel der durchschnittlichen Gewichtszunahme bei einer schwangeren Frau auf das Baby entfällt. Ein größerer Teil der Gewichtszunahme entfällt auf die zusätzlichen Körperflüssigkeiten, die das Baby mit Blut und Nährstoffen versorgen.

Bereich	Gewicht in Kilo	Anteil an der Gewichtszunahme in Prozent
Brüste	0,5	4
Plazenta	0,7	5
Flüssigkeit / Blutvolumen	4,15	30
Baby	3,75	27
Uterus	1,05	8
Andere Veränderungen	3,6	26
Gewichtszunahme im Durchschnitt insgesamt	13,75	100

Quelle: Patienteninformationsmaterial des BWH Department of Nutrition

Man sieht, dass ein großer Teil des zusätzlichen Gewichts auf die Plazenta, das Blut, den Uterus (der sich ausdehnt, um das Baby aufzunehmen) und das zusätzliche Fettgewebe entfällt, das die Energiereserven enthält. Alle diese Veränderungen tragen dazu bei, das Baby mit Nährstoffen zu versorgen und eine günstige Umwelt für sein Wachstum zu bilden. Die Gewichtszunahme entfällt deshalb nicht nur auf zusätzliche Polster - sondern auf die gesamte zusätzliche Infrastruktur, die Ihr Körper schaffen muss, um das Wachstum und die Entwicklung Ihres Babys möglich zu machen.

Zu diesen mangelhaften Ratschlägen über Gewichtszunahme kommen all die verwirrenden Botschaften über das Körpergewicht hinzu, die unsere Kultur besonders prägen. Obwohl Fernsehen, Filme und andere Medien regelmäßig ganz unmögliche Maßstäbe an die Schlankheit von Frauen stellen, befinden wir uns mitten in einer Übergewichts-Epidemie, die droht, weltweit eine der größten Bedrohungen für die Bevölkerungsgesundheit zu werden. Heutzutage ist das Bewusstsein dafür, dass exzessive Gewichtszunahme ernste gesundheitliche Probleme bei Kindern und Erwachsenen hervorrufen (und weltweit potenziell gewaltige Folgen für die gesundheitliche Verfassung der Bevölkerung im Allgemeinen haben) kann, zunehmend weit verbreitet. All das kann die Frage nach der Gewichtszunahme während der Schwangerschaft noch verwirrender machen.

Die Schwangerschaft zählt zu den seltenen Gelegenheiten im Leben einer erwachsenen Frau, bei denen es gesund ist, Gewicht zuzulegen, und ungesund, wenn sie es nicht tut. Eine Frau muss zunehmen, um eine gesunde Schwangerschaft zu gewährleisten. Ein zu geringes Maß an Gewichtszunahme kann das Wachstum eines Babys im Mutterbauch hemmen und ernste gesundheitliche Probleme zur Folge haben. Aber auch eine zu große Gewichtszunahme bedeutet ein Risiko für Mutter und Kind. Falsche Gewichtszunahme – und die daraus folgenden Auswirkungen auf den wachsenden Fötus – ist einer der entscheidenden Faktoren, die ein Baby so „programmieren" können, dass es im weiteren Verlauf seines Lebens für chronische Krankheiten anfälliger ist, wie wir in Kapitel 3 bereits dargelegt haben.

Ihr Körper folgt während der Schwangerschaft einem wohldefinierten Programm – in vieler Hinsicht „weiß" er, was zu tun ist, und wird deshalb in naturgemäßer Weise sein Gewicht erhöhen. Aber weil Ihr Gewicht auch durch Ihre Essgewohnheiten und das Maß Ihrer Aktivitäten beeinflusst wird, können Sie lernen, zu erkennen, ob Ihre Gewichtszunahme normal voranschreitet, und bei Bedarf Änderungen einleiten.

Die Gewichtszunahme der Mutter beeinflusst die Gesundheit ihres Babys

Obwohl das Wachstum Ihres Babys nur einen kleinen Teil des Gewichts ausmacht, das Sie während der Schwangerschaft zulegen (siehe Kasten), besteht zwischen dem Gewicht, das eine Mutter zulegt, und dem Geburtsgewicht ihres Babys ein deutlicher Zusammenhang. Das Geburtsgewicht ist oft lediglich ein Indikator dafür, wie lange eine Schwangerschaft gedauert hat (frühgeborene Babys sind kleiner), aber wenn ein Baby im Verhältnis zur Dauer der Schwangerschaft zu klein oder zu groß ist, kann das ein Anzeichen irregulären Wachstums sein, das mit gesundheitlichen Problemen in der Kindheit oder im Erwachsenenalter in Zusammenhang gebracht wird. Bei Frauen, die zu wenig Gewicht zulegen, besteht ein höheres Risiko, dass ihr Baby bei der Geburt unter dem normalen Maß liegt, wohingegen Frauen, die zu viel Gewicht zulegen, eher ein Baby zur Welt bringen, das über dem Normalgewicht liegt. Aber paradoxerweise können zu hohe und zu geringe Gewichtszunahme gleichartige Stoffwechselprobleme bei einem Kind hervorrufen, einschließlich eines höheren Risikos von Diabetes und Übergewicht im späteren Leben.

Das Gewicht, das eine Mutter während der Schwangerschaft zulegt, kann ein ganzes Spektrum möglicher Folgen haben, das an beiden Enden ein Potenzial für Gesundheitsprobleme birgt. Unterernährte und übergewichtige Frauen haben gleichermaßen höhere Raten an vorzeitigen Geburten, was für ihre Babys, die noch nicht voll auf das Leben außerhalb des Mutterleibs vorbereitet sind, zu vielfältigen gesundheitlichen Problemen führen kann.

Das ideale Maß für Ihre Gewichtszunahme

Im Jahre 1990 hat das US-amerikanische Institute of Medicine Richtlinien für die Gewichtszunahme während der Schwangerschaft herausgegeben, die auf eine Sammlung der verfügbaren Forschungsergebnisse gegründet sind. Das „richtige" Maß ist nicht eine bestimmte Größe - es variiert für jede Frau in Abhängigkeit von ihrem Gewicht zu Beginn ihrer Schwangerschaft. Die Richtlinien für die Gewichtszunahme basieren auf dem Body Mass Index (BMI), der ein Verhältnis von Größe und Gewicht angibt. Ihren BMI können Sie an der Tabelle 7.2 ablesen. Eine normalgewichtige Frau, die einen BMI von ungefähr 20-26 hat, sollte während ihrer Schwangerschaft rund 25 Pfund an Gewicht zulegen. An der Tabelle 7.2 können Sie ablesen, dass Frauen mit einem geringeren BMI während der Schwangerschaft mehr Gewicht zulegen sollten als Frauen mit einem höheren BMI.

Diese Größen sollten Sie als ungefähre Zielsetzungen ansehen. Ideale Größenordnungen festzulegen, kann unrealistisch sein, weil die körperlichen Veränderungen während der Schwangerschaft von Frau zu Frau unterschiedlich ausfallen. Vor einigen Jahrzehnten haben Gesundheitsbehörden Frauen geraten, während der Schwangerschaft weniger Gewicht zuzulegen, was zweifellos zu einigen ungesunden Verhaltensweisen geführt hat, weil Frauen versuchten, ihre Gewichtszunahme durch Diät oder harntreibende Mittel zu hemmen. Der Sinn dieser Richtlinien besteht nicht darin, dass Sie auf Kosten Ihrer Gesundheit ein ideales Gewicht erzielen sollen, sondern sie sollen Ihnen helfen, einzuschätzen, ob Sie sich während Ihrer Schwangerschaft gesund ernähren, und bei Bedarf anzeigen, ob Sie Ihre Ernährungsgewohnheiten anpassen müssen.

Tabelle 7.1 Body Mass Index (BMI) während der Schwangerschaft

BMI (kg/m^2)	19	20	21	22	23	24	25	26	27	28	29	30	35	40
Größe (m)	Gewicht (Pfund)													
1,46	91	96	100	105	110	115	119	124	129	134	138	143	167	191
1,48	94	99	104	109	114	119	124	128	133	138	143	148	173	198
1,52	97	102	107	112	118	123	128	133	138	143	148	153	179	204
1,54	100	106	111	116	122	127	132	137	143	148	153	158	185	211
1,57	104	109	115	120	126	131	136	142	147	153	158	164	191	218
1,59	107	113	118	124	130	135	141	146	152	158	163	169	197	225
1,62	110	116	122	128	134	140	145	151	157	163	169	174	204	232
1,64	114	120	126	132	138	144	150	156	162	168	174	180	210	240
1,67	118	124	130	136	142	148	155	161	167	173	179	186	216	247
1,69	121	127	134	140	146	153	159	166	172	178	185	191	223	255
1,72	125	131	138	144	151	158	164	171	177	184	190	197	230	262
1,74	128	135	142	149	155	162	169	176	182	189	196	203	236	270
1,77	132	139	146	153	160	167	174	181	188	195	202	207	243	278
1,79	136	143	150	157	165	172	179	186	193	200	208	215	250	286
1,82	140	147	154	162	169	177	184	191	199	206	213	221	258	294
1,84	144	151	159	166	174	182	189	197	204	212	219	227	265	302
1,87	148	155	163	171	179	186	194	202	210	218	225	233	272	311
1,89	152	160	168	176	184	192	200	208	216	224	232	240	279	319
1,92	156	164	172	180	189	197	205	213	221	230	238	246	287	328
		Normalgewicht							Übergewicht			Fettleibigkeit		

Tabelle 7.2 Empfohlene Gewichtszunahme auf der Basis des BMI während der Schwangerschaft

BMI vor der Schwangerschaft	Empfohlene Gewichtszunahme während der Schwangerschaft
<19,8 (Untergewicht)	14-20 kg
19,8-26,0 (Normalgewicht)	12,5-17,5 kg
>26,0-29,0 (Übergewicht)	7,5-12,5 kg
>29,0 (Fettleibigkeit)	mindestens 7,5 kg

Ich hatte bereits erwähnt, dass Sie Ihre Gewichtszunahme als eine Aufnahme zusätzlicher Energie in Ihren Körper ansehen können. Die zusätzliche Energie, die Sie während der Schwangerschaft brauchen, liegt für eine Frau mit Normalgewicht im Durchschnitt bei rund 300 Kalorien pro Tag.

Hier sind einige Beispiele für Lebensmittel, die 300 Kalorien liefern:

- drei Bananen
- 30 g fettarmer Hüttenkäse und 30 g trockengeröstete Nüsse
- eine Tasse Bohnen
- zwei Rühreier mit Käse
- ein großes Hefestückchen (Gebäck)
- 1½ Tassen Kaisersalat
- 1½ Tassen Vollkornpasta mit ½ Tasse Tomatensauce

Eine übergewichtige Frau hat bereits etwas zusätzliche Energie gespeichert und muss darum nicht unbedingt so viele zusätzliche Kalorien über das gewohnte Maß hinaus einnehmen, wohingegen eine untergewichtige Frau möglicherweise ihre Nahrungsaufnahme etwas erhöhen muss.

Der richtige Zeitrahmen für Ihre Gewichtszunahme

Der zeitliche Rahmen für die Gewichtszunahme ist von Mensch zu Mensch unterschiedlich. Sie sollten im ersten Trimester nur mit geringfügiger Gewichtszunahme rechnen und dann allmählich beginnen, im zweiten und dritten Trimester schneller zuzulegen. Ihre tatsächliche Gewichtszunahme wird – in Abhängigkeit davon, wie viel Sie zu Beginn der Schwangerschaft gewogen haben – unterschiedlich ausfallen, aber hier seien die Durchschnittsraten genannt:

- *Erstes Trimester:* ein Pfund pro Monat.
- *Zweites und drittes Trimester:* ein Pfund pro Woche oder drei bis vier Pfund pro Monat.

Gewichtszunahme bei Mehrlingen

Zwillinge und Mehrlinge bedeuten eine höhere Gewichtszunahme als eine Einzelkind-Schwangerschaft, aber die Unterschiede sind weniger gravierend, als man glauben sollte. Frauen, die Zwillinge tragen, sollten in der Regel eine Gewichtszunahme von insgesamt rund 20 Kilo anstreben. Sie sollten stetig etwas über der durchschnittlichen Gewichtszunahme liegen – rund zwei bis drei Kilo im ersten Trimester, gefolgt von rund einem dreiviertel Kilo pro Woche im zweiten und dritten Trimester. Man kann es auch so sehen: Eine Frau, die mit Zwillingen schwanger ist, sollte pro Tag rund 150 Kalorien mehr einnehmen, als eine Frau mit einem einzelnen Kind – d.h. 450 Kalorien mehr als vor ihrer Schwangerschaft. Über Schwangerschaften mit Drillingen und Mehrlingen ist weniger bekannt, aber die Befunde deuten bislang darauf hin, dass fünfundzwanzig Kilo Gewichtszunahme insgesamt, oder ein dreiviertel Kilo pro Woche über die gesamte Schwangerschaft hinweg ein gesundes Maß bei Drillingen ist. Eine Frau sollte früh in der Schwangerschaft mit der Gewichtszunahme beginnen, denn Schwangerschaften mit Mehrlingen sind oft kürzer, weil die Babys früher geboren werden. Da sich mehrere Föten Ressourcen und Raum teilen, entfällt das zusätzliche Gewicht einer Frau in höherem Maß auf die Föten selbst, und nicht so sehr auf die übrigen Veränderungen des Körpers.

Auch dies sind wieder ungefähre Richtlinien, nicht absolute Werte. Versuchen Sie, sich wöchentlich zu wiegen, um Ihren Fortschritt festzustellen. Erwarten Sie nicht, dass Sie jede Woche das gleiche Maß an Gewicht zulegen, aber beobachten Sie die Zunahme im Lauf des Monats. Einige Studien haben Schwangerschaftskomplikationen oder das Geburtsgewicht von Kindern speziell mit der Gewichtszunahme in bestimmten Trimestern in Zusammenhang gebracht, aber bis jetzt scheint kein einzelner Abschnitt der Schwangerschaft besonders kritisch zu sein. Es ist wichtig, dass Sie langsam und stetig an Gewicht zulegen, und dass das Tempo der Gewichtszunahme nach den ersten Monaten zunimmt. Heftigere Veränderungen - keine weitere Gewichtszunahme oder eine rapide Zunahme mehrerer Pfunde - könnte anzeigen, dass irgend etwas schief läuft, was mit dem Arzt besprochen werden sollte.

Stetige Gewichtszunahme muss sich im Verlauf der Schwangerschaft nicht unbedingt in stetige Ernährungsmuster umsetzen. Im Verlauf des ersten Trimesters leiden viele Frauen unter Übelkeit und müssen sich anstrengen, genügend zu essen. Das zweite Trimester ist oftmals die Zeit, in der Frauen durchaus über das übliche Maß hinaus essen, vor allem, wenn das Wachstum des Babys einsetzt. Im Verlauf des dritten Trimesters kann das Essen wieder schwierig werden, weil Ihr Baby gegen Ihre inneren Organe, einschließlich des Magens, drückt. Kleine, regelmäßige Mahlzeiten und Snacks sind in dieser Zeit der beste Weg, Nahrung hinunter zu bekommen, und gleichzeitig Sodbrennen zu vermeiden, das der innere Druck verursachen kann.

Sollte man ein Übermaß an zusätzlichem Körpergewicht vermeiden?

Im Lauf der letzten Jahrzehnte haben amerikanische Frauen während der Schwangerschaft im Durchschnitt zunehmend mehr Gewicht zugelegt. Manche Ernährungswissenschaftler sind besorgt, dass dieser Trend zu übermäßiger Gewichtszunahme zum Teil die Ursache für zunehmendes Übergewicht und Fettleibigkeit in den USA sein könnte. Obwohl Gewichtszunahme ein wesentlicher Bestandteil jeder Schwangerschaft ist, ist es für Frauen dennoch notwendig, dass sie die nötige Gewichtszunahme nicht überschätzen, weil zu viele Extrapfunde für sie und ihre Babys ungesund sind. Aber Schwangerschaft ist keine Zeit, um Diät zu halten oder Kalorien einzuschränken, was zu Lasten der Ernährung Ihres Babys gehen könnte.

Machen Sie sich keine Gedanken, wenn Ihre Gewichtszunahme um einige Pfund vom Idealgewicht abweicht. Jede Frau hat eine andere körperliche Verfassung, und sie sollte nicht zu sehr in den natürlichen Gang der körperlichen Entwicklung eingreifen, wenn ihr Körper das Wachstum eines Babys unterstützt. Aber Frauen, die während der Schwangerschaft mehr als fünfundzwanzig Kilo zulegen, haben echte Probleme, nach der Entbindung das zusätzliche Gewicht wieder loszuwerden. Wenn Ihr Gewicht übermäßig steigt, sollten Sie Ihren Arzt oder Ernährungsberater konsultieren um festzustellen, ob Ihre Essgewohnheiten oder das Maß Ihrer Aktivität angepasst werden müssen. Es ist möglich, dass Sie die Menge der zusätzlichen Lebensmittel überschätzen, die Sie während Ihrer Schwangerschaft essen müssen. In Kapitel 4 habe ich bereits erklärt, weshalb die Vorstellung, dass schwangere Frauen „für zwei" essen, täuschen kann – denn es kommt mehr darauf an, die Qualität der Ernährung zu verbessern, als nur die Menge zu erhöhen. Die zusätzlichen Kalorien, die Sie während der Schwangerschaft benötigen (rund 300 Kalorien pro Tag), sind nicht allzu viel und können jemandem, der dazu neigt, sich zu überessen, noch weniger erscheinen. Wenn Sie während der Schwangerschaft zu viel Gewicht zulegen, sollten Sie *niemals* Diät halten oder Mahlzeiten überspringen, aber Sie können die folgenden Tipps befolgen, um überschüssige Kalorien zu reduzieren und gleichzeitig eine nährstoffreiche Ernährung zu gewährleisten:

- Nehmen Sie sich vor, drei kleine Mahlzeiten einzunehmen, mit gesunden Snacks zwischen den Mahlzeiten. Überspringen Sie niemals eine Mahlzeit oder einen Snack, um Kalorien zu reduzieren; regelmäßige Ernährung ist besser, denn sie hilft, Ihren Blutzuckerspiegel gleichmäßig zu halten und zu verhindern, dass Sie sich überessen, um den Hunger zu kompensieren, wenn Sie zu lange ohne Nahrung auskommen mussten.
- Achten Sie auf maßvolle Portionsgrößen und essen Sie übergroße Portionen in Restaurants nicht vollständig auf.
- Essen Sie langsam und lassen Sie sich genügend Zeit für die Verdauung. Beginnen Sie stets mit einer kleinen Portion und warten Sie ein paar Minuten, nachdem Sie aufgegessen haben, um zu entscheiden, ob Sie einen Nachschlag brauchen.
- Reduzieren Sie Lebensmittel mit zusätzlichem Zucker, Raffinade-Mehl und Fetten. Diese „Energiebomben" packen eine Menge Kalorien in einen kleinen Raum. Sie müssen diese Lebensmittel nicht vollständig weglassen, aber Sie sollten nur sehr kleine Portionen essen (beispielsweise genügt die Hälfte eines typischen Gebäckstückes oder Kuchens aus einer Bäckerei).
- Sättigen Sie sich mit Obst und Gemüse – diese enthalten genügend Wasser und Ballaststoffe und wirken bei weniger Kalorien doch sättigend (und liefern zugleich viele Vitamine und Mineralien). Halten Sie diese als Snacks bereit, um zu verhindern, dass Sie nach Junk-Food greifen.
- Vermeiden Sie gesüßte Getränke oder übergroße Portionen anderer Getränke wie Saft. Trinken Sie fettarme oder fettfreie Milch und andere Milchprodukte.

Manche Frauen beginnen während der Schwangerschaft, körperliche Betätigungen zu meiden, was zu einer ungesunden Gewichtszunahme beitragen kann. Mit einigen Vorkehrungen zur Vermeidung gefährlicher Aktivitäten können schwangere Frauen trotzdem für den größten Teil ihrer Schwangerschaft einen aktiven Lebensstil führen. Siehe Kapitel 8 zu Informationen über körperliche Aktivitäten und Sport.

Übergewicht in der Schwangerschaft

In den USA werden mehr als die Hälfte aller Frauen gemäß den aktuellen Definitionen der Centers for Disease Control (CDC) als übergewichtig oder fettleibig eingestuft. Viele dieser Frauen, vor allem diejenigen in den unteren Rängen der Kategorie der Übergewichtigen, mögen sich selbst noch nicht einmal als übergewichtig ansehen. Es ist entscheidend, sich klarzumachen, dass die Kategorien der CDC nicht alle individuellen Unterschiede berücksichtigen, die zwischen Frauen mit demselben BMI bestehen. Diese Kategorien sind kein Urteil über das körperliche Erscheinungsbild - sondern sie reflektieren, was über die Auswirkungen des Gewichts auf den Gesundheitszustand bekannt ist. Frauen, die unter die Kategorien Übergewicht oder Fettleibigkeit fallen, tragen ein größeres Risiko gesundheitlicher Probleme und chronischer Krankheiten.

In Kapitel 1 habe ich bereits erklärt, weshalb ein gesundes Gewicht vor der Schwangerschaft dazu beitragen kann, schwangerschaftsbedingten Gesundheitsproblemen vorzubeugen und einige weitere Risiken zu mindern, die ebenfalls mit Übergewicht zusammenhängen. Aber die Senkung des Gewichts und die Erhaltung eines niedrigen Gewichts vor der Schwangerschaft ist eine ideale Situation, die nicht jede Frau erreichen kann. Wenn Sie während der Schwangerschaft über dem Maß eines gesunden Gewichts liegen, können Sie trotzdem eine normale, gesunde Schwangerschaft haben, aber es lohnt sich, sich einige der Risiken bewusst zu machen, die übergewichtige und fettleibige Frauen tragen.

Frauen, die auch nur mäßig übergewichtig sind, werden mit höherer Wahrscheinlichkeit Schwierigkeiten mit ihrem Stoffwechsel haben, was alle Körpersysteme betrifft, die Energie aus der Nahrung aufnehmen, um die Körperfunktionen anzutreiben. Stoffwechselbedingte Gesundheitsprobleme umfassen auch Schwangerschafts-Diabetes und schwangerschaftsbedingten Bluthochdruck. Übergewicht und Fettleibigkeit führen außerdem zu einem höheren Risiko von Fehlgeburten, Schwangerschaftskomplikationen, Kindersterblichkeit, Komplikationen bei der Entbindung, Frühgeburten, Kaiserschnitt und Problemen im Harntrakt.

Übergewichtige und fettleibige Frauen sollten Diäten vermeiden, die ihren Stoffwechsel unter Stress setzen. Wenn man viel Zucker und Raffinade-Kohlenhydrate, wie in weißem Mehl, isst, kann das dazu führen, dass sich die Insulin- und Blutzuckerspiegel dramatisch verändern. Im Lauf der Zeit verlieren die Gewebe des Körpers ihre Insulinempfindlichkeit, wodurch es schwierig wird, Zucker aus dem Blutstrom in den Körper zu leiten. Der Blutzuckerspiegel bleibt dann ständig hoch, was zu Diabetes führen kann. Übergewichtige Frauen können dazu beitragen, einige der stoffwechselbedingten Schwangerschaftsprobleme zu dämpfen, indem sie Raffinade-Mehl und übermäßig gezuckerte Lebensmittel meiden und Kohlenhydrate aus Vollkornprodukten, Obst und Gemüse, Hülsenfrüchten und fettarmen Milchprodukten bevorzugen. Mäßiger Sport kann ebenfalls dazu beitragen, stoffwechselbedingte Gesundheitsprobleme zu normalisieren.

Es ist umstritten, in welchem Maß fettleibige Frauen während der Schwangerschaft zunehmen sollten. Die aktuellen Empfehlungen des Institute of Medicine raten, dass auch fettleibige Frauen während der Schwangerschaft etwas zunehmen sollten - insgesamt fünfzehn Pfund oder mehr. Gleichwohl hat eine Studie aus dem Jahr 1996 eine „sinkende Ertragskurve" für die mütterliche Gewichtszunahme ergeben: Jedes Pfund, das schwangere Frauen während der Schwangerschaft zulegen, hebt zwar das durchschnittliche Geburtsgewicht ihrer Kinder, aber diese Wirkung fällt bei übergewichtigen und fettleibigen Frauen geringer aus. Mit anderen Worten, am oberen Ende der Gewichtsskala entfällt das zusätzliche Körpergewicht der Frau zunehmend auf ihren eigenen Körper, und nicht auf das Wachstum ihres Babys. Das zusätzliche Gewicht kann auch das Risiko von Komplikationen, wie einem hohen Blutzuckerspiegel während der Schwangerschaft (d.h. schwangerschaftsbedingtem Diabetes), erhöhen. Eine geringere Gewichtszunahme kann dazu beitragen, einigen der schwangerschaftsbedingten Komplikationen vorzubeugen, die aus Fettleibigkeit folgen, und verhindert, dass Frauen zu viel Gewicht zulegen, das sie nach der Schwangerschaft nur mit Mühe wieder abbauen können. Weitere Forschungen sind nötig, um zu bestimmen, ob für fettleibige Frauen weniger mehr ist - aber vorläufig sollten Sie mit einer mäßigen Gewichtszunahme rechnen und darauf achten, sich gesund zu ernähren, Sport zu treiben und nicht zu viel zu essen.

Wie können Sie zu geringe Gewichtszunahme ausgleichen?

Manche Frauen haben Schwierigkeiten damit, genügend Gewicht anzusetzen, vor allem, wenn sie unter Übelkeit und Lebensmittel-Aversionen leiden, die mit einer normalen Ernährung nicht in Einklang stehen. Es ist hilfreich, wenn Sie einige Lebensmittel identifizieren, die Sie mögen und gut vertragen, und diese Lebensmittel greifbar halten, anstatt sich zu zwingen, Dinge zu essen, die Sie nicht mögen. Kapitel 4 gibt einige zusätzliche Tipps für die Behandlung von Übelkeit. Seien Sie versichert, dass

Übelkeit während der Schwangerschaft ein normales Symptom ist, und dass Babys anscheinend trotzdem normal wachsen können. Aber wenn Sie oft erbrechen müssen, fragen Sie Ihren Arzt, wie Sie genügend essen und das Erbrechen unter Kontrolle bringen können. Geringe Gewichtszunahme kann auch ein Zeichen von Stress und emotionalen Problemen wie Depressionen sein, und diese Beschwerden müssen ebenfalls behandeln werden.

Gewichtszunahme ist ein äußerliches Zeichen dafür, dass Ihr Körper für eine gute Ernährung sorgt und das Wachstum Ihres Babys fördert. Achten Sie darauf, Ihre Gewichtszunahme durch nährstoffreiche Lebensmittel zu decken, die Ihr Baby ernähren werden, anstatt kalorienreiche, aber ungesunde Lebensmittel zu essen, nur um zuzunehmen. Manche Frauen mögen eine ausgewogene Ernährung befolgen, ein wenig mehr essen, als gewohnt, gesunde Lebensmittel wählen, mäßig Sport treiben und sich genügend Ruhe gönnen - und trotzdem nur wenig Gewicht zulegen. In diesem Fall kann das Maß Ihrer Gewichtszunahme ein Anzeichen der natürlichen Variabilität menschlicher Körper sein - Sie müssen darüber nicht allzu sehr besorgt sein oder sich zum Zunehmen zwingen.

Kann Abnehmen während der Schwangerschaft überhaupt OK sein?

Gewichtsabnahme während der Schwangerschaft kann ein Zeichen unpassender Ernährung sein, entweder, weil die Mutter nicht in der Lage ist, genügend zu essen, oder als Folge starker Übelkeit, Erbrechen oder anderer Krankheiten. Manche Frauen mögen zu Beginn der Schwangerschaft ein wenig Gewicht verlieren, wenn sie beginnen, bessere Ernährungsgewohnheiten anzunehmen und gesündere Lebensmittel zu essen, vor allem, wenn sie zu Beginn der Schwangerschaft übergewichtig oder fettleibig gewesen sind. Das ist die natürliche Reaktion des Körpers auf eine Diät, die weniger „leere" Kalorien aus Süßigkeiten und Junk-Food enthält, aber eigentlich nahrhafter ist. Trotzdem sollte diese Gewichtsabnahme sich bald ausgleichen, und das Gewicht sollte im weiteren Verlauf der Schwangerschaft wieder steigen. Während der Schwangerschaft sollten Sie niemals absichtlich abnehmen oder eine Diät zur Gewichtsreduktion befolgen. Gewichtszunahme während der Schwangerschaft bedeutet nicht, dass man dick wird. Wenn Sie nach den ersten paar Monaten der Schwangerschaft einen Gewichtsverlust feststellen, sollten Sie mit Ihrem Arzt oder Ernährungsberater besprechen, ob Ihre Ernährung angemessen ist.

Gewichtszunahme während der Schwangerschaft – Zusammenfassung

Wenn Sie während der Schwangerschaft das richtige Maß an Gewicht zulegen, kann das dazu beitragen, dass Sie gesund bleiben, dass Ihre Schwangerschaft unkompliziert verläuft, dass Ihr Baby normal wächst und dass ihm bei der Geburt (und bis in das Erwachsenenalter hinein) unverhältnismäßige gesundheitliche Risiken erspart bleiben.

- Wie viel Gewicht Sie zulegen, hängt davon ab, wie viel Sie zu Beginn der Schwangerschaft gewogen haben. Obwohl die individuelle Gewichtszunahme von Frau zu Frau unterschiedlich ausfällt, sollten normalgewichtige Frauen rund 15 Kilo zulegen, übergewichtige und fettleibige Frauen maximal 10 Kilo und untergewichtige Frauen bis zu 20 Kilo.
- Das Tempo der Gewichtszunahme ist langsam und stetig – nur ein paar Pfund insgesamt im ersten Trimester, gefolgt von rund einem Pfund pro Woche in den letzten beiden Trimestern.
- Sie sollten versuchen, Ihre Gewichtszunahme nur im angemessenen Rahmen einer nahrhaften, ausgewogenen Ernährung anzupassen. Versuchen Sie niemals, über die Maßen Diät zu halten oder Sport zu treiben; statt dessen sollten Sie Ihre Gewichtszunahme beobachten und sich darauf konzentrieren, Lebensmittel von besserer Qualität zu essen, und nötigenfalls kleine Anpassungen an Ihrer Nahrungsaufnahme und Ihrem Aktivitätslevel vornehmen.
- Konsultieren Sie Ihren Arzt, wenn Sie Schwierigkeiten haben, Gewicht zuzulegen, oder wenn Sie zu schnell zunehmen. Übergewichtige und fettleibige Frauen sollten mit ihren Ärzten auch über Änderungen der Ernährungsgewohnheiten reden, um ihnen zu helfen, stoffwechselbedingte Probleme wie Schwangerschafts-Diabetes zu vermeiden.

8

Wie Sie ohne Risiko aktiv bleiben können

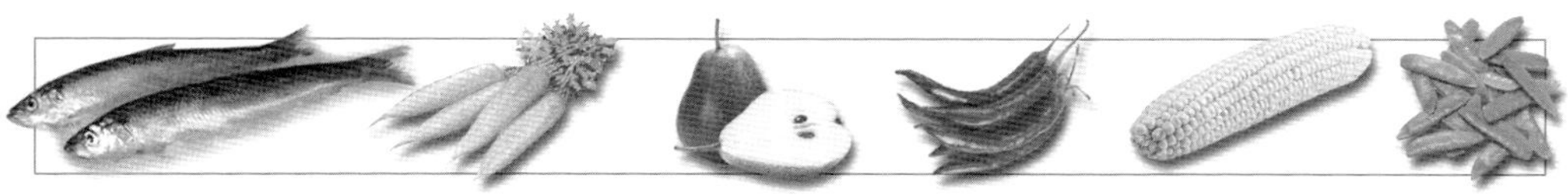

Regelmäßiger Sport und körperliche Bewegung sind entscheidende Bestandteile einer gesunden Lebensführung. Sport und Ernährung sind als komplementäre Gesichtspunkte eines gesunden Lebensstils untrennbar miteinander verbunden. Die Lebensmittel, die Sie einnehmen, repräsentieren die Energie, die Sie in Ihren Körper aufnehmen, und Ihre körperliche Aktivität repräsentiert die Energie, die Sie verbrauchen.

Um für das ganze Leben gesund zu bleiben, kommt es besonders darauf an, zwischen diesen beiden Aspekten ein Gleichgewicht zu schaffen. Die *Dietary Guidelines* der amerikanischen Bundesregierung und die Maßstäbe der „Ernährungs-Pyramide" sind als Reaktion auf das zunehmende Bewusstsein für diese Zusammenhänge unlängst angepasst worden. In ihrer neuesten Darstellung betont die Ernährungs-Pyramide insbesondere die Bedeutung des Sports - sowohl um die Energie abzuarbeiten, die durch die Nahrung aufgenommen wird, als auch um die Gesundheit zu erhalten und Krankheiten vorzubeugen.

Viele Frauen haben Fragen und Unsicherheiten in Bezug auf Sport während der Schwangerschaft. Bedeutet er nicht ein Risiko? Wird kräftiges Training nicht meinem Baby schaden? Welche Arten von Übungen sind während der Schwangerschaft ausgeschlossen - und wann? Wenn ihre Körper sich verändern und sie sich plötzlich schwächer fühlen, machen sich viele schwangere Frauen Sorgen darüber, dass jede körperliche Anstrengung ihren Babys schaden und ihre Schwangerschaft gefährden könnte.

Tatsächlich können und sollten schwangere Frauen sich regelmäßig körperlich betätigen. Wenn Sie nicht unter gesundheitlichen Beschwerden leiden, die Ihnen den Sport verbieten, ist das sportliche Engagement nicht nur unbedenklich, sondern es hat auch wichtige Vorteile für Ihre Gesundheit. Auch wenn sich Ihr Körper merkwürdig anfühlt, ist es doch ein gesunder und kraftvoller Körper, der Bewegung und körperliche Herausforderungen braucht, um gesund zu bleiben. Der Trick ist, Ihre Aktivitäten an Ihre neue Verfassung, an Ihre Bedürfnisse und an die Sicherheitsansprüche Ihrer Schwangerschaft entsprechend anzupassen.

Was versteht man unter Fitnesstraining?

Wenn wir das Wort „Sport" hören, dann denken wir an Trainingsprogramme im Fitnesscenter, an schnelle Mannschaftssportarten, an einen langen Dauerlauf, eine Radtour oder andere größere körperliche Anstrengungen. Im Kielwasser von Fitness-Trends der letzten Jahrzehnte weckt das Wort „Sport" heute Vorstellungen von Gewichten und Geräten, Kursen, Trainingsausrüstungen, Sportgetränken und Wettbewerben.

Aber im Lauf dieser Zeit sind Forscher auch zu der Erkenntnis gekommen, dass regelmäßiger Sport - zwischen dreißig Minuten und einer Stunde mehrmals pro Woche - die beste Art ist, gesund zu bleiben und Gewichtszunahme und chronische Krankheiten abzuwehren. Angesichts der gegenwärtigen Begriffsvorstellungen vom „Sport" können diese Richtlinien entmutigend wirken. Wer außer einem Star mit eigenem Trainer kann es sich leisten, täglich ins Fitnesscenter zu gehen?

Entscheidend für die Gesundheit ist aber eigentlich nur ein aktiver Lebensstil. Da viele Menschen zur Arbeit fahren und den größten Teil des Tages sitzen, sind Trainingseinheiten im Fitnesscenter der beste Weg, körperliche Aktivität in den Lebensstil einzubauen. Aber wer mit dem Rad zur Arbeit fährt, Besorgungen zu Fuß erledigt, Gartenarbeiten im Hinterhof verrichtet und mehrmals am Tag drei Stockwerke die Treppen hochsteigt, um ins Büro oder die eigene Wohnung zu gelangen, muss natürlich nicht so viel Zeit in Trainingstermine investieren.

Ein besserer Ausdruck als „Sport" ist „körperliche Aktivität". Es kommt darauf an, wie viel Sie Ihren Körper täglich bewegen, und wie viel Energie Sie dabei verbrennen. Ein Mensch mag lediglich zwei oder drei große Mahlzeiten pro Tag essen, ein anderer hingegen den ganzen Tag über Snacks einnehmen - aber beide könnten am Ende die gleiche Menge Kalorien konsumieren. Mit körperlicher Aktivität verhält es sich ähnlich - manche bevorzugen „richtige Mahlzeiten": lange, ununterbrochene Trainingseinheiten. Andere bevorzugen „Aktivitäts-Snacks": Sie nutzen hier und da eine Gelegenheit zum Sport. In jedem Fall zählt für Ihren gesundheitlichen Gesamtzustand das Maß Ihrer gesamten Aktivität. Die *Dietary Guidelines for Americans* empfehlen, dass schwangere Frauen, falls keine gesundheitlichen oder schwangerschaftsbedingten Komplikationen dem entgegenstehen, an den meisten, wenn nicht sogar an allen Tagen der Woche dreißig Minuten oder mehr körperliche Aktivität von mäßiger Intensität einplanen sollten. Versuchen Sie, einige längere Aktivitätsphasen einzuplanen, und an den Tagen, an denen Sie nicht viel Zeit haben, mehrere kurze Spaziergänge oder andere Übungen einzuschieben, die mindestens dreißig Minuten ausmachen.

Unterschiedliche Sportarten haben unterschiedliche Auswirkungen auf Ihren Körper und bieten unterschiedliche Vorteile. Ein gutes sportliches Programm oder ein aktiver Lebensstil beinhaltet von jedem etwas:

- *Herzkreislaufübungen* oder *Aerobic* sind die Art von Sport, die Ihre Herzfrequenz erhöht, und die Sie schneller schwitzen und atmen lässt. Solche Übungen fordern die Fähigkeit Ihres Herzkreislauf- und Atmungssystems, bei andauernder Aktivität Ihren Körper mit Sauerstoff zu versorgen.
- *Muskuläres Ausdauertraining* bedeutet, dass Ihre Muskulatur ohne Ermüdungserscheinungen aktiv sein kann. Viele Aerobic-Übungen und Yoga-Haltungen beinhalten auch das Ausdauertraining der Muskulatur.
- *Muskelkraft* äußert sich in der Ausübung von Kraft gegen jedwede Art von Widerstand, ob gegen Gewichte, gegen den Widerstand der Schwerkraft oder gegen Wasserströmung.
- *Beweglichkeitsübungen* zielen darauf, den Bewegungsradius um ein Gelenk zu vergrößern. Gute Beweglichkeit kann Verletzungen und Muskelversteifung vorbeugen.

Fitness während der Schwangerschaft: Was man beachten muss

Im Verlauf der Schwangerschaft verändert sich Ihr Körper auf unterschiedliche Weisen, die sich auf Bewegung und körperliche Aktivität auswirken können. Einige dieser Veränderungen beruhen auf einfacher Mechanik. Ihre wachsenden Brüste werden schwerer und verursachen mehr Unannehmlichkeiten als zuvor. Mit fortschreitender Schwangerschaft verlagert sich durch das Gewicht Ihres Babys Ihre Körperhaltung, was das Gleichgewicht beeinträchtigt. Das zusätzliche Gewicht, das Sie tragen, belastet Ihre Gelenke. Ihre Gelenke werden allerdings auch flexibler und mobiler (ein Phänomen, das wahrscheinlich den Beckenknochen schwangerer Frauen hilft, die Geburt eines Babys möglich zu machen), was die Anfälligkeit für Verletzungen erhöht, wenn die Gelenke überdehnt werden.

Über das Verletzungsrisiko hinaus kann Sport während der Schwangerschaft als Folge der körperlichen Veränderungen, die Sie durchmachen, auch die Gesundheit Ihres Babys beeinträchtigen, wenngleich über diese Effekte nicht viel bekannt ist. Schwangerschaft führt zu einer Ausdehnung des Blutvolumens einer Frau; ihr Herz schlägt schneller und pumpt mit jedem Schlag mehr Blut, wodurch ihr Stoffwechsel sich beschleunigt - Wirkungen, die auch durch Sport verursacht werden. Manche Menschen befürchten, dass anstrengende sportliche Betätigungen die Fähigkeit eines weiblichen Körpers beeinträchtigen könnten, ihren Fötus zu schützen und zu ernähren. Bis jetzt hat die Forschung aber ergeben, dass regelmäßiger, moderater Sport während der Schwangerschaft unbedenklich ist.

Während Sie Sport treiben und körperlich aktiv sind, werden Sie vielleicht bemerken, dass Ihre Ausdauer abnimmt, dass Sie schneller außer Atem geraten, und dass Ihr Bewegungsspielraum durch das zusätzliche Gewicht, das Sie tragen, eingeschränkt wird. Bewegungen, die Ihnen einmal leicht fielen, müssen angepasst werden, weil Ihre Körperhaltung sich verändert. Viele Frauen machen die Erfahrung, dass ihre Leistung und der Genuss am Sport vor allem bei Übungen mit Gewichtsbelastung abnimmt - z.B. bei solchen, bei denen man das Gewicht des eigenen Körpers tragen muss, wie Laufen, Wandern und Aerobic. Es ist wichtig, trotz der Veränderungen, die Sie durchmachen, körperliche Aktivitäten nicht ganz aufzugeben. Bewegung mag anders und weniger mühelos erscheinen als sonst; aber gleichwohl kommt es darauf an, Aktivitäten zu finden, die Sie gerne mögen.

Die Vorteile des Fitnesstrainings während der Schwangerschaft

Fitnesstraining oder regelmäßige körperliche Aktivität kann dazu beitragen, einige der Beschwerden zu mildern, die Sie während der Schwangerschaft erleiden mögen, wie Krampfadern, Beinkrämpfe, Müdigkeit und Verstopfung. Es kann dazu beitragen, die Muskelspannung Ihres Unterleibs, Ihres Uterus und Ihrer Vagina zu erhalten und Inkontinenz des Harntraktes und Schmerzen im unteren Rücken zu vermeiden, die während einer Schwangerschaft manchmal auftreten.

Körperliche Aktivität, zusammen mit der Ernährung, ist einer der Faktoren, die dazu beitragen, dass Ihre Stoffwechselvorgänge gleichförmig laufen. Ihr Stoffwechsel ist der Motor Ihres Körpers und umfasst alle Systeme und chemischen Reaktionen, die dazu beitragen, Energie aus der Nahrung aufzunehmen, um die körperlichen Aktivitäten anzutreiben und Sie am Leben zu erhalten. Viele der Hauptursachen von Tod und Krankheit folgen aus Stoffwechselproblemen, einschließlich Herzerkrankungen, Diabetes und Fettleibigkeit. Gute Ernährung und körperliche Aktivität sind die Zwillings-

Kann Sport Ihr Baby beeinträchtigen?

Über die Vorteile hinaus, die Sport für Sie selbst bieten kann, kann körperliche Aktivität auch helfen, die Versorgung Ihres Babys mit Sauerstoff und Nährstoffen zu verbessern. Während des Herz-Kreislauf-Trainings fließt Ihr Blut vom Zentrum Ihres Körpers weg zur arbeitenden Muskulatur und zur Haut hin. Beim Training nimmt der Blutfluss in die Plazenta zwar ab; Studien haben jedoch ergeben, dass Frauen, die regelmäßig Sport treiben, die Transportwege ihres Körpers vermehren, wodurch das Volumen des Blutes und der Plazenta sowie die Menge Blut, die ihre Herzen pumpen können, zunehmen. Eine langfristig angelegte Vergleichsstudie hat ergeben, dass regelmäßige Übungen mit Gewichtsbelastung das Volumen und die Funktion der Plazenta - und in geringem Maß auch das Geburtsgewicht des Neugeborenen - erhöhen. Regelmäßiges Training kann also, vor allem ab dem zweiten Trimester, die Plazenta bei ihrer Aufgabe unterstützen. Die Beziehung zwischen Sport und fötaler Entwicklung ist allerdings sehr komplex, und bislang wissen wir nicht, wie sich unterschiedliche Aktivitäten auf ein Baby auswirken können.

lösungen, um diesen Problemen vorzubeugen. Wenn Sie schwanger sind, muss Ihr gesamter Stoffwechselmotor neu eingestellt werden, um die Bedürfnisse eines wachsenden Babys zu decken. Schwangere Frauen sind für stoffwechselbedingte Probleme wie Bluthochdruck und hohen Blutzuckerspiegel empfänglicher, und manche dieser Probleme können auch den Gesundheitszustand eines werdenden Fötus beeinträchtigen. Indem Sie diesen Motor in guter Verfassung halten, tragen Sie zur Vorbeugung gegen einige der stoffwechselbedingten Komplikationen einer Schwangerschaft bei.

Herz-Kreislauf-Training

Studien mit Frauen, die ein relativ anstrengendes Herz-Kreislauf-Training betreiben, haben keine beeinträchtigenden Auswirkungen auf deren Babys ergeben. Trotzdem raten die meisten Trainingsrichtlinien für schwangere Frauen zu langsameren Übungen, die das Risiko von Verletzungen oder eine unverhältnismäßige Belastung von Gelenken und des Unterleibs vermeiden. Übungen, die es nicht erfordern, Ihr eigenes Körpergewicht zu tragen, können während der Schwangerschaft leichter ausgeführt werden und befreien Sie von der Sorge, Ihre Balance und Körperlage zu halten. Bei jedem Herz-Kreislauf-Training kommt es darauf an, genügend Flüssigkeit aufzunehmen. Trinken Sie vor und nach dem Training ein Glas Wasser und nippen Sie, wenn möglich, nebenbei noch kleine Schlucke aus der Flasche. Schwangere Frauen können viele unterschiedliche Aktivitäten ausüben; hier seien einige der besten und sichersten genannt:

- *Gehen.* Nichts übertrifft das Gehen als sanfte Aktivität, die sich einfach und mit Genuss ausüben lässt. Ob Sie einfach nur in Ihrem Stadtviertel oder beim Büro während der Mittagspause spazieren gehen, oder ob Sie draußen im Wald eine kleine Wanderung machen - Gehen ist der einfachste Weg, den Level Ihrer täglichen Aktivitäten zu steigern. Bei fortgeschrittener Schwangerschaft können zeitlich ausgedehnte Spaziergänge allerdings schwierig werden - deshalb ist es gut, andere Möglichkeiten zu suchen, bei denen Sie Ihr Körpergewicht nicht tragen müssen.
- *Schwimmen.* Wenn Sie im Wasser sind, schwimmt Ihr Körper, was bedeutet, dass Sie vorübergehend von den Auswirkungen der Schwerkraft entlastet sind - und damit auch von der Gelenkbelastung, die aus Ihrem zusätzlichen Körpergewicht folgt. Da Sie vom Wasser getragen werden, besteht kein Grund, sich Sorgen zu machen, dass Sie wegen Ihrer veränderten Verfassung fallen oder das Gleichgewicht verlieren könnten. Da Schwimmen der ultimative stoßfreie Sport ist, ist es während der Schwangerschaft eine ideale Aktivität. Vermeiden Sie lediglich das Tauchen oder das Springen vom Beckenrand; außerdem sollten Sie heiße Bäder vermeiden, weil hohe Temperaturen gefährlich sein könnten.
- *Wassergymnastik.* Für schlechte Schwimmer oder für Menschen, die keine Bahnen schwimmen wollen, bieten viele Bäder und Fitnesszentren auch Wassergymnastik-Kurse an, die Ihnen den gesamten Stress und Druck ersparen, den ein Training auf dem Trockenen verursacht.
- *Heimtrainer und Herz-Kreislauf-Geräte mit geringer Stoßbelastung.* Sie können im Fitnesscenter eine Vielzahl von Geräten mit geringer Stoßbelastung nutzen - z.B. elliptische Geräte, die weniger belastend für die Gelenke sind, als das Laufen. Fahrrad-Heimtrainer sind noch besser, weil das Gewicht Ihres Körpers unterstützt wird, während Sie Ihre Beine bewegen.
- *Aerobic mit geringer Stoßbelastung.* Wenn möglich, sollten Sie einen Kurs finden, der auf werdende Mütter zugeschnitten oder als Kurs mit geringer Stoßbelastung ausgewiesen ist. Zusätzlich zu Sporthallen und Fitnesszentren bieten viele Krankenhäuser und Kurkliniken spezielle Fitness-Kurse für schwangere Frauen an. Andernfalls sollten Sie Ihren Kursleiter über Ihre Schwangerschaft informieren und darum bitten, dass er Sie zu gemäßigten Übungen anleitet. Vermeiden Sie jegliche ruckartigen oder springenden Bewegungen und gehen Sie nicht an Ihre Grenzen, nur um mitzuhalten. Es gibt außerdem Videos und DVDs mit pränatalen Aerobic-Kursen.

Stretching während der Schwangerschaft

Stretching vor und nach einer Trainingseinheit trägt dazu bei, Muskelverletzungen und -steifheit vorzubeugen und fördert die Beweglichkeit. Nehmen Sie sich die Zeit, Arme, Beine, Rücken, Hals sowie Brust- und Schulterbereich gleichermaßen zu dehnen, anstatt sich nur auf einen oder zwei Bereiche zu konzentrieren.

Wenn Sie im Lauf des Tages Stretching-Übungen machen, vor allem später in der Schwangerschaft, trägt das dazu bei, einige der Unannehmlichkeiten zu mildern, die Ihr Körper erleiden mag. Wenn Sie beispielsweise Arme, Brust und Schulterbereich dehnen, können Sie die Haltungsfehler korrigieren, die daraus folgen, dass Sie sich unter dem zusätzlichen Gewicht Ihrer Brüste beugen.

Haltungen, die Ihnen helfen, Ihre Wirbelsäule korrekt in Form zu bringen, tragen ferner dazu bei, das überdehnte Hohlkreuz auszugleichen, das Sie womöglich mit wachsendem Bauch ausbilden. Pränatale Yogaübungen sind ebenfalls ein gutes Mittel, um Stretching und Muskelausdauer in Ihre Routine einzubauen.

Hier sind einige einfache Stretching-Übungen, die Sie morgens und abends machen können (oder jederzeit, wenn Sie eine Pause nötig haben):

- Setzen Sie sich mit gekreuzten Fußgelenken auf den Boden. Senken Sie die Knie entspannt zum Boden hin. Sie können den Stretcheffekt auf den Innenseiten der Oberschenkel verstärken, indem Sie die Fußsohlen zusammenlegen. Um die Muskeln der inneren Oberschenkel zu entspannen, legen Sie Ihre Hände unter die Außenseiten Ihrer Knie und drücken Sie Ihre Knie abwärts gegen den Boden; leisten Sie gleichzeitig mit den Händen Widerstand gegen den Druck Ihrer Beine.
- Strecken Sie nun Ihre Beine nach vorne aus und halten Sie Ihre Füße etwa eine Handbreit auseinander. Falls Sie ein Ziehen in Ihren Oberschenkelbeugern spüren (das sind die großen Muskeln auf der Rückseite Ihrer Oberschenkel), winkeln Sie Ihre Knie leicht an. Lehnen Sie sich sanft nach vorn, so weit es geht, ohne Ihre Oberschenkelbeuger zu dehnen – auch wenn es nur ein paar Zentimeter weit geht. Achten Sie darauf, dass Sie nur Ihre Hüften anwinkeln und Ihre Wirbelsäule gerade halten, auch wenn Sie sich nur ein kleines Stückchen vorbeugen können. Wiederholen Sie die Übung mehrmals, und halten Sie die gedehnte Stellung stets einige Sekunden lang.
- Halten Sie Ihre Beine ausgestreckt oder kehren Sie in die leichtere Position mit gekreuzten Fußgelenken zurück; winkeln Sie Ihre Ellenbogen an und legen Sie

Ihre Hände sanft auf Ihre Schultern. Bewegen Sie Ihre Ellenbogen in langsamen Kreisbewegungen nach hinten, um die Spannung in den Schultern zu lösen und Ihren Brustbereich zu lockern.

- Strecken Sie Ihre Arme gerade hoch über den Kopf ohne Ihre Schulterblätter anzuspannen - ziehen Sie also nicht die Schultermuskeln nach oben. Heben Sie die rechte Hand langsam höher als die linke, und anschließend die linke Hand langsam höher als die rechte. Um die Dehnung zu vertiefen, beugen Sie sich jeweils zur gegenüberliegenden Seite hin, während Sie einen der Arme strecken, und achten Sie dabei darauf, dass Sie kein Hohlkreuz bilden. Diese Übung wird Ihnen helfen, Verspannungen in den Schultern und unter dem Brustkorb zu lösen.
- Um Ihr Bewusstsein für Ihre Haltung zu steigern, führen Sie diese Übungen mit dem Rücken an der Wand durch und drücken Sie mit Hilfe Ihrer Unterleibsmuskulatur eine möglichst große Fläche Ihres Rückens gegen die Wand. Breiten Sie Ihre Arme auf Schulterhöhe gegen die Wand aus. Heben Sie dann Ihre Hände langsam nach oben und halten Sie die Position einige Sekunden lang.

Bewegen Sie sich niemals weiter, als es für Sie angenehm ist - Stretching sollte keine Schmerzen bereiten. Schwangere Frauen werden möglicherweise die Erfahrung machen, dass sie beweglicher sind als vorher, weil ihre Gelenke sich in der Vorbereitung auf die Geburt lösen. Diese Hypermobilität kann für Sie ein Verletzungsrisiko bedeuten, wenn Sie Ihre Grenzen zu weit treiben.

Muskeltraining

Der Körper einer Frau wird während der Schwangerschaft strukturell belastet, weil das Gewicht des Babys ihre Wirbelsäule herabzieht, so dass ihr unterer Rücken ein Hohlkreuz bildet und die Muskulatur ihres Unterleibs sich dehnt. Wenn Sie die zentralen Muskeln Ihres Unterleibs, Ihres unteren Rückens und Ihres Beckenbodens stärken, können Sie dazu beitragen, einigen Unannehmlichkeiten vorzubeugen, die aus schlechter Körperhaltung resultieren.

Diese Muskelübungen zielen nicht darauf ab, Ihren Körper während der Schwangerschaft schlank wirken zu lassen, was für die meisten Frauen ohnehin unmöglich ist, da sie natürlicherweise an Gewicht zulegen. Die Verbesserungen werden eher spürbar als sichtbar sein: Konzentrieren Sie sich also darauf, sich gesund und stark zu fühlen.

Beckenboden-Training

Viele Frauen sind sich der Muskeln in ihrem Beckenboden und ihrer Bedeutung während und nach der Schwangerschaft nicht bewusst. Man muss sich diese Lage von Muskeln als eine Art Boden vorstellen, oder als eine Art Hängematte, die zwischen dem Schambein und dem Steißbein ausgespannt ist. Sie umfasst auch die kreisförmigen Schließmuskeln, die Harnröhre, Vagina und Anus bewegen.

Der Beckenboden unterstützt Ihre Beckenorgane gegen jeglichen Druck, der auf ihnen lasten mag, einschließlich des Babys und den Kräften, die beim Heben einer Last wirken. Indem Sie Ihre Beckenmuskeln trainieren, tragen Sie dazu bei, Ihre Entbindung zu erleichtern und Muskelschwäche während der Schwangerschaft zu vermeiden. Ein klinischer Versuch hat unlängst ergeben, dass das Training des Beckenbodens die Inkontinenz des Harntraktes verhindern kann, unter der manche Frauen nach der Niederkunft, auch nach einem Kaiserschnitt, leiden.

Kontraktionen des Beckenbodens, auch Kegel-Übungen genannt, sind einfach, zu jeder Zeit und überall auszuführen, wenn Sie sich einmal daran gewöhnt haben. Sie können diese unsichtbaren inneren Muskeln spüren, indem Sie mitten im Urinieren Ihren Harnfluss stoppen. (Manche Leute versuchen das irrtümlich mit ihren Oberschenkel- oder Gesäßmuskeln, aber diese sollten entspannt bleiben.) Sie können auch versuchen, bei der Kontraktion einen Finger in Ihre Vagina einzuführen - Sie sollten spüren, wie sich die Wände Ihrer Vagina verengen. Probieren Sie diese Übungen aus, die vor, während und nach Ihrer Schwangerschaft durchgeführt werden können:

- *Kontraktionen des Beckenbodens.* Üben Sie die Kontraktion der Beckenmuskulatur und halten Sie die Spannung ein paar Sekunden lang; entspannen Sie sich dann für zehn Sekunden. Führen Sie drei Sätze mit je zehn Kontraktionen täglich aus und versuchen Sie, jede Kontraktion zehn Sekunden lang zu halten.
- *Der Aufzug.* Ziehen Sie Ihre Beckenmuskeln gleichzeitig ein und etwas nach oben und stellen Sie sich dabei vor, dass ein Aufzug höher und höher steigt. Wenn Sie an der Grenze angekommen sind, entspannen Sie sie langsam, wie wenn Sie wieder zum Boden absteigen würden.

Unterleibsübungen

Die Stärkung der Unterleibsmuskulatur während der Schwangerschaft kann dazu beitragen, dass Sie das Gewicht Ihres Babys besser tragen können und dass Ihr unterer Rücken gerade bleibt. Das Training der Unterleibsmuskulatur dient nicht dazu, Ihren Bauch flach zu halten - das Wachstum Ihres Bauches während der Schwangerschaft ist unvermeidbar und absolut notwendig, um Raum für Ihr Baby zu schaffen! Der Zweck besteht vielmehr darin, die Muskulatur stark und stabil zu halten.

- *Kippung des Beckens.* Wenn Sie das Becken nach hinten bewegen, als wollten Sie die Krümmung Ihres unteren Rückens glätten, trägt das dazu bei, die Unterleibsmuskulatur zu trainieren und zugleich Muskelsteifheit und Verspannung im Rückgrat zu lösen. Außerdem fördert es bei regelmäßiger Anwendung eine bessere Haltung. Diese Übung kann zudem der Neigung des Beckens entgegenwirken, während der Schwangerschaft nach vorn zu kippen, was die Krümmung des Rückgrats verstärkt. Versuchen Sie, die Kippung des Beckens so auszuführen, wie sie in Abbildung 8.1 dargestellt ist.

Viele Leute verwechseln diese Bewegung mit dem bekannten „Katzenbuckel", indem sie ihre Schultern und den oberen Rücken krümmen. In diesem Fall sollten Sie sich aber auf das Becken und den unteren Rücken konzentrieren. Gehen Sie auf alle Viere, kippen Sie die Rückseite Ihres Beckens nach hinten und ziehen Sie zugleich Ihre Unterleibsmuskulatur nach innen in Richtung der Wirbelsäule an. Verharren Sie einige Sekunden in dieser Position, und entspannen Sie sich dann, bis Sie eine gerade - d.h. neutrale - Wirbelsäulenhaltung einnehmen.

Beachten Sie: Viele Yoga-Kurse praktizieren die entgegengesetzte Stretch-Übung - indem sie die Gesäßmuskeln nach oben kippen und das Rückgrat durchhängen lassen, um die natürliche Krümmung des Rückens zu betonen. Während der Schwangerschaft sollten Sie sich aber darauf konzentrieren, nur den Rücken zu begradigen oder ihn gegen die natürliche Krümmung zu beugen, die bei der Schwangerschaft ohnehin stärker betont wird.

Sie können diese Position auch in Rückenlage mit gebeugten Knien praktizieren. Stellen Sie sich dabei vor, dass Ihre Beckenknochen eine Schüssel bilden, und Sie kippen diese Schüssel zurück in Richtung Kopf, indem Sie die Krümmung Ihres Rückens gegen den Boden glätten. Konzentrieren Sie sich auch hierbei darauf, nur die Krümmung Ihres Rückens zu glätten und kippen Sie *nicht* das Becken nach vorn, um die Krümmung zu verstärken.

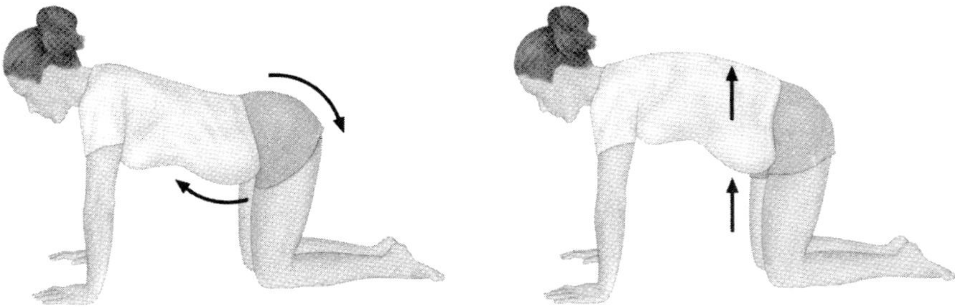

Abbildung 8.1 Kippung des Beckens

- *Einrollen des Oberkörpers (Curl Up).* Während der Schwangerschaft kommt es darauf an, Ihre Unterleibsmuskulatur zu stärken, weil diese Ihr wachsendes Baby trägt. Legen Sie sich mit gebeugten Knien auf den Rücken, und verschränken Sie die Arme vor Ihrer Brust. Atmen Sie tief ein und ziehen Sie beim Ausatmen Ihren Bauchnabel in Richtung Wirbelsäule, indem Sie Ihre Unterleibsmuskulatur anspannen. Kopf und Brust werden langsam ein paar Zentimeter vom Boden nach oben gerollt und dann langsam wieder abgesenkt. Heben Sie Ihren Körper *nicht* vollständig bis zu Ihren Knien. Bewegen Sie Ihren Oberkörper abwechselnd nach rechts bzw. links vorn, indem Sie ihn diagonal zu jedem Knie hin bewegen. Wiederholen Sie die Bewegung so oft, wie es Ihnen in angenehmer Weise möglich ist. Sie können die Übung weiter vertiefen, indem Sie Ihre Hände hinter den Kopf nehmen.

Manche Frauen leiden unter einer Beschwerde namens *Diastasis recti*, bei der sich die zentrale Fasernaht zwischen den beiden Seiten der abdominalen Muskeln weitet, so dass in der Mitte eine Ausbuchtung erscheint. Wenn Sie einen Curl Up ausführen und eine Ausbuchtung oder eine weiche Region von mehr als drei Fingerbreit zwischen den straffen zentralen Unterleibsmuskeln erscheint, leiden Sie möglicherweise unter dieser Beschwerde, die sich verschlechtern kann, wenn Sie die Curl Ups nicht korrekt ausführen.

Ein fachkundiger Trainer oder Yoga-Lehrer kann Ihnen zeigen, welche speziellen Übungen zur Korrektur dieser Beschwerde beitragen - bei Curl Ups hilft es z.B., die Hände an die Seiten der Unterleibsmuskulatur zu legen und die Muskeln mechanisch zusammenzudrücken, oder ein Handtuch um Ihren Rücken zu legen und die Enden über Ihrem Bauchnabel zusammen zu ziehen, während Sie sich nach oben rollen. Wenn dieses Phänomen bei Ihnen auftritt, sollten Sie Ihren Arzt konsultieren, um eine Diagnose zu erstellen und Möglichkeiten zu finden, die Teilung zu korrigieren, die manchmal auch nach der Entbindung erst sichtbar wird.

Obwohl sie nicht unmittelbar gefährlich ist, kann *Diastasis recti* die Fähigkeit Ihrer Unterleibsmuskulatur, Ihren Körper zu stützen, beeinträchtigen.

Zu spezifischeren Muskulatur- und Haltungsübungen während der Schwangerschaft siehe: *Essential Exercises for the Childbearing Year*, 4th ed., von der Physiotherapeutin Elizabeth Noble.

Pränatales Yoga

Yoga-Kurse sind in den letzten Jahren mehr und mehr zur Regel geworden, und heute werden auch viele Kurse speziell für schwangere Frauen angeboten. Yoga bietet eine gute Möglichkeit, Muskelkraft, Ausdauer, Beweglichkeit und Gleichgewichtssinn zu trainieren. Auch wenn Yoga als Entspannungstechnik gilt, können viele Yoga-Varianten körperlich anspruchsvoll sein. Yoga erfordert, den Körper in Positionen zu bewegen, die anstrengend und für Muskeln und Gelenke potenziell belastend sind. Es kommt darauf an, einen Lehrer zu finden, der sich mit den besonderen Anforderungen schwangerer Frauen auskennt. In vielen Yoga- oder Schwangerschaftszentren werden spezielle Yoga-Kurse angeboten, und manche Lehrer können auch individuell auf schwangere Frauen eingehen, um im Rahmen normaler Kurse die Positionen entsprechend anzupassen.

Derzeit besteht keine allgemeine Standard-Zertifizierung für Yoga-Lehrer, wenngleich eine Gruppe namens „Yoga Alliance" in den USA eine „National Yoga Registry" aufgestellt hat und qualifizierte Trainer als „Certified Yoga Instructors" anerkennt, die entweder zweihundert oder fünfhundert Ausbildungsstunden abgehalten haben müssen. Die Ausbildung umfasst grundlegende Yoga-Techniken, Schulungskurse und Einführungen in Anatomie und Physiologie. Über die grundlegende Zertifizierung hinaus können Yoga-Trainer auch spezielle Kurse in pränatalem Yoga-Training wählen. Wenn Sie die Absicht haben, an einem Yoga-Kurs teilzunehmen, nehmen Sie sich Zeit, um etwas über den Kursleiter herauszufinden. Wählen Sie einen Trainer, der entweder eine besondere Zertifizierung nachweisen kann und spezielle Kurse über pränatales Yoga absolviert hat, oder einen lizenzierten Fitnesstrainer, Physiotherapeuten oder Gesundheitsberater, der sich mit den körperlichen Veränderungen auskennt, die während der Schwangerschaft stattfinden, und weiß, wie diese die Bewegung und das Training beeinflussen.

Übungen und Aktivitäten, die man vermeiden sollte

Ihr Körper ist nun das Zuhause eines schnell wachsenden - und empfindlichen - Fötus. Wegen dieser neuen Rolle sollten Sie während der Schwangerschaft darauf achten, jegliche Aktivitäten zu vermeiden, die Ihr Baby verletzen könnten, wie diese:

- Vermeiden Sie Aktivitäten, die Sie in Gefahr bringen, zu stürzen oder Verletzungen im Unterleib zu erleiden. Das betrifft z.B. Kontaktsportarten (Eishockey, Basketball, Fußball), schnelle oder risikoreiche Outdoor-Sportarten (Skifahren, Mountain Biking) oder Aktivitäten, die feine Koordination oder neue Fertigkeiten erfordern und ein Verletzungsrisiko bergen, wenn sie nicht korrekt ausgeführt werden.

- Vermeiden Sie jede Aktivität, die Druck oder Kraft auf Ihren Bauchbereich ausübt. Das betrifft z.B. Positionen, bei denen Sie auf dem Bauch liegen. Tauchen mit Sauerstoffflaschen fällt ebenfalls aus, weil der intensive Druck bei großer Wassertiefe Ihrem Baby schaden kann.

- Vermeiden Sie energischen, intensiven Sport. Sie mögen die Erfahrung machen, dass Sie schon bei scheinbar einfachen Aktivitäten außer Atem kommen. Es besteht kein Grund zur Besorgnis, wenn Sie bei einer scheinbar einfachen Aktivität wie dem Treppensteigen etwas schwerer atmen als sonst, aber wenn Sie unter Atemnot leiden, sollten Sie Ihr Tempo reduzieren. Manche Gesundheitsorganisationen raten, dass der Herzschlag 140 Schläge pro Minute nicht überschreiten sollte. Man kann auch einen einfacheren Maßstab ansetzen: Wenn Sie zu sehr außer Atem sind, um ein Gespräch zu führen, dann trainieren Sie bereits zu hart.

- Nach dem ersten Trimester sollten Sie jegliche energischen Übungen meiden, die erfordern, dass Sie sehr lange auf dem Rücken liegen, weil die Lage und das Gewicht Ihres Babys die Blutzirkulation beeinträchtigen können. Bei Yoga- und anderen Positionen, bei denen man auf dem Rücken liegen muss, können Sie die Zirkulation fördern, indem Sie sich eine eingerollte Decke oder ein Kissen unter eine Seite legen, um Ihren Körper in eine leichte Schräglage zu bringen.

- Vermeiden Sie Aktivitäten unter potenziell gefährlichen Bedingungen, wie bei sehr heißem, feuchtem Wetter oder bei extremer Kälte.

- Vermeiden Sie Bewegungen oder Positionen, bei denen Sie Ihr Becken nach hinten kippen und Ihren unteren Wirbelsäulenbereich krümmen. Wenn Sie beispielsweise auf dem Rücken liegend beide Beine ausgestreckt vom Boden heben, belasten Sie Ihren unteren Rücken und Unterleib zu sehr.

- Vermeiden Sie Aktivitäten mit springenden oder stoßenden Bewegungen, wie Reiten oder Aerobic-Übungen mit hoher Stoßbelastung.

Sicherheit beim Training

Wählen Sie zweckmäßige Kleidung. Tragen Sie bequeme Schuhe und Kleidung, in der Sie nicht schwitzen, und nehmen Sie für Outdoor-Aktivitäten bei kaltem Wetter die eine oder andere Lage Zusatzkleidung mit. Möglicherweise werden Sie einen stärkeren Sport-BH brauchen, wenn Ihre Brüste schwer oder nicht hinreichend straff sind. Halten Sie eine Wasserflasche greifbar und nehmen Sie regelmäßige, kurze Schlucke, um Ihren Flüssigkeitsbedarf zu decken.

Bevor Sie irgendeine Aerobic-Übung beginnen, nehmen Sie sich fünf Minuten Zeit für Stretchingübungen und wärmen Sie sich langsam auf. Ihre Aerobic-Übungen sollten etwa zwanzig bis dreißig Minuten dauern und möglichst geringe Stoßbelastung bieten. Wenn Sie Aktivitäten planen, die länger dauern - z.B. eine lange Wanderung oder umfangreiche Gartenarbeiten - legen Sie während der Tätigkeit Pausen ein, und stellen Sie sicher, dass Sie einen Snack zur Hand haben, um zu verhindern, dass Ihr Blutzuckerspiegel absinkt. Versuchen Sie, nach dem Training volle fünfzehn Minuten für die Abkühlung einzuplanen, einschließlich leichter Stretching-Übungen, Entspannungsübungen und Atemübungen zur Auflockerung der Muskulatur.

Kreislaufberuhigung

Entspannungs- und Atemübungen sind geeignet, nach einer Trainingseinheit den Kreislauf zu beruhigen, Muskelverspannungen vorzubeugen und Stress zu vermeiden. Versuchen Sie, sich bequem hinzulegen oder auf einen Stuhl zu setzen und nehmen Sie sich einige Minuten Zeit, um Ihren Körper mental zu scannen: Beginnen Sie mit den Zehen und arbeiten Sie sich bis zum Gesicht hoch, wobei Sie jedes Körperteil entspannen, auf das Sie sich gerade konzentrieren. Sie können auch versuchen, langsam zu atmen: Atmen Sie für drei oder vier Sekunden ein, halten Sie den Atem ebenso lange an, und atmen Sie dann sechs bis acht Sekunden lang aus. Atmen Sie tief ein, (Bauchatmung), anstatt oberflächlich nur mit der Brust zu atmen.

Wenn Sie vor der Schwangerschaft wenig körperliche Bewegung hatten, bietet sich nun eine gute Gelegenheit, mehr körperliche Aktivitäten in Ihren Tagesablauf einzuplanen - mehr zu Fuß gehen, regelmäßiger das Fitnesszentrum besuchen oder an Yoga-Kursen teilnehmen. Aber jetzt ist *nicht* der richtige Zeitpunkt, um eine neue Sportart anzufangen, Ihre Leistung zu steigern oder plötzlich ein energisches Trainingsprogramm zu starten.

Viele Frauen machen die Erfahrung, dass sie während der Schwangerschaft gefahrlos auch anstrengenden Sport treiben können, aber das gilt nur, wenn sie vorher schon gut in Form waren. Trainieren Sie entsprechend Ihrer bestehenden Form, und versuchen Sie allenfalls, die Regelmäßigkeit zu erhöhen.

Das American College for Obstetricians and Gynecologists nennt folgende Warnsignale, auf die Sie achten sollten. Wenn Sie unter einem dieser Symptome leiden, hören Sie mit dem Sport auf und kontaktieren Sie Ihren Arzt:

- Schmerzen
- vaginale Blutung
- Schwindel oder Mattheit
- erhöhte Atemlosigkeit
- schneller Herzschlag
- Probleme beim Gehen
- Kontraktionen des Uterus und Brustschmerzen
- abnormaler Flüssigkeitsaustritt aus der Vagina

Frauen, die bereits Probleme bei Schwangerschaften oder bestimmte gesundheitliche Beschwerden hatten, müssen möglicherweise ihre Aktivitäten einschränken, vor allem nach dem ersten Trimester. Es ist ratsam, frühzeitig während der Schwangerschaft mit Ihrem Arzt über Ihren vorgesehenen Aktivitätslevel zu reden.

Fitness während der Schwangerschaft – Zusammenfassung

Sie können und sollten während der Schwangerschaft körperlich aktiv bleiben. Körperliche Aktivität trägt zur reibungslosen Aktivität Ihres Stoffwechsels bei und hilft, Unannehmlichkeiten während der Schwangerschaft zu dämpfen und Sie bei starker und gesunder Verfassung zu halten.

Achten Sie auf die folgenden Hinweise:

- Eine gute Aktivität sollte Herz-Kreislauf-, Muskelkraft-, Muskelausdauer- und Beweglichkeitsübungen umfassen.
- Schwangere Frauen müssen ihre Aktivitäten modifizieren, um eine Belastung des Unterleibs und des unteren Rückens, sowie Verletzungen und Beschwerden zu vermeiden, und um die schwangerschaftsbedingten Veränderungen der Körperhaltung und des Gleichgewichts zu berücksichtigen.
- Körperliche Aktivität sollte ein regelmäßiger und häufiger Teil Ihres Lebens sein. Wählen Sie solche Aktivitäten, die zu Ihrem Lebensstil passen – z.B. mehrere kurze Spaziergänge im Lauf des Tages, Trainingskurse nach Terminplan oder Besuche im Fitnesszentrum. Es kommt darauf an, wie das Maß Ihrer Aktivitäten sich über die Tage und Wochen verteilt.

Der aktive Lebensstil

Wenn Sie nicht genügend Zeit oder Kraft für regelmäßige Trainingseinheiten oder planmäßige Aktivitäten haben, können Sie andere Möglichkeiten finden, um von den Vorteilen eines körperlich aktiveren Lebensstils zu profitieren:

- Beschaffen Sie sich ein Pedometer. Diese kleinen Geräte, die am Hosenbund getragen werden, zeigen an, wie viele Schritte Sie im Lauf des Tages zurücklegen. Ein Pedometer kann Ihnen helfen, sich Ziele zu setzen und Ihre Fortschritte zu überprüfen. Sie werden überrascht sein, wie ein paar kurze Spaziergänge pro Tag sich zu einigen Kilometern summieren können. Ein gutes Ziel für Erwachsene sind zehntausend Schritte pro Tag. Schwangere Frauen können ihre Ziele je nach dem Stadium ihrer Schwangerschaft auf ein geringeres Maß reduzieren.

- Gehen Sie zumindest einen Teil Ihres Weges zur Arbeit zu Fuß. Wenn Sie bereits jeden Tag zu Fuß zur Arbeit gehen, versuchen Sie, einen kleinen Umweg einzuplanen. Wenn Sie aber mit dem Auto fahren, parken Sie einfach etwas weiter von Ihrem Arbeitsplatz entfernt, als sonst.
- Legen Sie gezielt Pausen für einen Spaziergang ein. Nehmen Sie sich Zeit für kurze Spaziergänge während des Tages, auch wenn es nur ein Gang um den Block oder das Büro in einer Arbeitspause ist. Nach einer Mahlzeit ein Stückchen zu gehen, kann außerdem helfen, Verdauungsschwierigkeiten zu lindern.
- Verbinden Sie körperliche Aktivitäten mit Gesellschaft. Treffen Sie sich mit Freunden zu einem kurzen geselligen Spaziergang oder verabreden Sie sich im Fitnesszentrum statt in einem Café.
- Nehmen Sie die Treppe anstelle der Rolltreppe oder des Fahrstuhls. Gewöhnen Sie sich an, in Einkaufszentren und anderen Gebäuden, die Sie regelmäßig besuchen, die Treppen zu benutzen. Gegen Ende der Schwangerschaft kann Treppensteigen zunehmend beschwerlich werden; setzen Sie deshalb Ihr Maß nicht zu hoch.
- Räumen Sie auf. Hausarbeit, Gartenarbeit und Hauswirtschaft kann eine Menge Kalorien verbrauchen. Aber vermeiden Sie Arbeiten, die mit dem Einatmen starker Dämpfe verbunden sind, wie Tapezieren, und halten Sie die Räume gut gelüftet. Waschen Sie sich nach Gartenarbeiten stets die Hände.

9

Rezepte und Speiseplan

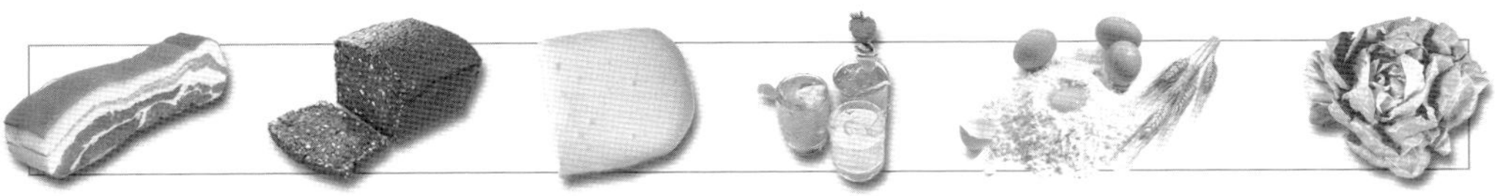

Nachdem wir bereits die Grundsätze guter Ernährung angerissen haben, seien hier nun einige spezielle Rezepte und Tipps für die Anwendung gegeben. Die Rezepte sind so gestaltet, dass sie nicht nur die Nährstoffe liefern, die schwangere Frauen brauchen – sie sind auch leckere und nahrhafte Angebote für den Rest Ihrer Familie und über die Schwangerschaft hinaus.

Power-Snacks

Die meisten typischen Snack Foods enthalten viele einfache Kohlenhydraten und Fette, aber nur wenige Proteine, Vitamine und Mineralien. Versuchen Sie, Snacks zusammenzustellen, die gesunde Kohlenhydrate aus Obst, Gemüse und Vollkorn mit Lebensmitteln verbinden, die ein hohes Maß an Proteinen enthalten. Auf diese Weise erhalten Sie eine nachhaltige Versorgung mit Energie und wichtigen Nährstoffen. Hier sind einige Beispiele:

- Obstschnitten mit ½ Tasse fettarmem Hüttenkäse oder Joghurt (1 Tasse = 250 ml)
- rohes Gemüse mit Hummus (Kichererbsenpüree)
- Obst mit 30 g fettarmem Käse, z.B. Mozzarella
- Obst- oder Gemüsestücke mit ¼ Tasse Nüsse

- naturbelassene Erdnussbutter (keine hydrierten Fette) auf einer Scheibe Vollkornbrot, oder Cracker ohne Trans-Fette
- Erdnussbutter auf Sellerie-Sticks oder Apfelschnitten

Essen im Restaurant – worauf man achten sollte

Essen im Restaurant kann eine der Hauptquellen von überschüssigen Kalorien, ungesunden Fetten und zu viel Zucker in Ihrer Ernährung sein. Die Portionsgrößen in Restaurants können genügend Kalorien enthalten, um Sie für den ganzen Tag zu versorgen, und es gibt viele „versteckte" Inhaltsstoffe, die Kalorien beitragen können, wo Sie diese am wenigsten erwarten. Hier sind einige Tipps für das Essen im Restaurant:

Gesundes Essen einfach zubereiten

Essen Sie im Lauf des Tages zwischen den Mahlzeiten zwei oder drei kleine Snacks: Das trägt dazu bei, dass Ihr Blutzuckerspiegel nicht zu tief absinkt, und bereichert Ihren Speiseplan um wichtige Nährstoffe, wenn Sie entsprechend gesunde Snacks wählen. Leider sind die meisten der einfachsten Snacks reich an Trans-Fetten und gesättigten Fetten, Zucker und zusätzlichem Salz, enthalten aber nur wenige wirkliche Nährstoffe. Essen Sie im Lauf des Tages ein paar gesündere Snacks, um ungesunde Imbisse zu vermeiden. Hier sind einige Hilfsmittel, die gesunde Ernährung einfach machen:

- **Kleine Plastiktüten.** Diese eignen sich, um geschnittenes Gemüse und Obst, Beeren, Nüsse, Vollkorncracker (ohne Trans-Fette) und andere Snacks zu portionieren. Halten Sie einige davon im Kühlschrank oder Küchenregal bereit, damit sie greifbar sind, wenn Sie das Haus verlassen.
- **Kleine verschließbare Plastikdosen.** Plastikdosen gibt es heutzutage auch in extra-kleinen Größen, die perfekt geeignet sind, um Dipp-Saucen (wie Hummus), Erdnussbutter und fettarmen Streichkäse aufzubewahren. Sie können auch Ihren eigenen Joghurt oder Hüttenkäse mit Obst, Nüssen oder Beeren vorbereiten, was gesünder ist, als gesüßten aromatisierten Joghurt in kleinen Bechern zu kaufen.

- **Isolierte Vespertüten oder eine kleine Kühltasche.** Diese sind gut geeignet, um verderbliche Lebensmittel während des Tages kühl zu halten, wenn Sie Besorgungen machen oder keinen Zugang zu einem Kühlschrank haben.
- **Thermoskannen.** Verwenden Sie eine Thermoskanne, um selbstgemachte Suppen, wie die Ingwer-Butternusskürbis-Suppe, die in diesem Kapitel vorgestellt wird, oder kalte Getränke (z.B. Magermilch) zu transportieren.

- *Gehen Sie nicht hungrig aus dem Haus.* Wenn Sie Mahlzeiten auslassen oder länger nicht essen, bevor Sie ins Restaurant gehen, werden Sie dazu neigen, dort zu viel zu essen. Planen Sie einen leichten Snack ein, bevor Sie auswärts essen gehen, denn die Fahrt zum Restaurant, das Warten auf einen Tisch, die Auswahl des Gerichts und die Bestellung zögern die Mahlzeit hinaus. Essen Sie ein Stück Obst, einige Gemüsescheiben, eine Handvoll Cracker oder eine kleine Handvoll Nüsse, bevor Sie ausgehen.
- *Fragen Sie nach.* Haben Sie keine Scheu zu fragen, wie eine bestimmte Mahlzeit zubereitet wird, und bitten Sie um gesündere Arten der Zubereitung - beispielsweise, dass Huhn gebacken oder geröstet (und nicht gebraten) wird. Viele Restaurants servieren gerne Mahlzeiten mit gedünstetem Gemüse oder einem kleinen Salat anstelle von ungesünderen Beilagen wie Pommes.
- *Bringen Sie Reste mit nach Hause.* Heutzutage besteht eine vernünftige Portion in der Hälfte (oder sogar weniger) als dem, was Ihnen serviert wird. Machen Sie es sich zur Gewohnheit, genügend Essen für das Mittagessen am nächsten Tag aufzusparen und es sich einpacken zu lassen. Wenn Sie später immer noch hungrig sind, können Sie das übrige Essen auch dann noch essen.
- *Wählen Sie kleine Portionen.* Wenn es Sie zu viel Selbstbeherrschung kostet, jedes Mal nur die halbe Portion zu essen, versuchen Sie, kleinere Posten aus dem Menü zu wählen, wie Appetithäppchen, Beilagen und Angebote à la carte. Aber seien Sie vorsichtig - nicht jedes „Appetithäppchen" ist unbedingt kalorienärmer als eine kleine Mahlzeit. Zum Beispiel hat ein großer Teller Nachos in einem mexikanischen Restaurant mehr Kalorien und Fett als ein Taco oder Enchilada à la carte mit einer Bohnenbeilage.
- *Naschen Sie nicht.* Sobald Sie sich gesättigt fühlen, widerstehen Sie der Versuchung, weiter von Ihrem Essen zu naschen. Lassen Sie das Essen abräumen, sobald Sie es beendet haben.

- *Nehmen Sie sich Zeit.* Zu schnelles Essen kann dazu führen, dass Sie sich überessen, weil Ihr Körper etwa fünfzehn bis zwanzig Minuten braucht, um zu erkennen, dass er genug hat. Wenn Sie in Gesellschaft ausgehen, nehmen Sie sich die Zeit für eine Unterhaltung. Wenn Sie allein essen, nehmen Sie notfalls ein Buch oder eine Zeitung mit, um das Essen etwas auszudehnen.

Essens-Tipp bei Übelkeit

Frauen, die während ihren Schwangerschaften unter Übelkeit oder Erbrechen leiden, machen gelegentlich die Erfahrung, dass der Geruch von gekochten und warmen Speisen ihnen den Appetit verdirbt. (Man redet oft von „Morgenübelkeit" - aber Übelkeit kann jederzeit eintreten!) Andere Frauen empfinden lediglich eine Abneigung gegen starke Essensgerüche. Möglicherweise machen Sie die Erfahrung, dass kalte Mahlzeiten, die nicht gekocht werden müssen, viel leichter zuzubereiten und zu essen sind. Dieses Kapitel enthält zahlreiche kalte Rezepte, die Ihnen helfen können, gesunde Lebensmittel zu wählen, von denen Ihnen nicht übel wird, z.B. Salat aus gerösteter Roter Bete, Baby-Blattspinat und Ziegenkäse mit Walnuss-Vinaigrette (verwenden Sie ersatzweise Rote Bete aus Dosen, anstatt sie selbst zu kochen); Soja-Gemüsesalat mit Gemüsevinaigrette; Pfirsich-Joghurt-Creme; Schokoladenfondue (um Obst oder Sojabrezeln zu dippen); Müsli-Parfait mit Erdbeeren, Banane und Joghurt; Erdbeer-Tofu „Ice Cream"; Quinoa-Salat mit Aprikosen und Pistazien; Obstkaltschale.

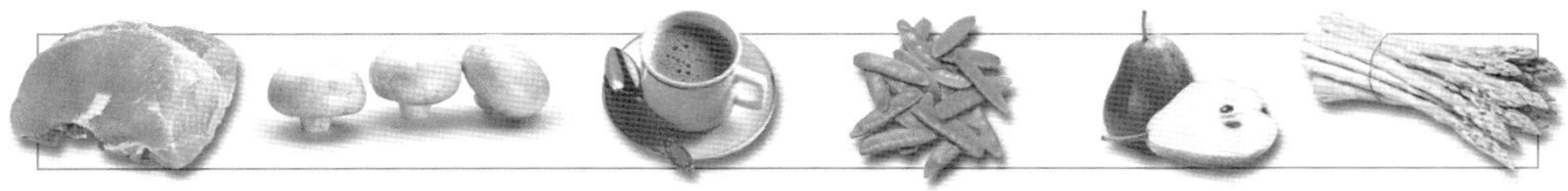

Rezepte – ausgewogen und unkompliziert

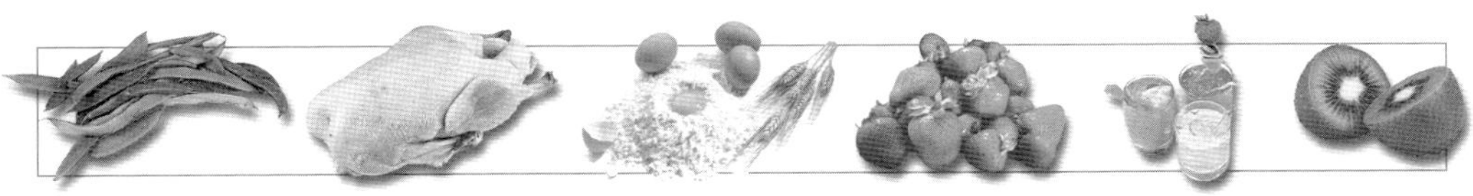

Hinweis: Auch trockene Zutaten werden größtenteils in Volumenmaßen angegeben. Hierzu dient ein Messbecher mit Milliliter-Aufteilungen, wobei ein ganzer Messbecher (1 Tasse) 250 ml misst. Das erspart das Abwiegen.

Die wichtigsten Maße in diesem Kapitel:

1 Teelöffel entspricht 5 ml

1 Esslöffel entspricht 15 ml

1 Tasse entspricht 250 ml

Zucchinibrot

Dieses Brot enthält viele essenzielle Fettsäuren und Ballaststoffe.

- 1 große oder 2 kleine reife Bananen
- 2 Eier mit hohem Omega-Gehalt (Eier, die mit Omega-Fett angereichert sind, stammen von Hühnern, die mit Raps gefüttert werden)
- 1 Teelöffel Vanille-Extrakt
- ¼ Tasse Olivenöl oder Rapsöl
- 1 Tasse geriebene Zucchini
- ½ Tasse Haferkleie
- ¾ Tasse Vollkornweizenmehl
- ½ Tasse gemahlene Leinsamen
- ¾ Tasse (80 g) Walnüsse
- ½ Tasse (110 g) Rosinen
- ½ Teelöffel Salz
- ½ Teelöffel Backpulver
- ½ Teelöffel Natron
- ½ Teelöffel Zimt

Reicht für eine 20 cm lange Kastenform oder für 12 Muffins mit 6 cm Durchmesser.

Den Ofen auf 180°C vorheizen. Die Kastenform oder Muffinformen mit Öl einpinseln und mit Mehl bestäuben.

Die Bananen im Mixer oder in der Küchenmaschine pürieren. Nach und nach Vanille-Extrakt und Eier hinzugeben. Verrühren, bis eine geschmeidige Masse entsteht. Dann das Öl langsam unterrühren. Zuletzt die geriebene Zucchini hinzugeben.

Alle anderen Zutaten in eine zweite Schüssel geben und mischen. Die trockenen Zutaten dann zur Bananenmischung hinzugeben und unterrühren. In die Kastenform füllen und ca. 45 Minuten backen, oder in die Muffinformen füllen und ca. 25 Minuten backen. Um zu prüfen, ob der Teig durchgebacken ist, wird ein dünnes Hölzchen eingestochen: Dieses muss sich trocken anfühlen.

Ingwer-Butternusskürbis-Suppe

Dieses Gericht ist reich an Vitamin A.

2 Esslöffel Olivenöl
1 große Zwiebel, fein gehackt
3 Karotten, geschält und in Scheiben geschnitten
2 Esslöffel Ingwer, geschält und fein gehackt
1 großer Butternusskürbis (ca. 2 bis 2 ½ kg), geschält, entkernt, in 2-5 cm große Stücke geschnitten
1 Teelöffel Zimt
1½ Liter salzarme Hähnchen- oder Gemüsebrühe
1½ Teelöffel Kokosextrakt
1½ Tassen (375 ml) fettarme Milch
Salz und Pfeffer je nach Geschmack

Ergibt 10-12 Suppentassen, je nach Größe des Kürbisses.

Olivenöl in einem großen Topf bei mittlerer Flamme erhitzen und die Zwiebel anschwitzen. Karotten und Ingwer hinzugeben und bei mittlerer bis geringer Hitze weitere 3 bis 5 Minuten dünsten lassen.

Kürbis, Zimt, Brühe, Kokosextrakt und Milch hinzugeben. Bei niedriger Stufe ca. 30 bis 40 Minuten schmoren lassen, bis der Kürbis und die Karotten gar sind. Von der Kochplatte nehmen. Etwas abkühlen lassen und pürieren. Mit Pfeffer und Salz abschmecken.

Dipp aus weißen Bohnen mit geröstetem Knoblauch

Dieser Dipp enthält viele Ballaststoffe, Folsäure und Eiweiß und ist als Snack bestens geeignet.

5 große Knoblauchzehen, geschält

½ Tasse Olivenöl (hinterher aufheben und für das nachfolgende Rezept für Vollkorn-Chips verwenden)

1 Dose (450 g) Cannellini-Bohnen (weiße Kidney-Bohnen)

½ Tasse Gemüsesaft oder Tomatensaft

Salz und Pfeffer nach Geschmack

Ergibt eine große Tasse (300 ml).

Den Ofen auf 180°C vorheizen. Knoblauch in eine kleine, feuerfeste Form geben und mit dem Öl beträufeln. Mit Alufolie abdecken und etwa 40 Minuten im Ofen lassen, bis der Knoblauch weich ist, wenn er mit der Gabel zerdrückt wird. Den weichen Knoblauch zur Seite legen und das Öl auffangen.

Die Bohnen abspülen und abtropfen lassen, dann zusammen mit dem Knoblauch im Mixer oder in der Küchenmaschine pürieren. Gemüsesaft und 1 Esslöffel des aufgefangenen Öls unterrühren; mit Salz und Pfeffer abschmecken.

Mit Vollkornchips oder -crackern servieren, oder als Dipp mit rohem Gemüse reichen.

Vollkornweizenchips zum Dippen

Eine ideale Alternative zu Kartoffelchips.
Diese Chips aus Vollkornweizen sind reich an Ballaststoffen,
und das Olivenöl liefert essenzielle Fettsäuren dazu.

- 125 g-Päckchen Vollkorn Pita-Brot (ohne gehärtete Fette)
- Restliches Öl vom gerösteten Knoblauch (siehe voriges Rezept) oder ½ Tasse Olivenöl
- Meersalz und frisch gemahlener Pfeffer nach Geschmack

Reicht für 4 Personen.

Den Ofen auf 150°C vorheizen. Pita-Brot durchschneiden und mit Knoblauchöl bepinseln. In Stücke schneiden und auf ein Backblech legen. Mit Pfeffer und Salz bestreuen. Etwa 5 Minuten in den Ofen stellen, bis es knusprig ist.

Weizenvollkorn-Soda-Brot mit Leinsamen

Dieses Brot ist reich an Omega-3-Fettsäuren und Ballaststoffen.

- 1 Tasse gemahlene Leinsamen (in der Kaffeemühle mahlen)
- 1 Tasse Haferkleie
- 2 Tassen Vollkornweizenmehl
- geriebene Schale einer unbehandelten Orange
- ½ Tasse Zucker
- 1 Esslöffel Backpulver
- 1 Teelöffel Natron
- ¼ Teelöffel Salz
- 1 Tasse Rosinen (wahlweise)
- ½ Tasse gehackte Walnüsse oder Mandeln (wahlweise)
- 1 Ei mit hohem Omega-3-Fettgehalt
- 1 Tasse fettarme Buttermilch

Ergibt einen Laib Brot.

Den Ofen auf 180°C vorheizen. Gemahlene Leinsamen, Haferkleie, Vollkornweizenmehl, Orangenschale, Zucker, Backpulver, Natron, Salz, Rosinen und Nüsse in eine Schüssel geben und mischen.

Ei und Buttermilch verschlagen, auf die trockenen Zutaten gießen und unterheben. In eine gefettete Kastenform füllen oder einen runden Laib (etwa 3 cm hoch und mit 20 cm Durchmesser) formen und auf ein gefettetes Blech legen. Etwa 40 Minuten backen.

Hafer- oder Gerstenbrei zum Frühstück

Enthält viele Ballaststoffe und Niacin.

- 1 Tasse fettarme Milch
- ½ Tasse kernige Hafer- oder Gerstenflocken
- 1 Esslöffel Ahornsirup
- 2 Esslöffel Rosinen
- ¼ Teelöffel Zimt
- 2 Esslöffel gehackte Mandeln oder Walnüsse

Ergibt 2 Portionen oder 375 ml.

Milch zum Kochen bringen und Hafer- oder Gerstenflocken, Ahornsirup, Rosinen, Zimt und Nüsse einrühren. Bei niedriger Stufe 10 Minuten köcheln lassen. Vom Herd nehmen und abgedeckt 5 Minuten ziehen lassen; umrühren und servieren.

Tofu Chili

Dieses Gericht ist reich an Antioxidationsmitteln, Proteinen, Folsäure, Vitamin C und Kalium und enthält wenig gesättigtes Fett.

- 400 g fester Tofu
- 2 Esslöffel Rapsöl
- 1 kleine Zwiebel, fein gehackt
- 2 Knoblauchzehen, geschält und in dünne Scheiben geschnitten
- 1 grüne Paprika, entkernt und in Stücke geschnitten
- 2 Teelöffel gemahlener Kreuzkümmel
- 2 Teelöffel Chili-Pulver
- 1 Teelöffel getrockneter Koriander
- 1 Esslöffel Worcestershire-Sauce
- 1 Dose (800 g) Tomaten in Stücken (möglichst ohne Zuckerzusatz)
- 1 Dose (800 g) rote Kidney-Bohnen
- 1 große reife Avocado

Ergibt 6½ Tassen (1,5 Liter).

Den Tofu in einem Plastikbehälter einfrieren, dann abtauen lassen. Die Flüssigkeit abgießen und den Tofu zerbröseln, bis er wie Hackfleisch aussieht. Das Öl in einen großen Topf geben und Zwiebelwürfel, Knoblauch und Paprika dünsten, bis die Zwiebelwürfel glasig sind. Kreuzkümmel, Chili-Pulver, Koriander, Worcestershire-Sauce, Tomaten und Bohnen hinzugeben. Auf kleiner Flamme 20 Minuten köcheln lassen. Tofubrösel hinzugeben und weitere 20 Minuten köcheln lassen; vom Herd nehmen. Die Avocado in etwa 1 cm große Würfel schneiden und vor dem Servieren unterheben.

Mit braunem Basmati-Reis und gemahlenen Leinsamen servieren (siehe Rezept).

Brauner Basmati-Reis mit gemahlenen Leinsamen

Dieses Gericht ist reich an Omega-3-Fetten und an Ballaststoffen.

½ kleine Zwiebel, gehackt

1 kleine rote Paprika, gewürfelt

1 Esslöffel Rapsöl

½ Tasse ungekochter brauner Basmati-Reis

1½ Tassen salzarme Hähnchen- oder Gemüsebrühe (oder salzarme Bouillon)

1 Lorbeerblatt

¼ Tasse gemahlene Leinsamen (in der Kaffeemühle mahlen)

1 Bund Frühlingszwiebeln, in Scheiben geschnitten (das Weiße mit etwas Grün)

Ergibt ca. 2 Portionen Reis.

Zwiebel- und Paprikastücke bei niedriger Hitze in Öl dünsten, bis sie weich sind. Reis, Brühe und Lorbeerblatt hinzufügen. Etwa 45 Minuten abgedeckt sieden lassen. Vom Herd nehmen und weitere 5 Minuten abgedeckt ruhen lassen.

Das Lorbeerblatt entfernen, gemahlene Leinsamen und Frühlingszwiebeln unterrühren und servieren.

Barsch-Tapenade

Enthält viel Eiweiß und Antioxidationsmittel wie Vitamin C.

- 500 g grätenfreie Barsch-Filets
- Salz und Pfeffer je nach Geschmack
- 2 Esslöffel Olivenöl
- 3 Knoblauchzehen, in Scheibchen geschnitten
- 1 rote Paprika, entkernt, in dünne Streifen geschnitten
- 2 Esslöffel Kapern
- 1 Glas (180 g) eingelegte Artischockenherzen (Marinade darf keine gehärteten Fette enthalten)
- 125 g bis 180 g Oliven, entsteint und von guter Qualität
- 1 Dose (450 g) Tomaten in Stücken (ohne Zuckerzusatz)
- 2 Esslöffel Zitronensaft
- 4 große Basilikumblätter, gehackt

Ergibt 2 bis 3 Portionen.

Den Ofen auf 180°C vorheizen. Die Barsch-Filets mit Salz und Pfeffer bestreuen. Das Olivenöl in einer großen Pfanne erhitzen. Dann die Barsch-Filets hineinlegen und auf jeder Seite 2 bis 3 Minuten braten (bis der Fisch eine weiße Farbe annimmt). Den Fisch aus der Pfanne nehmen und in eine feuerfeste Form legen. In den Ofen schieben, damit er weiter backen kann und warm bleibt, während Sie die Soße vorbereiten.

Den Knoblauch in der Pfanne anschwitzen. Paprika, Kapern, Artischockenherzen, Oliven, Tomaten, Zitronensaft und Basilikum dazugeben. Auf kleiner Flamme 5 Minuten dünsten lassen. Mit Salz und Pfeffer abschmecken. Fischfilets auf Tellern anrichten und die Soße darüber gießen.

Salatplatte mit Roter Bete, Baby-Spinat und Ziegenkäse

Rote Bete enthält viel Vitamin A, Vitamin C und Folsäure. Spinat enthält viel Eisen, und Walnüsse sind reich an Omega-3- und Omega-6-Fetten.

80 g junge Spinatblätter
400 g bis 500 g frische Rote Bete
1 Esslöffel Raps- oder Olivenöl
50 g bis 80 g pasteurisierter Ziegenkäse, zerkrümelt
50 g Walnüsse

Ergibt 2 Portionen.

Den Ofen auf 180°C vorheizen. Die jungen Spinatblätter waschen und vorsichtig abtrocknen. Die Rote Bete waschen, Wurzel und Stielansatz abschneiden. Rote Bete in Öl wenden, in eine ofenfeste Form legen, mit Alufolie abdecken und in den Backofen schieben. Je nach Größe etwa 30 bis 40 Minuten backen, bis sie sich leicht mit einer Gabel durchstechen lässt. Abkühlen lassen und schälen. In Würfel schneiden und in ¼ Tasse Walnuss-Vinaigrette marinieren (siehe Rezept). Spinat mit Walnuss-Vinaigrette beträufeln, Rote Bete und Ziegenkäse unterrühren. Mit Walnüssen garnieren.

Walnuss-Vinaigrette

Diese Soße ist reich an Omega-3- und Omega-6-Fetten.
Der Orangensaft hilft dem Körper, das Eisen aus dem Spinat besser aufzunehmen.

¼ Tasse Orangensaft

2 Esslöffel Apfelessig

1 Teelöffel Salz

½ Tasse Walnussöl

Ergibt ¾ Tasse Salatsoße.

Orangensaft, Apfelessig und Salz glatt verrühren. Beim Weiterrühren langsam das Walnussöl dazugeben. Abgedeckt im Kühlschrank lagern.

Holländischer Bananen-Pfannkuchen

Dies ist ein sehr leichter Pfannkuchen mit Ballaststoffen und Omega-Fettsäuren; er enthält auch mehr Eiweiß als die meisten Pfannkuchen.

½ Tasse Weizenvollkornmehl

1 Esslöffel Zucker

½ Teelöffel Salz

4 Esslöffel Walnüsse, gehackt

¼ Teelöffel Zimt

2 Esslöffel Eiweißpulver (Reformhaus), falls erwünscht

4 Eier, mit Omega-Fetten angereichert

½ Teelöffel Vanille-Extrakt

⅔ Tasse fettarme Milch

4 Esslöffel Butter, zerlassen

2 reife Bananen

Ergibt 4 Portionen (je ¼ Pfannkuchen).

Den Backofen auf 200°C vorheizen. Mehl, Zucker, Salz, Walnüsse, Zimt und Eiweißpulver (falls verwendet) in eine Schüssel geben und verrühren. In einer zweiten Schüssel die Eier schaumig schlagen, Vanille und Milch hinzugeben. Flüssige Zutaten zu den trockenen Zutaten geben und glatt rühren. 2 Esslöffel zerlassene Butter unterrühren und gut mischen. Die restliche Butter zum Braten der Pfannkuchen verwenden.

Etwas Butter in eine ofenfeste, 25 cm große Bratpfanne geben. Die Bananen in Scheiben schneiden, in die Pfanne geben und kurz anbraten. Den Pfannkuchenteig darüber verteilen und braten lassen, bis der Teig zu stocken beginnt und der Rand etwas fester wird. In den vorgeheizten Backofen geben und ca. 6 bis 7 Minuten backen lassen. In Portionen schneiden. Mit Ahorn-Joghurt servieren (siehe Rezept).

Variation: Je nach Saison kann man statt Bananen auch frische Heidelbeeren wählen (sehr reich an Antioxidationsmitteln) oder den Zimt durch geriebene Zitronenschale ersetzen, um einen tollen Geschmack zu erzielen.

Ahorn-Joghurt

Eine zuckerarme Alternative zu reinem Ahornsirup, mit zusätzlichem Eiweiß im Joghurt.

- 1 Tasse fettarmer Naturjoghurt
- 2-3 Esslöffel Ahornsirup
- 1 Teelöffel Vanille
- 1 Teelöffel gemahlener Zimt

Ergibt 1 Tasse.

Joghurt, Ahornsirup, Vanille und Zimt zusammenrühren. Zu Holländischen Bananenpfannkuchen reichen (siehe Rezept) oder zu frischem Obstsalat servieren.

Eignet sich auch als Dipp für Apfelscheiben.

Dipp aus schwarzen Bohnen mit Sesampaste

Dieser Dipp ist reich an Eiweiß, Folsäure, essenziellen Fettsäuren und Ballaststoffen.

- 1 Dose (450 g) schwarze Bohnen
- 1 Esslöffel frische Korianderblätter, gehackt
- 1 kleiner Bund Frühlingszwiebeln, gehackt (ohne Grün)
- 2 Esslöffel Zitronensaft
- ½ Tasse Sesampaste

Ergibt 1 Tasse.

Die Bohnen waschen und abtropfen lassen. Koriander, Frühlingszwiebeln, Zitronensaft und Sesampaste mischen. Die Bohnen im Mixer oder in der Küchenmaschine grob pürieren. Dann die Sesammischung hinzugeben und glatt rühren.

Eignet sich als Dipp für rohes Gemüse, für Pita-Chips aus Weizenvollkorn, oder für Cracker ohne Trans-Fette.

Mango-Avocado-Chutney

Diese Beilage ist reich an Vitamin A und an Kupfer.

- 1 reife Mango
- 1 reife Avocado
- 1 kleine rote Paprika
- 1 Esslöffel frische Korianderblätter, gehackt
- 2 Esslöffel Zitronensaft
- 2 Esslöffel Walnussöl
- ½ Teelöffel Kreuzkümmel, gemahlen
- ½ Teelöffel Salz

Ergibt ca. 3 Tassen.

Mango und Avocado schälen und in kleine Würfel schneiden. Die Paprika entkernen und in kleine Stücke schneiden. Gehackten Koriander, Zitronensaft, Walnussöl, Kreuzkümmel und Salz hinzugeben. Alles gut mischen und kühl stellen.

Zu Brathähnchen oder zu gegrilltem Fisch reichen.

Hähnchenbrust in Mandelkruste

Dieses Gericht ist eine gute Eiweißquelle.

350-500 g Hähnchenbrust ohne Haut und Knochen

Salz und Pfeffer nach Geschmack

1 Esslöffel Dijon-Senf

1 Tasse gemahlene Mandeln

Ergibt 2 Portionen.

Den Backofen auf 180°C vorheizen. Die Hähnchenbrust von Fett und Sehnen befreien; in Klarsichtfolie wickeln oder in einen Gefrierbeutel legen und flach klopfen, bis sie nur noch halb so dick ist. Mit Salz und Pfeffer bestreuen, auf beiden Seiten mit Dijon-Senf bestreichen und in den gemahlenen Mandeln wälzen. Auf dem Blech im Backofen ca. 20 Minuten backen (oder bis das Hähnchen ganz weiß ist, wenn man es schneidet).

Mit Avocado-Mango-Chutney garnieren (siehe Rezept) und servieren.

Krautauflauf

Ist reich an Vitamin A und Folsäure.

- 1 Tüte (500 g) tiefgekühlter Grünkohl, oder Kraut der Saison
- 2 Knoblauchzehen
- 1 große Schalotte (Frühlingszwiebel)
- 2 Esslöffel Olivenöl
- ½ Packung Neufchâtel-Käse oder fettarmer Frischkäse
- 1 Esslöffel Zitronensaft
- Salz und Pfeffer nach Geschmack

Ergibt 2 Tassen.

Den Backofen auf 180°C vorheizen. Den Grünkohl abspülen, um ihn etwas abzutauen; überschüssiges Wasser abgießen. Knoblauch und Schalotte hacken und auf mittlerer bis niedriger Flamme in Olivenöl glasig dünsten. Vom Herd nehmen und den Käse, Grünkohl und Zitronensaft unterrühren. Mit Salz und Pfeffer abschmecken. In eine ofenfeste Form füllen und 20 Minuten backen (oder bis das Gericht durch und durch heiß ist).

Gemüsesalat mit Sojabohnen

Dieser Salat ist reich an Eiweiß und an Ballaststoffen.

- 2 Tassen tiefgekühlte Sojabohnen
- 1 große rote Paprika
- ½ große Fenchelknolle
- 1 Tasse geriebene Karotten
- 2 Esslöffel gehackte Petersilie
- 1 Bund Frühlingszwiebeln, in Scheibchen geschnitten, ohne Grün

Ergibt ca. 6 Tassen.

1 Liter Wasser zum Kochen bringen und die Sojabohnen hinzugeben. 5 Minuten kochen lassen. Abtropfen und abkühlen lassen. Paprika und Fenchel in kleine Würfel schneiden. Alle Zutaten zusammenmischen. Gemüse-Vinaigrette unterheben (siehe Rezept) und kühl stellen.

Gemüse-Vinaigrette

Diese Salatsoße enthält weniger Fett im Verhältnis zu Säure als die meisten herkömmlichen Salatsoßen und ist deshalb eine bekömmliche Alternative.

¼ Tasse Gemüsesaft

1 Esslöffel Estragonessig

1 Esslöffel Zitronensaft

½ Tasse Olivenöl

Salz und Pfeffer je nach Geschmack

Ergibt etwa 1 Tasse.

Den Gemüsesaft, Estragonessig und Zitronensaft in den Mixer geben. Beim Rühren langsam das Olivenöl dazugeben; mit Salz und Pfeffer abschmecken.

Pfirsich-Joghurt-Creme

Dies ist eine gute Eiweiß- und Kalziumquelle.

¾ Tasse geschnittene Pfirsiche (frisch oder tiefgekühlt)

½ Tasse fettarmer Naturjoghurt

½ Teelöffel Vanille

¼ Teelöffel Zimt

1 Esslöffel Orangensaftkonzentrat

Ergibt eine Portion.

Alle Zutaten in den Mixer geben und pürieren, bis eine geschmeidige Masse entsteht. (Wenn Sie tiefgekühltes Obst verwenden, entsteht eine Art „Joghurt-Eis"-Konsistenz.)

Pfefferminztee mit Ingwer

Wirkt beruhigend bei Magenbeschwerden. Warm oder kalt trinken.

1 Handvoll frische Pfefferminzblätter
1 3-4 cm großer Würfel frischer Ingwer
Honig je nach Geschmack

Ergibt 4 Tassen.

Pfefferminzblätter waschen, klein schneiden und in einen Topf geben. Ingwer in dünne Scheiben schneiden und dazugeben. Mit 1 Liter Wasser abdecken. Zum Kochen bringen und 15 Minuten bei niedriger Hitze sieden lassen. Durch ein Sieb gießen und je nach Geschmack mit etwas Honig süßen.

Heiß oder kalt servieren.

Tofu-Tomaten-Soße

Tomaten sind reich an Antioxidationsmitteln und Tofu enthält reichlich Eiweiß, Kalzium und B-Vitamine.

8 Knoblauchzehen

3 Esslöffel Olivenöl

2 800g-Dosen Tomaten in Stücken (möglichst aus Bio-Anbau und ohne Zusätze und Zucker)

1 Esslöffel getrockneter Oregano

400 g fester Tofu, tiefgekühlt und abgetaut (damit er die Beschaffenheit von Hackfleisch hat)

2 Esslöffel frisches gehacktes Basilikum

Ergibt etwa 6 Tassen.

Den Knoblauch schälen, in Scheiben schneiden und in einem großen Topf bei niedriger Hitze in Olivenöl glasig werden lassen. Tomaten und Oregano hinzugeben. Bei niedriger Hitze 40 Minuten schmoren lassen.

Den Schaum, der sich an der Oberfläche bildet, abschöpfen. Gelegentlich umrühren. Abgetauten Tofu zerkrümeln und nach 40 Minuten zur Soße hinzugeben. Bei niedriger Hitze weitere 20 Minuten schmoren lassen. Vom Herd nehmen und das Basilikum unterrühren. Wenn Sie eine geschmeidige Soße wünschen, können Sie sie im Mixer pürieren. Mit Vollkorn-Pasta servieren (oder mit „Barilla Plus" Pasta, die mit Proteinen, Ballaststoffen und Omega-3-Fettsäuren angereichert ist).

Schokoladenfondue

Geeignet als Dipp für Obst und Soja-Brezeln, die reich an Eiweiß, Ballaststoffen und Kalzium sind.

180 g Bitterschokolade (mind. 70% Kakaoanteil)

80 g fettarme Milch

¾ Tasse fettarmer Naturjoghurt

2 Esslöffel Orangensaftkonzentrat

1 Esslöffel Ahornsirup

1 Teelöffel Vanille-Extrakt

Ergibt 1¾ Tassen.

Die Schokolade in kleine Stücke schneiden und in einem Milchtopf oder einer Schüssel über heißem Wasser schmelzen lassen. Die Milch erwärmen, bis sie sehr warm ist, aber noch nicht kocht, und zur geschmolzenen Schokolade hinzugeben. Joghurt, Orangensaftkonzentrat, Ahornsirup und Vanille hinzufügen und unter ständigem Rühren im Wasserbad untermengen. Vom Herd nehmen und abkühlen lassen.

Schokoladenfondue ist gut geeignet als Dipp für Mangos, Erdbeeren, Bananen, Ananas und Pfirsiche.

Käse-Muffins mit Spinat (oder Brokkoli)

Dieses Gericht enthält viel Eiweiß, Omega-3-Fett, Kalzium und Eisen.

- 300 g gehackter Spinat oder Brokkoli (tiefgekühlt)
- 6 Eier, mit Omega-3-Fett angereichert
- ½ Tasse fettarme Milch
- 1 Esslöffel Dijon-Senf
- 1½ Tassen geriebener Käse (eine kräftige, aber fettarme Sorte, z.B. Cheddar oder Emmentaler)

Ergibt 12 Muffins.

Den Ofen auf 180°C vorheizen. Den Spinat (oder Brokkoli) abtauen und abtropfen lassen. Eier, Milch und Senf zusammenschlagen und über den abgetropften Spinat (oder Brokkoli) gießen. Anschließend den Käse unterrühren. Die Muffin-Formen einfetten oder mit Papierförmchen auslegen. Die Mischung in die Formen geben und 30 bis 35 Minuten backen, bis die Mischung stockt und die Küchlein fest sind.

Parfait aus Erdbeeren, Bananen, Joghurt und Müsli

Ist reich an Kalzium, Eiweiß, Ballaststoffen und Vitamin C.

ca. 350 g Erdbeeren

1 reife Banane

1½ Tassen fettarmer Naturjoghurt

½ Teelöffel Vanille

½ Teelöffel Zimt

2 Esslöffel Ahornsirup

1 Tasse Müsli

Ergibt 3 Portionen.

Die Erdbeeren waschen und Stiele entfernen. Dann die Erdbeeren und Bananen in Scheiben schneiden. Joghurt, Vanille, Zimt und Ahornsirup mischen. Schichtweise Müsli, Joghurt, Bananen und Erdbeeren in 3 Parfait-Schüsseln oder Weingläser verteilen, zuletzt eine Schicht Müsli dazugeben.

Pasta-Salat mit Pute und Brokkoli

Dieses Gericht ist reich an Eiweiß, Vitamin C, Kalzium und Ballaststoffen.

2 Tassen Brokkoliröschen

1 Liter Wasser

500 g Putenschnitzel

1 Esslöffel Salz

Salz und Pfeffer nach Geschmack

1 Tasse „Barilla Plus" Penne-Pasta

ca. 180 g geröstete rote Paprika

1 Tasse Tofu Ranch Dressing (siehe folgendes Rezept)

Ergibt 5 Tassen.

Den Ofen auf 180°C vorheizen. Die Brokkoliröschen waschen und schneiden. Das Wasser zum Kochen bringen, 1 EL Salz und den Brokkoli hinzugeben. Etwa 3 bis 5 Minuten bissfest garen. Abtropfen lassen und mit kaltem Wasser abschrecken. Die Putenschnitzel mit Salz und Pfeffer bestreuen, in eine ofenfeste Form oder Pfanne legen. Etwa 10 bis 15 Minuten backen, bis die Pute beim Anschneiden innen vollkommen weiß ist. Abkühlen lassen und in mittelgroße Würfel schneiden. Die Pasta in kochendem Wasser etwa 10 bis 12 Minuten kochen. Abtropfen und abkühlen lassen. Die Paprika in Würfel schneiden. Pute, Brokkoli, geröstete Paprika und Pasta in einer großen Schüssel mischen.

Tofu Ranch Dressing (siehe Rezept) dazugeben und heiß oder kalt servieren.

Tofu Ranch Dressing

Diese Salatsoße enthält viel Eiweiß und gesunde Fette.

- 1 Tasse weicher Tofu
- ½ Tasse Rotweinessig
- ¼ Tasse Walnussöl
- ¼ Tasse Rapsöl
- 1 große Schalotte, klein gehackt
- 1 Teelöffel getrocknete Petersilie
- 1 Teelöffel Zwiebelpulver
- 1 Teelöffel Worcestershire-Sauce
- ½ Teelöffel Knoblauchpulver
- ½ Teelöffel Salz
- 1 Teelöffel Tabasco

Ergibt 2 Tassen.

Tofu und Essig in den Mixer geben. Während des Pürierens langsam das Walnussöl und das Rapsöl dazugeben. Restliche Zutaten hinzugeben und glatt rühren.

Mediterraner Thunfischsalat

Dieser Salat ist reich an Eiweiß, Omega-3-Fettsäuren, Vitamin C und Ballaststoffen.

90 g junger Rucola

1 Dose (180 g) Thunfisch im eigenen Saft

ca. 180 g geröstete rote Paprika

ca.180 g marinierte Artischockenherzen (ohne gehärtete Fette)

1 große, reife Avocado

½ Tasse Balsamico-Vinaigrette (siehe Rezept)

ca. 100 g Kalamata-Oliven oder in Öl eingelegte Oliven

Ergibt 2 Portionen.

Den Rucola waschen und trocknen. Thunfisch, Paprika und Artischockenherzen abtropfen lassen. Die Artischockenherzen halbieren, die Avocado in mittelgroße Würfel schneiden. Den Rucola in der Balsamico-Soße wenden und auf zwei Salatteller verteilen. Thunfisch in die Mitte beider Schüsseln verteilen, daneben die Artischockenherzen, dann die Paprika, die Oliven und zuletzt die Avocado hinzugeben.

Balsamico-Vinaigrette

Wirkt beruhigend bei Magenbeschwerden. Warm oder kalt trinken.

½ Tasse Balsamico-Essig

1 Esslöffel Dijon-Senf

½ Teelöffel Salz

1 Teelöffel getrocknetes Basilikum oder
1 Esslöffel frisches, gehacktes Basilikum

1 Tasse Olivenöl oder Rapsöl

Pfeffer nach Geschmack

Ergibt 1½ Tassen.

Essig, Senf, Salz und Basilikum in den Mixer geben. Während des Rührens langsam das Öl hinzufügen. Mit Pfeffer abschmecken.

Erdbeer-Tofu-„Eiscreme"

Enthält viel Kalzium, Eiweiß, Vitamin C und Ballaststoffe.

100 g fester Tofu

1 Tasse tiefgekühlte Erdbeeren (ohne Zuckerzusatz)

½ Teelöffel Vanille

1 Esslöffel Honig oder Ahornsirup

¼ - ⅓ Messbecher (60-80 ml) Sojamilch oder fettarme Milch

¼ Tasse Müsli

Ergibt 1 Portion.

Tofu, Erdbeeren, Vanille und Honig oder Ahornsirup in den Mixer geben und glatt rühren. Während des Rührens nur soviel Milch zugeben, bis eine geschmeidige Masse entsteht.

Anrichten und mit Müsli bestreuen.

Eiersalat mit Curry

Dieses Gericht ist reich an Omega-3-Fettsäuren, Eiweiß, Vitamin E und Cholin.

- 4 Eier mit hohem Omega-Gehalt
- 1 großer Apfel (z.B. Granny Smith)
- 2 Stangen Chicoree (falls erwünscht)
- 1 Teelöffel Curry-Pulver
- ½ Tasse Tofu Ranch Dressing (siehe Rezept)
- 25 g gelbe Rosinen
- Pita-Taschen aus Vollkornweizen (falls erwünscht; das Brot sollte aber keine gehärteten Fette enthalten)

Ergibt 2 Tassen.

Die Eier in einen Topf geben und mit Wasser bedecken. Kurz aufkochen lassen und den Topf vom Herd nehmen. Abgedeckt 12 Minuten stehen lassen. Die Eier mit kaltem Wasser abschrecken und pellen. In der Zwischenzeit den Apfel entkernen und in kleine Stücke schneiden. Falls Chicoree verwendet wird, den bitteren Strunk abschneiden. Blätter abzupfen, waschen und trocknen. Curry-Pulver unter die Tofu-Ranch-Soße mischen. Die erkalteten Eier in kleine Stücke schneiden und mit den Apfelstücken, den Rosinen und der Curry-Salatsoße mischen.

Auf die Chicoreeblätter geben oder in die Pita-Taschen aus Vollkornweizen füllen.

Quinoa-Salat mit Aprikosen und Pistazien

Dieser Salat enthält viel Eiweiß, Magnesium, Kalium, Vitamin A, Vitamin C, Beta-Carotin und Eisen.

½ Tasse Quinoa
½ Tasse getrocknete, gehackte Aprikosen
½ Tasse Pistazien
4 Frühlingszwiebeln, in Scheiben geschnitten
½ Tasse Tofu-Ranch-Salatsoße (siehe Rezept)

Ergibt ca. 3½ Messbecher (800 ml).

Quinoa mit kaltem Wasser abspülen, bis das Wasser klar fließt, dann abtropfen lassen. Quinoa mit 250 ml Wasser in einem Topf aufkochen. Dann die Hitze herunterdrehen und abgedeckt auf kleiner Flamme sieden lassen, bis das Wasser verkocht ist (10 bis 15 Minuten). Wenn die Körner weich und glasig sind und man den Keimring am Außenrand des Korns sieht, sind sie gar. Lassen Sie die Quinoa-Körner abkühlen, bevor Sie die Aprikosen, Pistazien und Frühlingszwiebeln hinzugeben. Zuletzt die Tofu-Ranch-Salatsoße unterheben.

Nachspeise mit Kürbis und Quinoa

Dieses Dessert ist reich an Vitamin A, Eiweiß, Magnesium, Kalium und Ballaststoffen.

- ¾ Tasse Kürbispüree
- 1 Teelöffel Vanille-Extrakt
- 2 Esslöffel Orangensaftkonzentrat
- 1 Teelöffel Lebkuchengewürz
- ¼ Tasse Ahornsirup
- 1 Tasse fettarmer Naturjoghurt
- 1½ Tassen gekochtes Quinoa
- ¼ Tasse gehackte Walnüsse (falls erwünscht)

Ergibt 2¾ Tassen.

Kürbispüree, Vanille, Orangensaftkonzentrat, Gewürze und Ahornsirup mischen. Zunächst den Joghurt und dann das Quinoa unterrühren. Zuletzt die Walnüsse untermengen.

Gebackenes Studentenfutter

Dieser Snack ist reich an Eiweiß, Folsäure, Kalzium, Magnesium, Kalium, Vitamin A und Ballaststoffen.

1 Tasse herkömmliche Haferflocken
abgeriebene Schale einer unbehandelten Orange
1 Tasse Mandelsplitter
¼ Tasse Honig
½ Tasse Rosinen
½ Tasse geschälte Erdnüsse
½ Tasse getrocknete, gehackte Aprikosen

Ergibt 3 Tassen.

Den Ofen auf 180°C vorheizen. Die Haferflocken, Orangenschale und Mandeln mischen. Auf einem ungefetteten Blech im Ofen etwa 15 Minuten rösten. Geröstete Haferflocken und Mandeln in eine Schüssel geben und Honig unterrühren. Nun das Backblech einfetten und die Mischung wieder darauf verteilen. Das Blech zurück in den Ofen schieben und ca. 10 Minuten weiterbacken, bis die Mischung goldgelb wird. Abkühlen lassen und mit den Rosinen, Erdnüssen und Aprikosen vermischen.

Buchweizennudeln mit Erdnusssoße

Dieses Gericht ist eine gute Eiweißquelle.

- ½ Tasse Erdnussbutter (ohne Zuckerzusatz)
- 2 Esslöffel Sesamöl
- 1 Esslöffel Sojasoße (natriumarm)
- 3 Esslöffel Reisessig
- 1 Teelöffel scharfe Soße
- 250 g Soba-Nudeln (japanische Buchweizenpasta)
- 1 Bund Frühlingszwiebeln, geschnitten

Ergibt 4 Portionen.

Erdnussbutter, Sesamöl, Sojasoße, Essig, scharfe Soße und 125 ml heißes Wasser mischen und glatt rühren. Die Soba-Nudeln 6 bis 8 Minuten in leicht sprudelndem Wasser kochen und abtropfen lassen. Wenn das Gericht kalt serviert wird, die Nudeln in kaltem Wasser abspülen. Das Erdnuss-Dressing unterrühren und mit Frühlingszwiebeln bestreuen.

Alternative: Gekochtes Hähnchen oder Gemüse zu den Nudeln mit Erdnusssoße reichen, oder gekochtes Hähnchen mit der Erdnusssoße beträufeln und mit Salat als kaltes Gericht servieren.

Linsensuppe

Diese Suppe ist reich an Eiweiß, Ballaststoffen, Folsäure, Phosphat, Kalium, Eisen und Vitamin A.

½ Tasse Wildreis

3 Esslöffel Rapsöl

3 Knoblauchzehen, gehackt

1 Tasse Karotten, in kleine Würfel geschnitten

1 Tasse Fenchel, in kleine Würfel geschnitten

1 Tasse Zwiebeln, in kleine Würfel geschnitten

1½ Tassen Linsen

2 Teelöffel getrockneter Thymian

2 Teelöffel Kreuzkümmel, gemahlen

2 Lorbeerblätter

2 Liter Hühner- oder Gemüsebrühe

Ergibt 9 Tassen.

Den Wildreis waschen und abtropfen lassen. Öl in einen großen Topf geben und den Knoblauch und das Gemüse andünsten. Linsen, Wildreis, Thymian, Kreuzkümmel, Lorbeerblätter und Brühe dazugeben. Kurz aufkochen, dann die Hitze reduzieren, den Topf abdecken und das Ganze etwa 1 Stunde sanft köcheln lassen, bis der Reis gar ist.

Geröstete Süßkartoffeln mit Putenstücken

Eine wahre Vitamin-A-Bombe.

2 große Süßkartoffeln (ca. 500 g Gesamtgewicht)
1 Esslöffel Rapsöl
6 Putenbrustfilets
½ Tasse Walnüsse

Ergibt etwa 2½ Tassen.

Den Ofen auf 180°C vorheizen. Die Süßkartoffeln waschen, trocknen und in etwa 2-3 cm große Würfel schneiden. In eine Schüssel geben und in Rapsöl wenden. Die Putenbrustfilets in kleine Stücke schneiden. Dann die Puten- und Walnussstücke zu den Süßkartoffeln geben und unterrühren. Alles auf einem ungefetteten Backblech verteilen und ca. 45 Minuten in den Backofen stellen, bis die Kartoffeln weich und die Pute und die Walnüsse knusprig sind.

Lachssalat

Dieses Gericht ist reich an Eiweiß, Omega-3-Fettsäuren, Vitamin A, Kalium und Ballaststoffen.

- 200 g Lachs aus der Dose oder gedünsteter frischer Lachs
- 180 g marinierte Artischockenherzen
- 1 Tasse Brokkoli, gekocht und klein geschnitten
- 2 Esslöffel Zitronensaft
- 2 Esslöffel Olivenöl
- ½ Teelöffel getrockneter Thymian
- ½ Teelöffel getrockneter Oregano
- ½ Teelöffel Zwiebelpulver
- 2 Esslöffel gehackte Kapern

Ergibt ca. 2¾ Tassen.

Den Lachs abtropfen lassen und mit der Gabel zerteilen. Die Artischockenherzen abtropfen lassen und klein schneiden. Lachs, Artischockenherzen, Brokkoli, Zitronensaft, Olivenöl, Thymian, Oregano, Zwiebelpulver und Kapern vermengen.

Auf gemischten Blattsalaten anrichten, in Vollkorn-Pita-Taschen servieren oder in einen Vollkorn-Wrap mit Kopfsalat und Tomaten wickeln.

Fleischklößchen aus Pute und Spinat

Dieses Gericht ist reich an Eiweiß, Vitamin A und Folsäure, mit etwas Kalzium, Magnesium und Niacin.

- 625 g Putenhackfleisch
- 300 g Tiefkühlspinat, gehackt, abgetaut und abgetropft
- 250 g fettfreier Ricotta
- 1 Teelöffel Salz
- 1 Teelöffel scharfe Soße

Ergibt 30 kleine Fleischklößchen.

Den Ofen auf 180°C vorheizen. Putenhackfleisch, Spinat, Ricotta, Salz und scharfe Soße mischen. Kleine Klöße von etwa 2-3 cm Größe formen und auf ein Backblech legen. Etwa 15 Minuten backen, bis die auslaufenden Säfte klar sind.

Kleinere Klößchen eignen sich gut als Vorspeise.

Obstkaltschale

Um eine wirklich gute Obstkaltschale zu machen, braucht man ganz reife Früchte.
Sie können aber auch tiefgekühlte Früchte nach eigener Wahl verwenden.
Diese Version ist reich an Vitamin A, Vitamin C und Kalium.

- ca. 350 g Erdbeeren
- 1 Mango
- 1 große Banane
- ½ Zuckermelone
- 1 Tasse Orangensaft

Ergibt etwa 4¾ Tassen.

Die Erdbeeren waschen und entstielen. Mango und Banane schälen und in kleine Stücke schneiden. Die Zuckermelone schälen, entkernen und in kleine Stücke schneiden. Alle geschnittenen Früchte mit dem Orangensaft in den Mixer geben und glatt rühren.

Gekühlt servieren.

10

Gesunde Ernährung nach der Entbindung

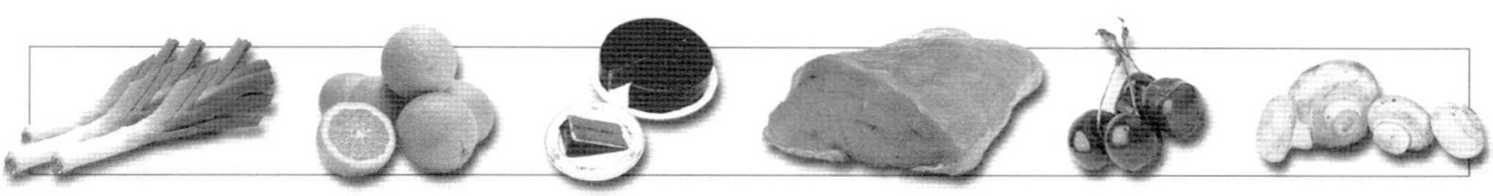

Nach Ihrer Entbindung werden Sie sehr wahrscheinlich den größten Teil Ihrer Kraft für die Pflege Ihres Babys aufwenden. Wenn dies Ihre erste Schwangerschaft ist, werden Sie sich an Ihre neue Rolle als Mutter anpassen müssen; ansonsten gilt es, die Bedürfnisse Ihrer anderen Kinder mit Ihrem neuen Kleinen in Einklang zu bringen. In jedem Fall sorgt eine Mutter nach der Geburt eines Babys mehr für andere als für sich selbst. Aber gerade jetzt, da Ihr Körper sich von der Schwangerschaft erholen muss und Sie mit dem Stillen beginnen (falls Sie sich dafür entscheiden), ist es sehr wichtig, dass Sie auch für Ihre eigene Gesundheit sorgen. Dieses Kapitel behandelt einige der vorrangigen Ernährungsfragen junger Mütter, wie z.B.:

- Stillen oder Fläschchen geben?
- Wie sollte sich eine stillende Mutter ernähren?
- Wie lässt sich nach der Schwangerschaft das zusätzliche Gewicht loswerden?
- Wie gestaltet sich der Übergang zu einer gesunden Ernährung nach der Entbindung?

Ihr Körper hat einige erstaunliche Veränderungen durchgemacht und muss sich nun wieder neu einstellen. Aber Sie haben auch Ihr Verhalten verändert und sind in Ernährungsfragen sensibler geworden. In diesem Kapitel will ich Ihnen zeigen, wie Sie die gesunden Gewohnheiten, die Sie sich während der Schwangerschaft so hart erarbeitet haben, in eine gute Ernährung für Ihre künftige Gesundheit übergehen lassen können.

Stillen oder Fläschchen geben?

Eine der ersten und wichtigsten Entscheidungen einer Mutter besteht in der Frage, ob sie stillen oder Fläschchen geben soll. Diese Entscheidung sollten Sie aber schon *vor* der Entbindung treffen, weil die erste Fütterung bereits unmittelbar nach der Geburt stattfinden sollte. Zwar handelt es sich um eine sehr persönliche Entscheidung, die von vielen Faktoren abhängig ist, aber Gesundheitsbehörden weltweit sind sich weitgehend darin einig, dass das Stillen die gesündeste Entscheidung für Mütter und ihre Babys ist – und zwar aus folgenden Gründen:

Vorteile für das Baby

Muttermilch bietet Babys mehr Vorteile als Säuglingsnahrung aus der Konserve. Die weitverbreitete Anerkennung der Muttermilch als vorteilhafteste Babynahrung gründet auf ausgedehnten Forschungen über die Bedeutung des Stillens für die Gesundheit des Babys.

- *Die besten Nährstoffe.* Muttelmilch ist von Natur aus geeignet, die Ernährungsbedürfnisse eines Kindes zu decken. Sie enthält die richtige Mischung von Nährstoffen, die Babys für ihr Wachstum und ihre Entwicklung brauchen. Sie enthält die nötigen Proteinanteile, und diese Proteine sind aus den richtigen „Bausteinen" – Aminosäuren – gebildet, die nötig sind, um das Gewebe des wachsenden Körpers Ihres Babys zu bilden. Muttermilch enthält auch die gesündesten Kohlenhydrate, einschließlich einiger großer, langsam verdaulicher Kohlenhydrate, die dazu beitragen, die Schwankungen des Blutzuckerspiegels auszugleichen. Diese Kohlenhydrate dienen auch als Nahrung für nützliche Bakterien und unterstützen deren Ansiedlung im Verdauungstrakt des Babys, was ein entscheidender Beitrag zur Ausbildung eines gesunden Verdauungssystems ist. Muttermilch enthält ferner eine Menge gute Fettarten, wie Omega-3-Fettsäuren, die Vorteile für die Entwicklung des Gehirns eines Babys haben können.
- *Maßgeschneiderte Ernährung.* Die Inhaltsstoffe der Muttermilch ändern sich mit dem Alter des Babys, und zwar über den gesamten Zeitraum hinweg. Anstelle einer standardisierten Mischung erhält das Baby eine Ernährung, die auf seine speziellen Ernährungsbedürfnisse zugeschnitten ist.

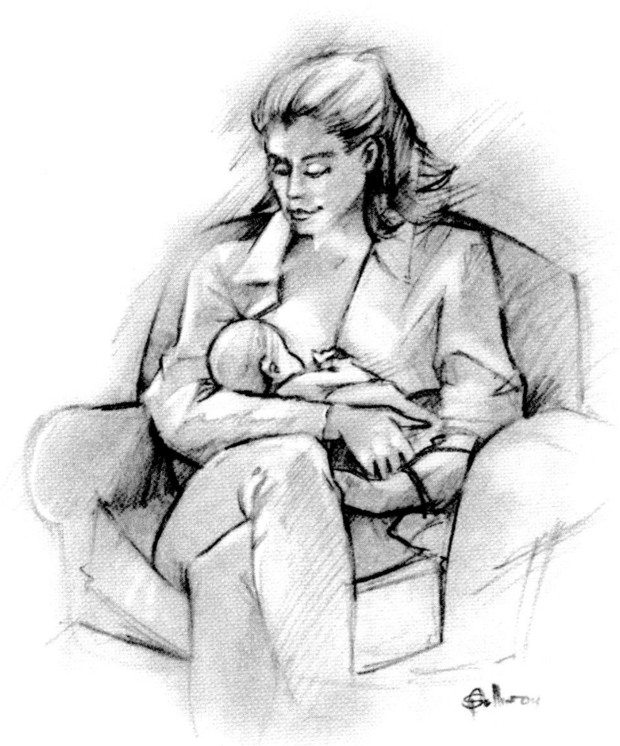

- *Immunisierung.* Muttermilch enthält eine Vielzahl von Inhaltsstoffen, von denen man annimmt, dass sie das von Natur aus schwache Immunsystem des Babys unterstützen. Sie enthält Proteine und Antikörper, die zur Abwehr von Infektionen beitragen und die Entwicklung des Immunsystems unterstützen. Sie enthält sogar lebende Zellen und Inhaltstoffe aus dem Immunsystem der Mutter, die dazu beitragen, das Baby zu schützen. Viele Studien haben ergeben, dass das Stillen Schutz gegen bestimmte Infektionen und Allergien bietet.

- *Die Nähe zur Mutter.* Ein weiterer Vorteil des Stillens, der oft übersehen wird, besteht in der Bindung, die es zwischen Mutter und Kind aufbaut. Obwohl es schwierig ist, die Auswirkungen frühkindlicher Erfahrungen auf die Entwicklung eines Kindes zu untersuchen, könnte der enge Kontakt und die Interaktion zwischen Mutter und Kind die emotionale und kognitive Entwicklung unterstützen. Zahlreiche Untersuchungen haben ergeben, dass Kinder, die gestillt wurden, auch über die Kindheit hinaus bei Intelligenztests ein klein wenig besser abschneiden.

Vorteile für die Mutter

Brusternährung hat auch für Mütter einige wichtige Vorteile.

- *Schnellere Erholung.* Die Erzeugung von Muttermilch ist die natürliche Vollendung des Fortpflanzungszyklus nach Schwangerschaft und Entbindung. Das Saugen Ihres Babys kurz nach der Geburt stimuliert die Ausschüttung von Oxytocin, einem Hormon, das Kontraktionen des Uterus hervorruft und Blutungen reduziert, wodurch sich Ihr Körper nach der Entbindung schneller erholt.
- *Einfachere Gewichtsreduktion.* Während der Schwangerschaft legt der Körper zur Deckung des zu erwartenden Energiebedarfs beim Stillen rund drei bis vier Kilo Körpergewicht zu. Bei einer stillenden Mutter verbraucht die Erzeugung der Milch rund 500 Kalorien pro Tag. Nicht alle Untersuchungen haben ergeben, dass das Stillen zur Gewichtsreduktion beiträgt (das hängt auch von der Ernährung und der körperlichen Aktivität der Mutter ab), aber der zusätzliche Energieverbrauch beim Stillen kann zur Gewichtsreduktion nach der Schwangerschaft beitragen.
- *Psychologische Vorteile.* Es gibt Belege dafür, dass die Hormone, die beim Stillen ausgeschüttet werden, Oxytocin und Prolactin, mütterliche Empfindungen und ein Gefühl des Wohlbefindens stimulieren.
- *Senkung des Krankheitsrisikos.* Unter stillenden Frauen ist die Rate der Erkrankungen an Brust-, Uterus- und Eierstockkrebs geringer als bei Frauen, die sich für Fläschchenernährung entscheiden. Der Einfluss von Östrogen auf den Körper während des ganzen Lebens erhöht das Risiko, an einer dieser Krebsarten zu erkranken. Die Erzeugung von Muttermilch senkt jedoch die Östrogenmenge im Körper, und je länger Sie stillen, desto größer der Vorteil. Stillen erhöht auch die Dichte des Knochengewebes, was langfristig das Risiko von Osteoporose und Knochenbrüchen senkt.
- *Weniger Unklarheiten.* Frauen, die stillen, können in der Regel besser einschätzen, wann ihr Baby gesättigt ist und genug hat. Studien haben ergeben, dass Babys bei der Fläschchenernährung mehr Kalorien einnehmen, als sie brauchen. Dadurch gewöhnen sie sich schon früh im Leben daran, zu viel zu essen, was mit Übergewicht im späteren Leben zusammenhängen kann. Wenn Sie stillen, stimulieren und stoppen Ihre Brüste die Milchproduktion durch einen natürlichen Mechanismus. Sogar die Zusammensetzung der Muttermilch ändert sich im Lauf der Stillzeit, um den Ernährungsbedürfnissen Ihres Babys zu entsprechen. Beim Stillen müssen Sie sich keine Gedanken über die Auswahl einer Mischung machen und nicht die richtige Menge abmessen. Und es erspart Ihnen die Ausgaben und die Umstände beim Kauf von Mischungen, Flaschen und Saughütchen.

Die US-Regierung hat in ihrem Bericht *Healthy People 2010* das Ziel gesetzt, dass 75% aller Mütter in den USA ihre Babys stillen sollten. Aktuelle Umfragen der American Academy of Pediatrics (AAP) haben gezeigt, dass dieses Ziel bereits in greifbarer Nähe liegt: Mehr als 71% aller Kinder sind bislang durch die Brust ernährt worden. Bei der Dauer der Stillzeit liegt unsere Bevölkerung allerdings unter der Zielmarke. Die AAP empfiehlt, dass Babys zwölf Monate lang ohne Ergänzung durch zusätzliche Mischungen gestillt werden sollten. Muttermilch kann Babys vollständig ernähren, bis sie vier bis sechs Monate alt sind; dann können sie zusätzlich auch feste Nahrung zu sich nehmen.

Die Erzeugung der Muttermilch

Die Fähigkeit Ihres Körpers, für Ihr Baby Milch zu erzeugen, wird durch Hormonaktivitäten des Körpers gesteuert, vor allem durch das so genannte Prolactin. Nach der Entbindung steigt die Ausschüttung dieses Hormons schlagartig an, so dass Sie Ihr Baby sofort stillen können.

Zunächst wird Milch automatisch erzeugt, aber später brauchen Sie die Stimulation durch das Saugen Ihres Babys (oder eine entsprechende Stimulation der Brust), wodurch die Ausschüttung von Prolactin ausgelöst wird. Ohne eine solche Stimulation, die spätestens einige Tage nach der Geburt einsetzen und mindestens einmal täglich stattfinden sollte, verlieren Frauen ihre Fähigkeit zum Stillen. Ein weiteres Hormon, Oxytocin, regt die Milchdrüsen in Ihrer Brust zur Produktion von Milch an. Die Ausschüttung von Oxytocin wird ebenfalls durch das Saugen Ihres Babys ausgelöst, aber auch der Anblick Ihres Babys und sein Schreien kann die Hormonausschüttung stimulieren und den Milchfluss auslösen.

In den ersten Tagen nach der Entbindung ist Ihre Milch gelblich und dickflüssig; diese erste Milch, die reich an Proteinen und Antikörpern ist, wird als Kolostrum bezeichnet. Da diese Erstmilch besonders viele Nährstoffe für das Neugeborene enthält, rate ich Frauen, möglichst unmittelbar nach der Entbindung und während der ersten Tage und Wochen des Lebens ihres Babys zu stillen, auch wenn sie nicht in der Lage sind, ihm langfristig die Brust zu geben.

Das Kolostrum wird sich nach zwei bis vier Tagen in eine hellgelbe oder weißliche Milch verwandeln. Die meisten Frauen erzeugen mehr als genug Milch, um ein Baby zu ernähren. Die Menge der Milch, die Sie jeweils erzeugen, variiert je nach dem Bedarf Ihres Babys - ein sehr bequemes System!

Tipps für das Stillen

Obwohl das Stillen für Ihren Körper ein natürlicher Vorgang ist, mag es Ihnen unnatürlich vorkommen und nicht leicht fallen. Das Stillen kann zunächst leichte Schmerzen und Unannehmlichkeiten verursachen, aber wenn Sie sich erst einmal an das Gefühl gewöhnt haben, sollte das Stillen nicht weh tun, solange Sie Ihr Baby korrekt positionieren. Setzen Sie es direkt mit dem Gesicht zu sich und ziehen Sie es nahe an Ihre Brust, wenn sein Mund geöffnet ist. Es sollte sich mit seinem Mund einhaken können und sein Saugen sollte sich wie eine Mischung aus Pressen und Ziehen anfühlen. Es ist kein Problem, wenn Sie der Bequemlichkeit halber Ihre eigene Position verändern - entscheidend ist, dass Sie Ihr Baby in jeder Position, die Sie einnehmen, stets mit dem Gesicht zu Ihnen halten. Schmerzen oder wunde Brustwarzen sind oft ein Zeichen unkorrekter Positionierung.

Die meisten Krankenhäuser bieten Hilfe für junge Mütter an, die lernen, die Brust zu geben - diese Angebote sollten Sie nach der Entbindung in Anspruch nehmen. Es gibt auch zertifizierte Stillzeit-Berater, die Ihnen beim Stillen helfen können. Fragen Sie Ihren Arzt oder kontaktieren Sie die International Lactation Consultant Association (www.ilca.org). Sie können auch aus Büchern Hilfe speziell für das Stillen finden, wie z.B. *Das große Buch vom Stillen. Ihr Begleiter durch alle Phasen der Stillzeit* von Kathleen Huggins.

Wenn eine Frau gerade erst Mutter geworden ist, braucht sie manchmal einen Plan oder Richtlinien, die ihr sagen, wann sie stillen muss. Tatsächlich ist die beste Zeit stets dann gekommen, wenn Ihr Baby hungrig ist. Achten Sie also auf die Hungersignale Ihres Babys. Dazu zählen Schmatzen, das Herausstrecken der Zunge, die Bewegung der Hände zum Mund und das aufmunternde Drehen des Kopfes mit offenem Mund. Beginnen Sie gleich mit dem Stillen, sobald Sie diese Zeichen sehen, anstatt zu warten, bis Ihr Baby Hunger leidet oder schreit, weil das beim Stillen hinderlich sein könnte.

Die meisten Babys müssen alle zwei oder drei Stunden gestillt werden, aber manche Neugeborenen wollen öfter gestillt werden. Es mag außerdem sein, dass sie an manchen Tagen öfter Nahrung brauchen, an anderen Tagen seltener. Nach vier Tagen sollten Babys in vierundzwanzig Stunden nicht seltener als acht bis zwölf Mal gestillt werden. Achten Sie darauf, dass Ihr Baby schluckt, und dass Ihre Brüste sich nach dem Stillen sanfter anfühlen. Versuchen Sie, Ihr Kind an jeder Brust zehn bis zwanzig Minuten lang zu stillen, da einige Minuten nach dem Beginn des Stillens die Milch einen höheren Fettgehalt bekommt, der Ihrem Baby hilft, zu wachsen und Gewicht zuzulegen.

Die berufstätige Mutter

Die Rückkehr zur Arbeit kann für eine Frau, die mit dem Stillen fortfahren will, zu einer größeren Hürde werden. Aber wenn es ein Problem ist, Ihre Arbeitszeiten mit dem Stillen in Einklang zu bringen, lässt es sich doch lösen. Sie können eine Milchpumpe verwenden, um im Lauf des Tages Milch zu erzeugen, die aufbewahrt und per Flasche verabreicht werden kann. Eine elektrische Milchpumpe ist bequemer als eine Handpumpe, und mit einer Doppelpumpausrüstung können Sie Milch aus beiden Brüsten gleichzeitig abpumpen. Eine Milchpumpe wird Ihnen auch helfen, Ihre Milchversorgung für die Zeiten in Gang zu halten, in denen Sie Ihr Baby direkt stillen können, denn Ihre Brüste müssen stimuliert werden, damit sie weiterhin Milch produzieren.

Viele Arbeitsplätze bieten besondere Räume für stillende Mütter an - wenn das an Ihrem Arbeitsplatz nicht der Fall ist, versuchen Sie, einen ungestörten Ort zu finden. Scheuen Sie sich nicht, das Problem mit Ihrem Arbeitgeber zu besprechen und sich für bessere Einrichtungen einzusetzen, weil solche Forderungen dazu beitragen, dass auch für andere Frauen, die ebenfalls Kinder zur Welt bringen, entsprechende Einrichtungen geschaffen werden.

Der gemischte Ansatz: Fläschchen und Brust

Gesundheitsbehörden wie die American Academy of Pediatrics raten Frauen, im ersten Jahr des Lebens ausschließlich zu stillen. Aber was, wenn das Stillen über ein ganzes Jahr hinweg unmöglich erscheint? Leider verzichten manche Frauen völlig entmutigt auf das Stillen, wenn sie diese Maßstäbe nicht erfüllen können. Aber beim Stillen geht es nicht um „alles oder nichts": Wenn Sie nicht ausschließlich die Brust geben können, sollten Sie es gleichwohl so oft wie möglich tun. Für die ersten Wochen und Monate des Lebens Ihres Babys empfehle ich, so oft wie möglich die Brust zu geben, ohne auf eine Flasche zurückzugreifen (es ist entscheidend, dass Ihr Baby sich an das Gefühl Ihrer Brust gewöhnt, und nicht an einen künstlichen Saugnippel). Wenn Sie wieder arbeiten gehen oder nicht länger den ganzen Tag stillen können, versuchen Sie, Ihre Milch abzupumpen und zu lagern. Und wenn auch das den Bedarf Ihres Babys nicht decken kann, versuchen Sie, morgens und abends die Brust zu geben und die Ernährung tagsüber mit Nährstoffmischungen zu ergänzen. Der langen Rede kurzer Sinn: Jede Gelegenheit, bei der Sie die Brust geben, ist ein positiver Schritt für die Gesundheit Ihres Babys.

Sie können die Milch für Ihr Baby für den nächsten Tag in einem Kühlschrank oder in einer Kühltasche aufbewahren. Milch lässt sich bis zu zweiundsiebzig Stunden lang gekühlt lagern, oder sie kann eingefroren und dann in warmem Wasser aufgetaut werden (nicht in der Mikrowelle, da dies die Nährstoffe in der Milch zerstören kann). Solange Sie die Milch nicht allzu lange aufbewahren müssen, ist der Kühlschrank besser als die Gefriertruhe, weil das Einfrieren die Immunzellen und andere Komponenten zerstören kann, die dazu beitragen, Ihr Baby gegen Infektionen zu schützen. Geben Sie Ihrem Baby morgens, nachmittags nach der Arbeit, am Abend und an den Wochenenden, so oft es eben geht, die Brust. Wenn möglich, sollten Sie Ihr Baby zu Hause oder an Arbeitstagen während der Mittagspause in der Kinderkrippe besuchen. Aber wenn Sie den ganzen Tag über fort sind, nehmen Sie sich vor, zwei- bis dreimal am Tag Milch abzupumpen - weniger für ein älteres Kind, das auch schon feste Nahrung zu sich nimmt.

Während der ersten Wochen und Monate nach Ihrer Schwangerschaft können Sie Ihren Mutterschaftsurlaub nutzen, um den Überschuss an Milch, den Ihr Körper produziert, für Zeiten einzulagern, in denen Sie nicht in der Lage sein werden, die Brust zu geben. (Milch einzufrieren ist zwar nicht ideal, kann aber trotzdem nützlich sein, um Milch für den späteren Gebrauch zu lagern.) Manche Frauen können an einer Brust pumpen, während sie ihr Baby an der anderen stillen.

Ernährung während der Stillzeit

Wenn Sie stillen, ist Ihr Körper wie eine Fabrikationsanlage, die die gesamten Nährstoffe produziert, die Ihr Baby in den ersten sechs Monaten seines Lebens für sein Wachstum und Gedeihen braucht. Das ist keine einfache Aufgabe. Es erfordert Energie, all diese Nährstoffe zu produzieren - mehr, als während der Schwangerschaft gebraucht wurde. Wenn Sie das überrascht, bedenken Sie dies: Ihr Baby wird in den ersten vier bis sechs Monaten seines Lebens genau so viel wachsen, wie in den gesamten neun Monaten Ihrer Schwangerschaft.

Die beste Art der Fläschchenernährung

Wenn Sie Ihr Baby mit dem Fläschchen ernähren, können Sie sicher sein, dass namhafte kommerzielle Nahrungsersatzmischungen standardisierte Richtlinien für Qualität und Ernährung erfüllen. Obwohl solche Mischungen nicht allen Eigenschaften der Muttermilch entsprechen können, arbeiten die Hersteller solcher Mischungen ständig daran, die Zusammensetzung dem natürlichen Vorbild anzugleichen. Die meisten Mischungen werden auf Kuhmilchbasis produziert und so verändert, dass sie der menschlichen Muttermilch eher entsprechen. (Geben Sie Ihrem Baby *niemals* Kuhmilch anstelle einer speziellen Mischung.) Zum Beispiel wird das Butterfett aus der Milch entfernt und durch eine Mischung aus Pflanzenölen und Tierfetten ersetzt, die eher denjenigen Fetten entspricht, die in menschlicher Milch enthalten sind. Die American Academy of Pediatrics empfiehlt Mischungen, die mit Eisen angereichert sind, um Eisenmangel vorzubeugen. Anbieter solcher Mischungen geben seit kurzem auch DHA hinzu, eine Omega-3-Fettsäure, weil es Belege dafür gibt, dass DHA einen positiven Effekt auf die Gehirnentwicklung hat.

Es sind auch spezielle Protein-Hydrolysat-Mischungen erhältlich für Babys, die Schwierigkeiten haben, Milchproteine zu verdauen. Manche Mischungen sind wiederum auf Soja-Basis konzipiert – diese werden manchmal für Babys empfohlen, denen das Enzym fehlt, das Laktose (Milchzucker) abbaut. Soja enthält aber auch Isoflavone – das sind pflanzliche Stoffe, die das Hormon Östrogen imitieren, und es wird befürchtet, dass diese hormonartigen Stoffe die normale Entwicklung eines Babys beeinflussen könnten. Eine Mischung auf Kuhmilchgrundlage ist daher für die meisten Kinder die beste Wahl.

Wenn Sie ausschließlich das Fläschchen geben, sollten Sie darauf achten, dass Sie durch Ihr Verhalten den engen Mutter-Kind-Kontakt pflegen, den das Stillen ermöglicht. Sie können die Erfahrung der Fläschchenernährung interaktiver gestalten, indem Sie Ihr Baby so eng wie möglich halten, um ihm beim Trinken das Gefühl der Körperwärme zu geben, indem Sie mit ihm reden und Augenkontakt halten, so dass es Ihren Gesichtsausdruck sehen kann.

Studien haben ergeben, dass Babys, die mit Nahrungsmischungen gefüttert werden, mehr Kalorien als nötig konsumieren – vielleicht, weil die Eltern glauben, dass ihre Babys eine Flasche leer trinken müssen – und nicht in den Genuss der natürlichen Portionsregulierung kommen, die das Stillen möglich macht. Lernen Sie, auf die Signale Ihres Babys zu achten, die zeigen, dass es hungrig oder satt ist. Mit den Ersatzmischungen werden Richtlinien über die notwendige Menge vorgegeben, aber es ist besser, Ihr Baby entscheiden zu lassen, wann es genug hat.

Babys kommen während der ersten vier bis sechs Monaten ohne jegliche zusätzliche Lebensmittel aus – die Milch ihrer Mutter liefert die gesamte Energie, die sie brauchen, um ihr Geburtsgewicht zu verdoppeln!

Stillen ist dazu konzipiert, Nährstoffe für Ihr Baby zu produzieren, ohne dass Sie allzu viel darüber nachdenken müssen. Sogar Mütter, die unter Mangelerscheinungen leiden, können ihre Babys stillen, aber Mütter, die bessere Ernährungsgewohnheiten pflegen, können ihren Babys freilich eine hochwertigere Milch liefern. Ihr Körper kann Milch nicht aus dem Nichts erzeugen – er braucht die Rohstoffe, die nötig sind, um die Nahrung zu erzeugen, die Ihr Baby braucht.

Die Muttermilch besteht aus Wasser, Fetten, Proteinen und Kohlenhydraten sowie einigen Vitaminen und Mineralien. Beim Stillen besteht Ihr Ziel darin, für eine nährstoffreiche, ausgewogene Ernährung zu sorgen, um all diese Inhaltsstoffe für die Milch verfügbar zu machen.

Manche Inhaltsstoffe der Muttermilch können in Abhängigkeit von Ihrer Ernährung variieren, deshalb ist es besser für Ihr Baby, wenn Sie nährstoffreiche Nahrung essen. Nehmen wir zum Beispiel Fette. Wenn die Ernährung einer Mutter viele ungesättigte Fette enthält, wird ihre Milch mehr ungesättigtes Fett enthalten; wenn ihre Ernährung viele ungesunde Trans-Fette enthält, werden diese ebenfalls in größeren Mengen darin enthalten sein. Um die gesunden Fette zu maximieren, die für Ihr Baby verfügbar sind, wählen Sie weiterhin ungesättigte Fette und begrenzen Sie Lebensmittel, die gesättigte Fette und Trans-Fette enthalten.

Auch die Anteile mancher Vitamine und Mineralien werden durch die Ernährung der Mutter beeinträchtigt. Einige Nährstoffe können für die Milchproduktion aus körpereigenen Reserven abgezogen werden, deshalb ist eine ausreichende Versorgung mit Nährstoffen auch im Interesse Ihrer eigenen Gesundheit wichtig, um das zu vermeiden.

- *Kalorien.* Sie sollten sich vornehmen, rund 500 Kalorien mehr einzunehmen, als Sie es vor der Schwangerschaft gewohnt waren – ungefähr die Menge eines Sandwich. Aber wie steht es um das zusätzliche Fett, von dem ich bereits sagte, dass es als Vorbereitung auf die Stillzeit angesetzt wird? Die Empfehlung, 500 Kalorien mehr zu essen, setzt voraus, dass Sie auch rund 170 Kalorien pro Tag aus den Fettreserven verbrauchen werden, die aus der Zeit der Schwangerschaft noch gelagert sind. Wenn Sie nach der Schwangerschaft darauf bedacht sind, abzunehmen, bedenken Sie, dass jede Gewichtsreduktion in kleinen Schritten vor sich gehen muss, um nicht die Milchproduktion zu beeinträchtigen; Sie werden die Kalorien nicht stark einschränken müssen, weil das Stillen viele davon für Sie verbrauchen wird. Ihr Bedarf an zusätzlichen Kalorien wird nach rund sechs Monaten Stillzeit allmählich auslaufen, weil Ihr Baby dann beginnen wird, feste Nahrung zu sich zu nehmen, und weil Ihre Milchproduktion dann leicht nachlässt.

- *Protein.* Stillende Frauen sollten weiterhin zusätzliche Proteine einnehmen, wie schon während der Schwangerschaft - insgesamt 70 g pro Tag.
- *Vitamine und Mineralien.* Die Richtlinien für den Nährstoffbedarf (Dietary Reference Intakes / DRIs), die das Institute of Medicine festsetzt, sind für bestimmte Vitamine und Mineralien während des Stillens noch höher angesetzt, als während der Schwangerschaft. Ein großer Teil dieser zusätzlichen Nährstoffe wird durch zusätzliche Lebensmittel gedeckt, die Sie in der Stillzeit essen - vorausgesetzt, diese sind tatsächlich nährstoffreich und keine leeren Kalorien. Wie Sie der Tabelle 10.1 entnehmen können, sollte eine Vielfalt von magerem Fleisch, Vollkornprodukten, Hülsenfrüchten, Nüssen, Samen, Obst, Gemüse und Meeresfrüchten Ihren Grundbedarf decken.
- *Gesunde Fette.* Babys brauchen essentielle Fette, um sich richtig entwickeln zu können. Es gibt zweierlei Sorten essentieller Fette: Omega-6 und Omega-3. Viele Gesundheitsexperten glauben, dass die gegenwärtig übliche Ernährung der Amerikaner diese Fette in ungesunder Weise kombiniert, wobei sie einen Überschuss an Omega-6-Fetten und einen Mangel an Omega-3-Fetten aufweist. Omega-3-Fettsäuren, vor allem eine Form, die als „DHA" bezeichnet wird, tragen zur Entwicklung des Nervensystems bei, reduzieren Entzündungen, beugen Allergien vor und können sogar dazu beitragen, dass Babys besser schlafen.

  Eine laufende Studie zu den Folgen einer Ergänzung der Ernährung stillender Mütter durch Omega-3-Fettsäuren hat ergeben, dass ihre Kinder bei Tests mentaler Leistungen im Alter von vier Jahren etwas besser abgeschnitten haben, als Kinder von Frauen, deren Ernährung durch Omega-6-Fettsäuren ergänzt wurde. Die genaue Beziehung zwischen diesen Fetten und der Intelligenz ist kompliziert und erfordert weitere Studien. Da aber DHA ein natürlicher Bestandteil einer gesunden Ernährung und für eine gute Entwicklung notwendig ist, ist es ratsam, dass stillende Mütter zusätzliches DHA in ihre Ernährung einplanen.

  Eine der besten Quellen von Omega-3-Fettsäuren ist Fisch, aber stillende Mütter sollten beim Konsum von Fisch dieselben Vorsichtsmaßnahmen beachten, die auch für die Schwangerschaft gelten, um zu hohe Quecksilberanteile zu vermeiden (siehe Kapitel 5). Sie können weiterhin täglich einen DHA-/Fischöl-Nahrungszusatz einnehmen und Ihren Fischkonsum durch Eier ergänzen, die mit DHA angereichert sind. Leinsamen, Soja, Walnüsse und Rapsöl enthalten ebenfalls eine Fettart, die im Körper in Omega-3 umgewandelt werden kann, aber es ist nicht bekannt, wie gut diese Nahrungsmittel direktere Vorstufen von Omega-3 ersetzen können.

Tabelle 10.1 Nährstoffbedarf (Dietary Reference Intakes / DRIs) während der Schwangerschaft

Nährstoff	DRI während der Schwangerschaft	DRI während des Stillens	Entsprechende Lebensmittel
Biotin	30 µg/Tag	35 µg/Tag	Konzentriert in Leber; kleine Mengen in Gemüse und Fleisch
Cholin	450 mg/Tag	550 mg/Tag	Milch, Leber, Eier, Erdnüsse
Vitamin C	85 mg/Tag	120 mg/Tag	Zitrusfrüchte, Tomaten, Kartoffeln, Rosenkohl, Brokkoli, Blumenkohl, Kohl, Spinat
Vitamin A	770 µg/Tag	1.300 µg (2.565 I.E.)/Tag	Leber, Milchprodukte, Fisch, dunkles Obst, Blattgemüse
Vitamin B_6	1,5 mg/Tag	1,6 mg/Tag	angereicherte Cerealien, Innereien, angereicherte Fleischsubstitute auf Sojabasis
Vitamin B_{12}	2,6 µg/Tag	2,8 µg/Tag	angereicherte Cerealien, Fleisch, Fisch, Geflügel
Riboflavin (B_2)	1,4 mg/Tag	1,6 mg/Tag	Milch, Brot, angereicherte Cerealien
Pantothensäure	6 mg/Tag	7 mg/Tag	Kartoffeln, Hafer, Cerealien, Tomatenprodukte, Leber, Nieren, Hefe, Eier, Brokkoli, Vollkorn
Vitamin E	15 mg/Tag	19 mg/Tag	Pflanzenöle, Vollkornmehl, Nüsse, Samen, Obst, Fleisch
Chrom	30 µg/Tag	45 µg/Tag	einige Cerealien, Geflügel, Fleisch, Fisch

Kupfer	1.000 µg/Tag	1.300 µg/Tag	Meeresfrüchte, Nüsse, Samen, Weizenkleie, Vollkorn, Kaba
Jod	220 µg/Tag	290 µg/Tag	Meeresfrüchte, Jodsalz
Mangan	2 mg/Tag	2,6 mg/Tag	Nüsse, Hülsenfrüchte, Tee, Vollkorn
Selen	60 µg/Tag	70 µg/Tag	kommt in einer breiten Vielfalt pflanzlicher Lebensmittel vor; auch Innereien u. Meeresfrüchte
Zink	11 mg/Tag	12 mg/Tag	angereicherte Cerealien, Fleisch, manche Meeresfrüchte

- *Wasser.* Stillende Mütter müssen die Flüssigkeiten, die sie durch die Milchproduktion verlieren, ergänzen. Versuchen Sie, den ganzen Tag über zusätzliches Wasser zu trinken. Wenn Sie viel Obst und Gemüse essen, die hauptsächlich aus Wasser bestehen, gleicht das ebenso den Flüssigkeitshaushalt aus. Ein ausgeglichener Flüssigkeitshaushalt kann auch dazu beitragen, Verstopfungen zu lösen, worunter Frauen nach der Entbindung des öfteren leiden.

- *Vegetarische Ernährung.* Veganerinnen oder Vegetarierinnen sollten ihren Arzt oder Ernährungsberater konsultieren, um sicherzustellen, dass sie sich so ausgewogen ernähren, wie es das Stillen erfordert. Vegetarierinnen tragen ein besonderes Risiko eines Mangels an Vitamin B_{12}, weil dieses Vitamin in pflanzlichen Eiweißquellen nicht vorkommt. Im Jahre 2001 haben die Centers for Disease Control and Prevention mit Blick auf zwei Fälle von Vitamin-B_{12}-Mangel bei Kleinkindern, die von Vegetarierinnen gestillt worden waren, eine Warnung herausgegeben. Diese Babys litten unter ernsten Entwicklungsverzögerungen, die durch spätere Einnahme von zusätzlichem Vitamin B_{12} nur teilweise korrigiert werden konnten. Jede stillende Vegetarierin oder Veganerin sollte eine B_{12}-Nahrungsergänzung einnehmen und ihre Ernährung mit ihrem Arzt überprüfen, um festzustellen, ob sie zusätzliche Anpassungen vornehmen muss. Frauen, die keine oder nur wenige Milchprodukte konsumieren, benötigen eventuell zusätzlich eine Vitamin-D-Ergänzung.

Was man beim Stillen vermeiden sollte

Solange Sie stillen, wird Ihr Baby potenziell schädlichen Stoffen ausgesetzt, die in Ihre Milch gelangen können. Grund zur Sorge geben:

- **Alkohol.** Alkohol gelangt in die Muttermilch. Stillende Mütter sollten bis auf einen gelegentlichen kleinen Drink Alkohol grundsätzlich meiden und nach einem Drink zwei Stunden lang nicht stillen.
- **Koffein.** Koffein gelangt ebenfalls in die Muttermilch, und es ist erwiesen, dass es bei Babys Anzeichen von Unruhe und Schlaflosigkeit hervorruft. Deshalb ist es ratsam, Ihren Kaffeegenuss auf ein oder zwei kleine Tassen pro Tag zu beschränken, wie Sie das bereits während der Schwangerschaft getan haben.
- **Rauchen.** Wenn Sie Raucherin sind, aber für die Zeit der Schwangerschaft das Rauchen aufgegeben haben, liegt es in Ihrem eigenen Interesse, aber natürlich auch in dem Ihres Babys, zu vermeiden, dass Sie wieder damit beginnen. Nikotin und andere Chemikalien nehmen ihren Weg in die Muttermilch; Passivrauchen ist eine bekannte Krebsursache für Babys; und Rauchen gefährdet auch Ihre eigene Gesundheit. Rauchen erhöht Ihr Risiko, an Krebs-, Herz- und Lungenerkrankungen zu sterben, und eine Studie der Centers for Disease Control haben ergeben, dass Rauchen das Leben einer Frau um fast fünfzehn Jahre verkürzt.
- **Medikamente.** Die meisten Medikamente sind beim Stillen unbedenklich, aber es gibt welche, die sich auf Ihr Baby auswirken können, vor allem bestimmte Psychopharmaka. Es ist wichtig, dass Sie mit Ihrem Arzt über die Medikamente sprechen, die Sie einnehmen, denn es könnten sich auch Alternativen anbieten, die beim Stillen unbedenklich sind.
- **Fisch und Quecksilber.** Stillende Mütter sollten die Richtlinien für die Vermeidung hoher Quecksilberwerte in Fisch befolgen, die in Kapitel 5 aufgeführt werden.

Kann die Ernährung einer stillenden Mutter bei ihrem Baby Allergien oder Verdauungsbeschwerden hervorrufen?

Es besteht große Uneinigkeit darüber, ob die Lebensmittel, die eine stillende Frau einnimmt, Allergien, Asthma oder Verdauungsbeschwerden bei ihrem Baby auslösen können.

Der Gedanke, dass die Lebensmittel, die Sie essen, Empfindlichkeiten oder Aversionen bei Ihrem Baby auslösen können, ist in der Öffentlichkeit weit verbreitet, aber in Wirklichkeit ist ein pingeliges, wählerisches Verhalten bei Babys ganz normal, und die Lebensmittel, die Sie essen, haben weit geringere Auswirkungen darauf, als Sie vielleicht glauben. Befunde deuten darauf hin, dass manche Fälle von Kolik - ständige, andauernde Weinanfälle und Reizbarkeit - gemildert werden können, wenn die Mutter auf den Genuss von Kuhmilch verzichtet. Blähungen sind für Babys absolut normal, aber bei exzessiven Blähungen und Unannehmlichkeiten können Sie versuchen, Lebensmittel einzuschränken, die bei Ihnen selbst Blähungen und einen aufgedunsenen Bauch verursachen.

Es wurde bereits ein Zusammenhang zwischen dem Stillen und geringeren Raten allergischer Erkrankungen bei Kleinkindern, einschließlich Lebensmittelallergien, nachgewiesen. Aber im Fall von Babys, in deren Familien Lebensmittelallergien oder allergische Beschwerden vorkommen, wird oft geraten, dass stillende Mütter den Konsum von gängigen allergieerregenden Lebensmitteln wie Kuhmilch, Eiern oder Erdnüssen einschränken sollten, deren Inhaltsstoffe auch in der Muttermilch auftreten können. Allerdings hat ein Vergleich zahlreicher Untersuchungen ergeben, dass sich trotz einer eingeschränkten Ernährung der Mutter nur die Anfälligkeit für Ekzeme erkennbar reduzierte.

Einige wenige Babys reagieren auf Änderungen des Speiseplans der Mutter mit markanten Verhaltensänderungen oder gesundheitlichen Problemen. Wenn Sie nach dem Stillen Symptome wie Ausschlag, Asthma, starke Reizbarkeit, Darmbeschwerden, Durchfall, Verstopfung, Erbrechen oder andere akute Probleme erkennen, kann das ein Zeichen für eine Lebensmittelallergie sein. Streichen Sie das Lebensmittel, das Sie für die mögliche Ursache halten, für einige Wochen aus Ihrem Speiseplan, und warten Sie ab, ob die Symptome verschwinden. Achten Sie darauf, dass Sie diejenigen Nährstoffe, die Sie durch diese Einschränkungen entbehren, anderweitig zu sich nehmen, weil Ihre Ernährung potenziell beeinträchtigt werden kann, wenn Sie bestimmte wichtige Proteinquellen aus Ihrem Speiseplan streichen.

Gewichtsreduktion nach der Schwangerschaft

Die meisten Frauen verlieren nach und nach das zusätzliche Gewicht, das sie während der Schwangerschaft angesetzt haben. Wie ich in Kapitel 7 bereits erwähnt habe, entfällt das zusätzliche Gewicht nicht nur auf gespeichertes Fett. Ein Teil davon entfällt auch auf Ihr Baby, und ein weiterer Teil auf die Plazenta. Annährend ein Drittel machen zusätzliche Flüssigkeiten aus, die Sie produzieren; dieses Gewicht wird allmählich verschwinden, wenn Ihr Körper sich wieder normalisiert und diese Flüssigkeiten und das zusätzliche Gewebe nicht mehr benötigt werden. Aber es kann schwierig werden, das zusätzliche Fett abzubauen, das Sie angesetzt haben - vor allem, wenn Sie dazu neigen, während der Schwangerschaft besonders stark zuzunehmen und das Gewicht später zu halten.

Wie schnell soll man abnehmen? Die Zeitschriften sind voll mit Fotos von berühmten Frauen, die nur wenige Wochen nach einer Entbindung auf einem roten Teppich erscheinen und auf wundersame Weise die schlanke Figur zurückgewonnen haben, die sie vor der Schwangerschaft bereits hatten. Diese Frauen geben teilweise ein unerreichbares - und ungesundes - Beispiel für die Durchschnittsfrau, die sich gerade erst von ihrer Schwangerschaft erholt. Weil diese Frauen bei der Arbeit auf ihre Körper angewiesen sind, stehen sie unter einem enormen Druck, abzunehmen, und nehmen deshalb ein ungesundes Tempo in Kauf. Diese Frauen verfügen außerdem über die finanziellen Mittel, um es möglich zu machen - über Kindermädchen, persönliche Trainer und Köche, die stets zur Stelle sind. Die Wahrheit ist, dass das Abnehmen seine Zeit braucht, und je nach dem wie viel Gewicht Sie zugelegt haben, sollten Sie den Prozess über sechs Monate oder mehr ausdehnen. Wenn Sie rund ein Pfund pro Woche, bzw. zwei Kilo pro Monat abnehmen, ist das ein gesundes Maß.

Viele Frauen legen Wert darauf, jedes Gramm Fett abzubauen, um gut auszusehen, aber es gibt auch viele wichtige gesundheitliche Gründe, die dafür sprechen (es sei denn, Sie waren zu Beginn untergewichtig). Ein gängiges Szenario würde folgendermaßen aussehen: Eine Frau legt während ihrer ersten Schwangerschaft etwas Gewicht zu und hat Probleme, in den nächsten Monaten wieder abzunehmen. Sie wird ein zweites Mal schwanger, bevor sie ihr normales Gewicht zurückgewonnen hat. In ihrer zweiten Schwangerschaft nimmt sie die gleiche Menge (oder mehr) zu und hat diesmal am Ende ein noch höheres Gewicht als zuvor. Der additive Effekt der Gewichtszunahme über mehrere Schwangerschaften hinweg kann sie in die Kategorie „Übergewicht" oder „Fettleibigkeit" rutschen lassen, wenn sie erst einmal alle Geburten hinter sich hat - was aber langfristig ihre Gesundheit beeinträchtigt.

Studien zur Gewichtsabnahme oder -erhaltung nach der Schwangerschaft haben ergeben, dass Frauen leichter abnehmen, wenn sie ihre Kalorienzufuhr kontrollieren und regelmäßig Sport treiben. Anstatt für die nächsten paar Monate nach einem „Gewichtsreduktionsprogramm" Ausschau zu halten, sollten Sie sich darauf konzentrieren, gesunde Gewohnheiten anzunehmen, die Sie für den Rest Ihres Lebens einhalten wollen. Der Stoffwechsel jedes Menschen wird im Alter langsamer, und ein langsamerer Motor verbraucht immer weniger Kraftstoff. Kleine, schrittweise Anpassungen Ihres Kalorienumsatzes und Ihrer körperlichen Aktivität sind ein lebenslanger Prozess. Wählen Sie Aktivitäten, die Sie langfristig verfolgen, und Ernährungsgewohnheiten, die Sie durchhalten wollen, anstelle von vorübergehenden Mode-Diäten. Frauen, die individuelle Hilfe und Anleitung brauchen, um Übergewicht abzubauen, würde ich spezielle Diätprogramme bei einer registrierten Diätfachkraft oder den Weight Watchers empfehlen - und das auch nur dann, wenn das Programm auf langfristige Veränderungen Ihres Lebensstils abzielt.

Wenn Sie die Absicht haben, ein weiteres Kind zur Welt zu bringen, sollten Sie im Idealfall mit der Empfängnis warten, bis Sie den größten Teil Ihres Schwangerschaftsgewichts abgelegt haben. Eine Schwangerschaft belastet Ihren Körper, und Ihre nächste Schwangerschaft wird gesünder verlaufen, wenn Sie Ihrem Stoffwechsel eine Chance geben, sich wieder zu normalisieren.

Fitness nach der Schwangerschaft

Ihr Körper muss sich von dem Stress einer Schwangerschaft und Entbindung erholen. Ärzte empfehlen in der Regel, dass Frauen bis zu ihrer Nachsorgeuntersuchung, die sechs Wochen nach der Niederkunft ansteht, von jeder ernsthaften sportlichen Betätigung Abstand nehmen. Aber es schadet nicht, wenn Sie allmählich die Aktivitäten wieder aufnehmen, die Sie vor der Schwangerschaft gepflegt haben, oder (wenn Sie vor der Schwangerschaft keinen körperlich aktiven Lebensstil geführt haben) Ihren erhöhten Aktivitätslevel aus der Zeit der Schwangerschaft beibehalten. Regelmäßiges körperliches Training trägt zudem dazu bei, dass Sie sich unter dem Druck Ihrer Elternrolle auch etwas Zeit für sich selbst nehmen können. Erfahrungsgemäß können Sie dadurch auch das Risiko von Depressionen senken, die sich manchmal nach der Entbindung einstellen - sofern die Aktivität Sie nicht emotional belastet. Außerdem trägt regelmäßige körperliche Aktivität dazu bei, dass Sie Ihr Schwangerschaftsgewicht reduzieren. Reden Sie mit Ihrem Arzt über Tempo und Intensität der Aktivitäten, die Sie für die nächsten Wochen pflegen wollen - wenn Sie in Ihrer Schwangerschaft Komplikationen hatten, brauchen Sie möglicherweise mehr Ruhe.

Der Spaziergang mit dem Kinderwagen bietet Ihnen eine ideale Möglichkeit, körperlich aktiv zu bleiben. Immer mehr Fitness- und Gesundheitszentren bieten auch spezielle Trainingsprogramme für die Zeit nach der Schwangerschaft an - und einige davon beziehen auch Ihr Baby mit ein, wie z.B. Trainings-Gänge mit Kinderwagen, Eltern-Kind-Aerobics und sogar Baby-Yoga. Finden Sie heraus, was in Ihrer Region angeboten wird.

Nach der Entbindung ist Ihre Unterleibsmuskulatur als Folge der langfristigen Dehnung schlaff und muss wieder gestrafft werden. Sie können diesen Prozess unterstützen, indem Sie weiterhin Übungen zur Straffung des Bauchmuskelgewebes durchführen – wie z.B. diejenigen, die in Kapitel 8 beschrieben wurden. Zunächst mag es genügen, dass Sie ganz einfach mit gebeugten Knien auf Ihrem Rücken liegen und Ihre Muskeln nach unten zur Wirbelsäule hin anspannen. Nach einer Weile können Sie mit Beckenkippungen fortfahren, und nach dem dritten Tag mit Curl-Ups beginnen. (Achten Sie zuvor darauf, dass sich die Mittelnaht zwischen Ihren Bauchmuskeln auf eine Breite von zwei Fingerbreit zurückgebildet hat.) Führen Sie jede Übung nur einige wenige Male aus und erhöhen Sie allmählich die Zahl der Wiederholungen.

Stärken Sie Ihre Unterleibsmuskulatur, indem Sie mit zunehmend schwierigen Beinbewegungen Ihr Becken stabilisieren. Legen Sie sich mit gebeugten Knien auf den Rücken und stellen Sie die Füße auf den Boden. Schieben Sie Ihre Fersen nach vorn, aber nur so weit bis Ihr Becken sich hebt. Wenn Sie bei gestreckten Beinen eine neutrale Beckenhaltung halten, können Sie mit Radfahrerbewegungen mit beiden Beinen fortfahren, indem Sie abwechselnd jeweils eines über Ihre Taille heben. Verharren Sie mit gehobenen Beinen und leicht gebeugten Knien und senken Sie beide Beine wieder langsam ab; halten Sie zugleich das Becken und die Wirbelsäule stabil. Als letzte Herausforderung heben Sie die Beine gerade nach oben und senken Sie diese langsam auf einen Winkel von fünfundvierzig Grad ab. Setzen Sie dabei ihre Unterleibsmuskulatur ein, um ein Hohlkreuz zu vermeiden.

Es lohnt sich, einen Fitnesstrainer zu konsultieren, um sicherzustellen, dass Sie alle Übungen korrekt ausführen. Kurse, die speziell für das Bauchmuskeltraining konzipiert sind, wie z.B. Kurse nach der Pilates-Methode, können hilfreich sein, sind aber möglicherweise in den ersten Tagen nach der Entbindung zu anstrengend.

Außerdem sollten Sie unmittelbar nach der Entbindung weiterhin die Kontraktion des Beckenbodens trainieren, damit diese Muskeln ihre Form und Straffheit wiedergewinnen. Ohne Straffung des Beckenbodens werden Sie stärker zu Harntraktinkontinenz neigen, und Ihre Muskeln werden möglicherweise zu schwach sein, um bei Übungen mit Gewichtsbelastung dem Druck zu widerstehen.

Erholung nach einem Kaiserschnitt

Frauen, bei denen ein Kaiserschnitt durchgeführt wird, werden mehr Ruhe und eine längere Erholungsphase benötigen – schließlich haben Sie zusätzlich zur Entbindung eben erst eine größere Operation gehabt. Die übliche Erholungsphase für diese Operation beträgt sechs Wochen, aber folgen Sie dem Rat Ihres Arztes, wenn Sie entscheiden, wann Sie was machen können. Während Ihrer Erholungsphase sollten Sie davon absehen, irgend etwas zu heben, was mehr wiegt als Ihr Baby, und nicht allzu oft am Tag Treppen steigen; gönnen Sie sich regelmäßig eine kurze Schlafpause, und vermeiden Sie allzu viele Aktivitäten, die über kurze Spaziergänge hinausgehen. Tiefes Atmen und langsame, sanfte Bewegungen tragen dazu bei, in der Erholungsphase die Muskeln und inneren Organe zu stimulieren.

Sie können unmittelbar mit passiven Unterleibsübungen beginnen, um wieder zu Kräften zu kommen - spannen Sie, wenn Sie zu Bett gehen, einfach die Muskeln an und ziehen Sie diese zur Wirbelsäule hin ein. Sie können auch zu einem modifizierten Curl Up übergehen; stützen Sie zu diesem Zweck Ihren Rücken mit Kissen auf. Beugen Sie Ihre Knie, drücken Sie Ihr Kinn nach unten und kippen Sie Ihr Becken nach hinten zum Oberkörper hin, wobei Sie die Krümmung Ihres Rückens begradigen. Strecken Sie Ihre Arme nach vorn zu Ihren Knien hin und spannen Sie dabei Ihre Unterleibsmuskulatur an. Entspannen Sie sich dann und legen Sie sich wieder zurück in die Kissen. In der gleichen aufgestützten Position können Sie Ihre Beinmuskeln stimulieren, indem Sie abwechselnd jedes Bein beugen und strecken. Wenn Sie sich erst einmal besser fühlen, können Sie mit vollständigen Curl Ups oder anderen Bauchmuskelübungen fortfahren.

Gute Ernährung auf lange Sicht

Während Ihrer Schwangerschaft investieren Sie viel Mühe, um Ihren Körper und Ihre Gesundheit zu pflegen. Zwar haben Sie das hauptsächlich wegen Ihres Babys getan, aber es dient natürlich auch Ihrer eigenen Gesundheit. Nun, da Ihre Schwangerschaft vorüber ist, können Sie die Gelegenheit ergreifen, den gesunden Lebensstil weiterzuführen, um gesund zu bleiben und ernährungsbedingten Krankheiten vorzubeugen.

- *Ausgewogene Ernährung.* Achten Sie weiterhin auf eine ausgewogene Ernährung, die eine Auswahl der gesündesten Lebensmittel aus jeder Lebensmittelgruppe enthält. Ihr Bedarf an Eiweiß und Milchprodukten ist nach der Schwangerschaft und Stillzeit weniger groß, aber im Allgemeinen sollten Sie weiterhin Lebensmittel wählen, die eine Mischung aus Kohlenhydraten, gesunden Fetten, Proteinen und einer Reihe von Vitaminen und Mineralien enthält.
- *Bessere Kohlenhydrate.* Essen Sie weiterhin Vollkornprodukte und andere gesunde Kohlenhydrate. Wenn Sie Ihren Blutzuckerspiegel stabil halten, tragen Sie zu einer gleichmäßigen Stoffwechseltätigkeit bei und verhindern Überzuckerung und Diabetes. Gewöhnen Sie sich daran, auf Zuckerzusätze in Ihren Lebensmitteln zu achten, und vermeiden oder begrenzen Sie diese so weit wie möglich.

- *Mehr Obst und Gemüse.* Ergänzen Sie Ihre Ernährung so oft wie möglich durch Obst und Gemüse - versuchen Sie, fünf oder mehr Portionen pro Tag einzunehmen. Diese Lebensmittel liefern Ballaststoffe, Wasser, Vitamine, Mineralien und Hunderte anderer Inhaltsstoffe, so genannte Phytochemikalien; diese haben wichtige Vorteile für die Gesundheit, einschließlich der Krebsvorbeugung.

- *Die besten Fettsorten.* Vermeiden Sie ungesunde gesättigte Fette und Trans-Fette; essen Sie statt dessen Lebensmittel, die reich an gesunden ungesättigten Fetten sind, wie Pflanzenöle und Nüsse. Wenn die Stillzeit vorüber ist, können Sie ohne Risiko mehr Fisch einnehmen, der Omega-3-Fette enthält und das Risiko von Herzkrankheiten reduziert, Arthritis und andere Entzündungsbeschwerden dämpft und sogar zur Vorbeugung gegen Depressionen beiträgt. Wählen Sie Eiweißquellen, die nur wenige gesättigte Fette enthalten, wie Nüsse, Samen, Hülsenfrüchte, fettarme und fettfreie Milchprodukte, Fisch und mageres Fleisch.

- *Ergänzungen zur Sicherheit.* Vor allem wenn Sie ein weiteres Kind zur Welt bringen wollen, nehmen Sie weiterhin täglich eine Folsäureergänzung ein. Statt einer speziellen pränatalen Vitaminmischung sollten Sie, als „Versicherung", eher ein Multivitamin für Erwachsene einnehmen, um Mangelerscheinungen vorzubeugen. Wählen Sie eine Standard-Mischung, die keine großen Mengen an ungetesteten Inhaltsstoffen auf Kräuterbasis enthält, und nehmen Sie niemals hohe Dosierungen ein.

- *Praktische Ernährungsgewohnheiten.* Halten Sie immer nahrhafte Snacks in Reichweite. Wenn die Elternrolle Ihre Aufmerksamkeit stärker in Anspruch nimmt, werden Sie versucht sein, nach bequemen ungesunden Lebensmitteln zu greifen. Planen Sie im Voraus, und bereiten Sie handliche Portionen für unterwegs vor.

- *Anpassung des Kalorienkonsums.* Nach Schwangerschaft und Stillzeit verändert sich Ihr Kalorienbedarf. Anstatt Snacks oder Mahlzeiten aus Ihrer Routine zu streichen, sollten Sie versuchen, die Portionsgrößen insgesamt zu reduzieren. Wenn Sie bislang kalorienreiche Getränke konsumiert haben, versuchen Sie, auf klares Wasser und andere kalorienfreie Getränke umzustellen. Die Erhaltung eines gesunden Gewichts ist ein entscheidender Beitrag zur Vorbeugung gegen künftige Erkrankungen. In einem Umfeld, in dem kalorienreiche Lebensmittel allzu leicht zu haben sind, ist die Sorge um ein gesundes Gewicht eine ständige, lebenslange Erfordernis. Gewöhnen Sie sich daran, auf Portionsgrößen zu achten: Hören Sie mit dem Essen auf, wenn Sie fast satt sind, und essen Sie große Portionen in Restaurants nicht zu Ende. Essen Sie allenfalls kleine Portionen von Lebensmitteln mit hohem Kaloriengehalt, wie Süßigkeiten und Gebäck, und größere Portionen von Lebensmitteln mit niedrigem Kaloriengehalt, wie Obst und Gemüse.

- *Körperliche Aktivität.* Regelmäßige körperliche Aktivität kann dazu beitragen, dass Sie Ihr Gewicht halten und das Risiko von Herzkreislauferkrankungen und Diabetes reduzieren. Probieren Sie einige der Tipps für einen aktiven Lebensstil aus, die in Kapitel 8 gegeben werden: Diese können Sie in Ihren Tagesablauf einbauen, ohne dass Sie dafür besondere Trainingskurse oder Ausrüstungen benötigen. Außerdem können Sie nun regelmäßige Spaziergänge mit Ihrem Baby machen.

- *Informieren Sie sich.* Achten Sie stets auf die Angaben der Inhaltsstoffe auf den Lebensmittelpackungen, und erkundigen Sie sich in Restaurants nach Zutaten und Zubereitung. Außerdem ist es wichtig, die bestmögliche wissenschaftlich fundierte Information über Ernährung zu finden, anstatt sich auf Diät-Trends und Mundpropaganda zu verlassen. Ich empfehle die Lektüre von Büchern wie *Eat, Drink and Be Healthy* von meinem Kollegen Walter C. Willett, der auf seine eigene ausgedehnte Forschungsarbeit zurückgreift, um Richtlinien für eine gesunde Ernährung zu geben. Obwohl Richtlinien der Regierung oft von weltanschaulich-politischen Trends beeinflusst sind, sind die *Dietary Guidelines for Americans* aus dem Jahre 2005 viel stärker an Forschungsergebnissen und Empfehlungen von Ernährungsexperten ausgerichtet und bieten differenzierte Empfehlungen für unterschiedliche Bevölkerungsschichten. Eine englischsprachige Zusammenfassung finden Sie im Internet unter www.health.gov/dietaryguidelines/dga2005/document/pdf/DGA2005.pdf. Ferner empfehle ich, eine individuelle Ernährungsberatung in Anspruch zu nehmen.

Zuletzt sei gesagt, dass diese Empfehlungen, wenngleich sie sich auf Ihre eigene Gesundheit beziehen, auch Ihrem Baby zugute kommen. Sie sind nun das Vorbild Ihres Kindes, und alles, was Sie für Ihre eigene Gesundheit tun - die Auswahl der gesündesten Lebensmittel, eine ausgewogene Ernährung, die Einschätzung der Mengen, die Sie essen und regelmäßige körperliche Aktivitäten - tragen dazu bei, Ihrem Kind ein Vorbild für eine gesunde Lebensweise zu geben.

Um mehr darüber zu erfahren, wie Sie Ihr Kind als Baby, als Kleinkind und in der frühen Kindheit ernähren sollten, empfehle ich mein Buch *Eat, Play and Be Healthy: The Harvard Medical School Guide to Healthy Eating for Kids.* Ich hoffe, Sie genießen Ihre neue Rolle als Mutter und setzen Ihre Bemühungen aus der Zeit der Schwangerschaft fort, um für Ihre Gesundheit zu sorgen und Ihrem Kind den bestmöglichen Start ins Leben zu geben.

Gesunde Ernährung nach der Entbindung – Zusammenfassung

Nach der Entbindung sind Sie vielleicht von den Freuden und Pflichten der Elternrolle überwältigt, aber es ist wichtig, dass Sie die gesunden Verhaltensweisen, die Sie sich angeeignet haben, beibehalten und diese langfristig praktizieren. Rufen Sie sich folgendes in Erinnerung:

- Die Entscheidung zwischen Stillen und Fläschchengeben ist eine persönliche Entscheidung, die von vielen Faktoren abhängig ist; aber Gesundheitsbehörden stimmen darin überein, dass das Stillen für die Gesundheit Ihres Babys das Beste ist.
- Stillende Frauen haben einen höheren Bedarf an Kalorien, Proteinen und bestimmten Vitaminen und Mineralien. Sie sollten beim Stillen auf gute Ernährung achten und die gleichen Vorkehrungen und gesunden Gewohnheiten befolgen, wie während der Schwangerschaft.
- Nehmen Sie sich vor, nach der Schwangerschaft im Lauf von mehreren Monaten Ihr Körpergewicht zu reduzieren, und zwar um rund zwei Kilo pro Monat. Reduzieren Sie Ihre Kalorien nicht allzu stark (vor allem, wenn Sie stillen), aber achten Sie auf Ihre Gewichtsreduktion und nehmen Sie kleine Anpassungen an Ihrem Kalorienkonsum oder Aktivitätslevel vor, wenn Sie kein Gewicht abnehmen.
- Beginnen Sie nach der Schwangerschaft allmählich mit dem Fitnesstraining, und achten Sie darauf, dass Sie die Kraft und Straffheit Ihrer Unterleibs- und Beckenmuskulatur wieder aufbauen.
- Achten Sie weiterhin auf gesunde Ernährungsgewohnheiten, um das Risiko von Herzkrankheiten, Fettleibigkeit, Diabetes und anderen Lifestyle-Krankheiten zu reduzieren und Ihrem Kind das bestmögliche Vorbild zu geben.

Quellen

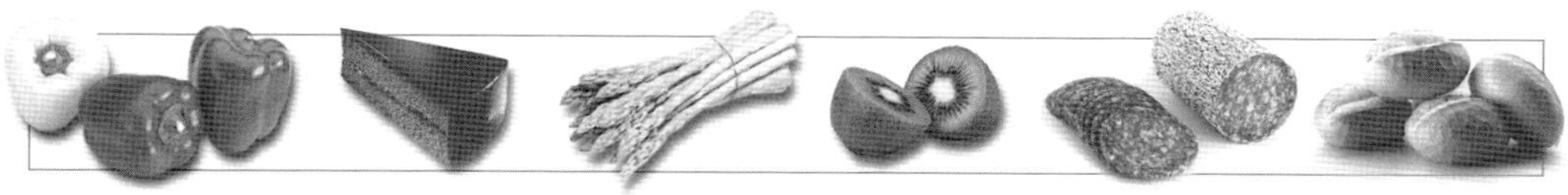

Vorwort

American Dietetic Association. www.eatright.org

Anderson, A. S. "Pregnancy as a Time for Dietary Change?" *Proceedings of the Nutrition Society* 60 (2001): 497-504

Dietary Guidelines for Americans 2005. www.healthierus.gov/dietaryguidelines.

Harvard School of Public Health, Nutrition Source. www.hsph.harvard.edu/nutritionsource

Walker, W. A., and Courtney Humphries. *Eat, Play and Be Healthy: The Harvard Medical School Guide to Healthy Eating for Kids.* Chicago: McGraw-Hill, 2005.

Willett, W. C., and P. J. Skerrett. *Eat, Drink and Be Healthy: The Harvard Medical School Guide to Healthy Eating.* New York: Simon and Schuster Source, 2001.

Kapitel 1

March of Dimes. www.marchofdimes.org.

National Council on Alcoholism and Drug Dependence. www.ncadd.org.

National Drug and Alcohol Treatment Referral Service. www.niaaa.nih.gov/other/referral.

National Women's Health Information Center. "Fertility Awareness and Infertility." www.4woman.gov/Pregnancy/infertility.cfm.

Norman, R. J., et al. "Improving Reproductive Performance in Overweight/Obese Women with Effective Weight Management." *Human Reproduction Update* 10, no. 3 (2004): 267-80.

Shrander-Stumpel, C. "Preconception Care: Challenge of the New Millenium?" *American Journal of Medical Genetics* 89 (1999): 58-61.

Substance Abuse Treatment Facility Locator. http://dasis3.samhsa.gov.

Watkins, M. L., et al. "Maternal Obesity and Risk for Birth Defects" *Pediatrics* 111 (2003): 1152-58.

Kapitel 2

Bainbridge, David. *Making Babies: The Science of Pregnancy*. Cambridge, MA: Harvard University Press, 2001.

Blackburn, Susan, ed. *Maternal, Fetal and Neonatal Physiology*. 2nd ed. St. Louis: Saunders, 2003.

Kapitel 3

Bernstein, H., and D. Novak. "Fetal Nutrition and Imprinting." In *Nutrition in Pediatrics: Basic Science and Clinical Applications*. 3rd ed., edited by W. Allan Walker, John Watkins, and Christopher Duggan. Hamilton, ON: B. C. Decker, Inc., 2001.

Gillman, M. W. "Epidemiological Challenges in Studying the Fetal Origins of Adult Chronic Disease." *International Journal of Epidemiology* 31 (2002): 294-99.

Gluckman, P. D., and M. A. Hanson. "Developmental Origins of Disease Paradigm: A Mechanistic and Evolutionary Perspective." *Pediatric Research* 56, no. 3 (2004): 311-17.

Gluckman, Peter, and Mark Hanson. *The Fetal Matrix: Evolution, Development and Disease.* Cambridge, MA: Cambridge University Press, 2005.

Waterland, R. A., and C. Garza. "Potential Mechanisms of Metabolic Imprinting That Lead to Chronic Disease." *American Journal of Clinical Nutrition* 69 (1999): 179-97.

Kapitel 4

American Dietetic Association. "Position of the American Dietetic Association: Nutrition and Lifestyle for a Healthy Pregnancy Outcome." *Journal of the American Dietetic Association* 102, no. 10 (October 2002): 1479-90.

American Dietetic Association. www.eatright.org.

Erick, Miriam. *Managing Morning Sickness: A Survival Guide for Pregnant Women.* Boulder, CO: Bull Publishing Co., 2004.

Hornstra, Gerard. "Essential Fatty Acids in Mothers and Their Neonates." *American Journal of Clinical Nutrition* Suppl. 71 (2000): 1262S-69S.

Kleinman, Ronald, ed. "Nutrition During Pregnancy." In *Pediatric Nutrition Handbook.* 5th ed. Elk Grove Village, IL: American Academy of Pediatrics, 2004.

Nutrition.gov, Internetseite des US-amerikanischen Landwirtschaftsministeriums. www.nutrition.gov.

Scholl, Theresa O. "Maternal Nutrition and Pregnancy Outcome." In *Nutrition in Pediatrics: Basic Science and Clinical Applications.* 3rd ed., edited by W. Allan Walker, John Watkins, and Christopher Duggan. Hamilton, ON: B. C. Decker, Inc., 2001.

Scholl, Theresa O., and W. G. Johnson. "Folic Acid: Influence on the Outcome of Pregnancy." *American Journal of Clinical Nutrition* Suppl. 71 (2000): 1295S-303S.

Kapitel 5

Buehle, B. A. "Interactions of Herbal Products with Conventional Medicines and Potential Impact on Pregnancy." *Birth Defects Research* 68 (2003): 494-95.

Center for Evaluation of Risks to Human Reproduction (CERHR). "Common Concerns and Exposures."http://cerhr.niehs.nih.gov/common/index.html.

Center for Science in the Public Interest. Nutrition Action Newsletter. "Caffeine Corner." www.cspinet.org/nah/caffeine/caffeine_corner.htm.

Kharrazi, M., et al. "Environmental Tobacco Smoke and Pregnancy Outcome." *Epidemiology* 15, no. 6 (November 2004): 660-70.

Motherisk Program at the Hospital for Sick Children in Toronto. www.motherisk.org.

National Council on Alcoholism and Drug Dependence. www.ncadd.org.

National Drug and Alcohol Treatment Referral Service. www.niaaa.nih.gov.

Substance Abuse Treatment Facility Locator. http://dasis3.samhsa.gov.

Syme, M. R., et al. "Drug Transfer and Metabolism by the Human Placenta." *Clinical Pharmacokinetics* 43, no. 8 (2004): 487-514.

U.S. Food and Drug Administration. "Mercury Levels in Commercial Fish and Shellfish." www.cfsan.fda.gov/%7Efrf/sea-mehg.html (accessed March 17, 2005)

U.S. Food and Drug Administration/Environmental Protection Agency. "What You Need to Know About Mercury in Fish and Shellfish, March 2004." www.cfsan.fda.gov/dms/admehg3.html (accessed March 17, 2005).

Kapitel 6

Centers for Disease Control and Prevention. "Recommendations to Prevent and Control Iron Deficiency in the United States." *Morbidity and Mortality Weekly Report* 47, RR-3 (April 3, 1998): 1-36

Committee on Nutritional Status During Pregnancy and Lactation, Institute of Medicine. *Nutrition During Pregnancy: Part II: Nutrient Supplements.* Washington, DC: National Academics Press, 1990.

"Facts about Vitamin A and Retinoids." http://ods.od.nih.gov/factsheets/cc/vita.html (accessed February 7, 2005).

National Institutes of Health Office of Dietary Supplements. "Vitamin and Mineral Supplement Fact Sheets." http://ods.od.nih.gov/Health_Information/Vitamin_and_Mineral_Supplement_Fact_Sheets.aspx.

Picciano, M. F. "Pregnancy and Lactation: Physiological Adjustments, Nutritional Requirements and the Role of Dietary Supplements." *Journal of Nutrition* 133, no. 6 (June 2003): 1997S-2002S

U.S. Food and Drug Administration/Center for Food Safety and Applied Nutrition. "Dietary Supplements." www.cfsan.fda.gov/dms/supplmnt.html.

Wainwright, P. E. "Dietary Essential Fatty Acids and Brain Function: A Developmental Perspective on Mechanisms." *Proceedings of the National Academy of Sciences* 61, no. 1 (2002): 61-69

Kapitel 7

Abrams, B., S. L. Altman, and K. E. Pickett. "Pregnancy Weight Gain: Still Controversial." *American Journal of Clinical Nutrition* Suppl. 71, no. 5 (May 2000): 1233S-41S.

Committee on Nutritional Status During Pregnancy and Lactation, Institute of Medicine. *Nutrition During Pregnancy: Part I: Weight Gain.* Washington, DC: National Academics Press, 1990.

Galtier-Dereure, F., C. Boegner, and J. Bringer. "Obesity and Pregnancy: Complications and Cost." *American Journal of Clinical Nutrition* Suppl. 71, no. 5 (May 2000): 1242S-48S.

Hamaoui, Elie, and Michael Hamaoui. "Nutritional Assessment and Support During Pregnancy." *Gastroenterology Clinics of North America* 32 (2003): 59-121.

Weight-Control Information Network, ein Informationsdienst des National Institute of Diabetes and Digestive and Kidney Diseases (NIDDK). http://win.niddk.nih.gov/index.htm.

Kapitel 8

American College of Obstetricians and Gynecologists. "ACOG Committee Opinion No. 267: Exercise During Pregnancy and the Postpartum Period." *Obstetrics and Gynecology* 99 (2002): 171-73.

Clap, J. F., III. "The Effects of Maternal Exercise on Fetal Oxygenation and Feto-Placental Growth." *European Journal of Obstetrics & Gynecology and Reproductive Biology* 110 (2003): S80-S85.

Gunderson, E. P. "Nutrition During Pregnancy for the Physically Active Woman." *Clinical Obstetrics and Gynecology* 46, no. 2 (2003): 390-402.

Noble, Elizabeth. *Essential Exercises for the Childbearing Year.* 3rd ed. Boston: Houghton Mifflin Company, 1988.

Wang, T. W., and B. S. Apgar. "Exercise During Pregnancy." *American Family Physician* 7, no. 8 (1998): 1846-52.

Kapitel 10

American Academy of Pediatrics Committee on Drugs. "The Transfer of Drugs and Other Chemicals into Human Milk." *Pediatrics* 108, no. 3 (September 2001): 776-89.

Anderson, J. W., et al. "Breast-Feeding and Cognitive Development." *American Journal of Clinical Nutrition* 70 (1999): 525-35.

4woman.gov, das nationale Informationszentrum der USA für die Gesundheit der Frau. "Breastfeeding - Best for Baby, Best for Mom." www.4woman.gov/breastfeeding.

Healthy People 2010 home page. www.healthypeople.gov.

Huggins, Kathleen. *The Nursing Mothers Companion.* 5th ed., Boston: Harvard Common Press, 2005.

International Lactation Consultant Association. www.ilca.org.

Kleinman, Ronald. "Breastfeeding." In *Pediatric Nutrition Handbook.* 5th ed. Elk Grove Village, IL: American Academy of Pediatrics, 2004.

Kramer, M. S., and R. Kakuma. "Maternal Dietary Antigen Avoidance During Pregnancy and/or Lactation for Preventing or Treating Atopic Disease in the Child." *The Cochrane Database of Systematic Reviews* no. 4 (2003).

La Leche League International. www.lalecheleague.org.

Lawrence, R., and R. M. Lawrence. "Approach to Breastfeeding." In *Nutrition in Pediatrics: Basic Science and Clinical Applications.* 3rd ed., edited by W. Allan Walker, John Watkins, and Christopher Duggan. Hamilton, ON: B. C. Decker, Inc., 2001.

Lightdale, R. J., et al. "Human Milk: Nutritional Properties." In *Nutrition in Pediatrics: Basic Science and Clinical Applications.* 3rd ed., edited by W. Allan Walker, John Watkins, and Christopher Duggan. Hamilton, ON: B. C. Decker, Inc., 2001.

Picciano, M. F. "Pregnancy and Lactation: Physiological Adjustments, Nutritional Requirements and the Role of Dietary Supplements." *Journal of Nutrition* 133, no. 6, (June 2003): 1997S-2002S.

Walker, W. A., and Courtney Humphries. *Eat, Play and Be Healthy: The Harvard Medical School Guide to Healthy Eating for Kids.* Chicago: McGraw-Hill, 2005.

Willett, W. C., and P. J. Skerrett. *Eat, Drink and Be Healthy: The Harvard Medical School Guide to Healthy Eating.* New York: Simon and Schuster Source, 2001.

Ziegler, E. E., et al. "The Term Infant." In *Nutrition Pediatrics: Basic Science and Clinical Applications.* 3rd ed., edited by W. Allan Walker, John Watkins, and Christopher Duggan. Hamilton, ON: B. C. Decker, Inc., 2001.

Index

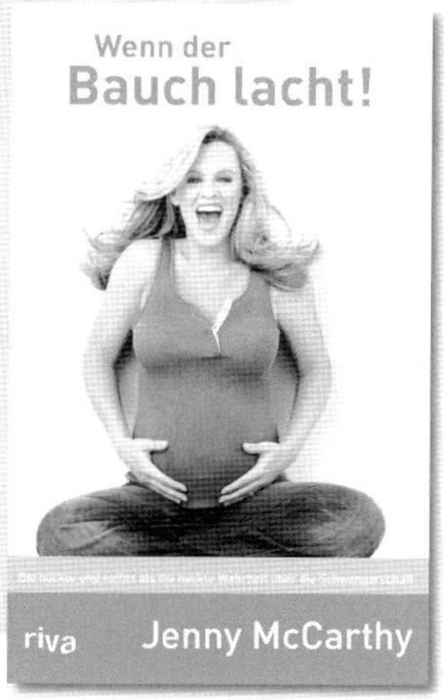

SEITEN:
191 SEITEN

PREIS:
16,90 EURO (D)
17,40 EURO (A)
30,10 CHF

ISBN:
978-3-936994-29-2

WENN DER BAUCH LACHT

Jenny McCarthy

Jenny McCarthy, das Sexsymbol der 90er, hat mit „Wenn der Bauch lacht" ein schonungslos offenes Buch über ihre Schwangerschaft geschrieben. Selbstironisch und unglaublich lustig schildert die 33-Jährige ihre Erfahrungen mit der Schwangerschaft. Von der Ernährung über bauchfreie Tops bis hin zu Sexstellungen mit dickem Bauch lässt die TV-Größe kein Detail aus. Lustig, teilweise erschreckend offen, aber immer mit einem gekonnten Augenzwinkern.

»McCarthy schreibt erschreckend krass aber lustig, ihre Offenheit und Selbstironie sind erfrischend.«
Publishers Weekly

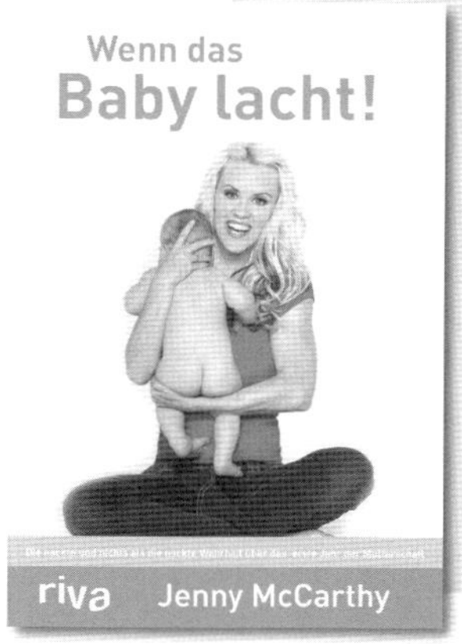

SEITEN:
220 SEITEN

PREIS:
16,90 EURO (D)
17,40 EURO (A)
29,00 CHF

ISBN:
978-3-936994-45-2

WENN DAS BABY LACHT

Jenny McCarthy

Jenny McCarthy hat ihrem ersten Buch „Wenn der Bauch lacht" nun ein weiteres schonungslos offenes Buch über das Thema Mutterschaft hinzugefügt.

Selbstironisch und unglaublich lustig schildert die 34-Jährige ihre Erfahrungen als frisch gebackene Mutter.

»Ideal für alle Schwangeren, die, die es werden wollen und die, die schon schwanger waren!«
Los Angeles Family

www.rivaverlag.de

riva